GUILHERME ARMOND

SEGURANÇA DO PACIENTE

COMO GARANTIR QUALIDADE NOS SERVIÇOS DE SAÚDE

ESTRATÉGIAS PARA PREVENÇÃO DOS EVENTOS ADVERSOS

Rio de Janeiro - 1ª edição - 2016

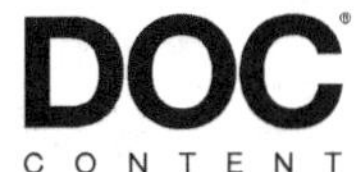

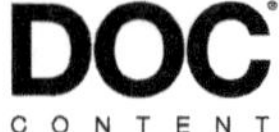

SP Av. Santa Catarina, 1.521 - Sala 308 - Vila Mascote - SP - (11) 2539-8878
RJ Estrada do Bananal, 56 - Jacarepaguá - Rio de Janeiro - RJ - (21) 2425-8878
USA 4929 Corto Drive - Orlando - FL - 32837 - 1 (321) 746-4046

www.universodoc.com.br | atedimento@doccontent.com.br

Diretor
Renato Gregório

Gerente comercial
Karina Maganhini

Gerente editorial
Bruno Aires

Coordenadora editoral
Thaís Novais (MTB: 35.650/RJ)

Coordenador técnico-científico
Guilherme Sargentelli (CRM: 541480-RJ)

Coordenadora de relações médicas
Priscila Fonseca

Editor
Vinícius Corrêa

Coordenador de revisão
Leonardo de Paula

Coordenadora de design gráfico
Danielle V. Cardoso

Capa e diagramação
Douglas Almeida

Gerentes de relacionamento
Beatriz Piva, Sâmya Nascimento, Selma Brandespim e Thiago Garcia

Assistentes comerciais
Heryka Nascimento, Jessica Feliciano e Katia Martinez

Coordenador de varejo e marketing
Sandro Costa

Coordenadora administrativa
Cintia Vasconcelos

Produção gráfica
Pedro Henrique Soares e Tiago Silvestre

Armond, Guilherme.

Segurança do Paciente: como garantir qualidade nos serviços de saúde / Guilherme Armond - Rio de Janeiro: DOC Content, 2016. 1ª edição - 296 p.

ISBN 978-85-8400-076-0

1. Segurança do paciente 2. Qualidade no atendimento 3. Eventos adversos 4. Serviços de saúde I. Armond, Guilherme. II. Título

CDD-614.853

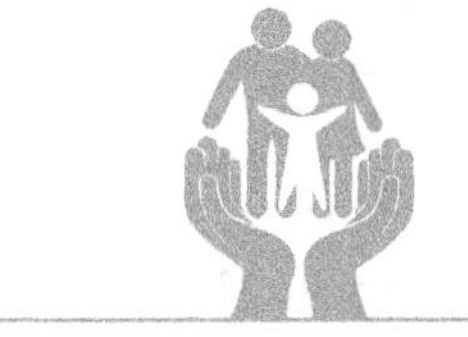

PREFÁCIO

As necessidades básicas são sempre supridas por novas formas de dizer, fazer e ensinar. Portanto, todos os princípios para a **segurança do paciente** não são novos nem foram inventados ontem. São conceitos ensinados em todos os cursos da Saúde, tanto nos técnicos quanto nos de graduação. Neste momento, nos perguntamos: Por que ainda precisamos inventar novas formas de torná-los uma prática real, isenta de erro humano, em nosso dia a dia? Em nosso trabalho, o humano não pode errar. Seguindo esse raciocínio, devemos pensar e modificar nosso "fazer" e o também o dos outros. Não somos máquinas e nem queremos! Todos nós somos providos de pensamentos, desejos, vontades, opiniões, sentimentos e qualidades que se distanciam do nosso trabalho, ocasionando riscos às pessoas das quais cuidamos. Sabemos que "uns" "cuidam" mais que os "outros". Existem diferenças no cuidar, isto é, com muito amor, com pouco amor e sem amor. Os pensadores já diziam: "As limitações existem apenas em nossa mente. Se usamos a imaginação, nossas possibilidades se tornam ilimitadas" (Jamie Paolinetti, ciclista americano); "Formular novas perguntas, descobrir novas possibilidades, abordar problemas antigos a partir de um novo ângulo; tudo isso exige uma imaginação criativa e caracteriza os verdadeiros avanços da ciência" (Albert Einstein, físico alemão); "Pare de pensar em termos de limitações e comece a pensar em termos de possibilidades" (Terry Josephson, autor motivacional americano).

Acredito na ideia deste novo livro. Parabenizo ao Guilherme e aos colaboradores por esta abordagem prática que, de maneira simples, ajudará muitos profissionais a repensarem sua rotina diária de trabalho. Aos leitores, sugiro que aproveitem a obra e sejam críticos sempre e não deixem que a rotina estressante suprima a vontade de "fazer diferente" e "fazer o certo".

Prof. Marcelo Carneiro, MD, MSc, PhD

Graduado em Medicina pela Universidade de Santa Cruz do Sul (Unisc); coordenador da Comissão de Controle de Infecção e Epidemiologia Hospitalar do Hospital Santa Cruz, em Santa Cruz do Sul (RS); presidente da Associação Brasileira de Profissionais em Controle de Infecção e Epidemiologia Hospitalar (Abih), gestão 2014-2018

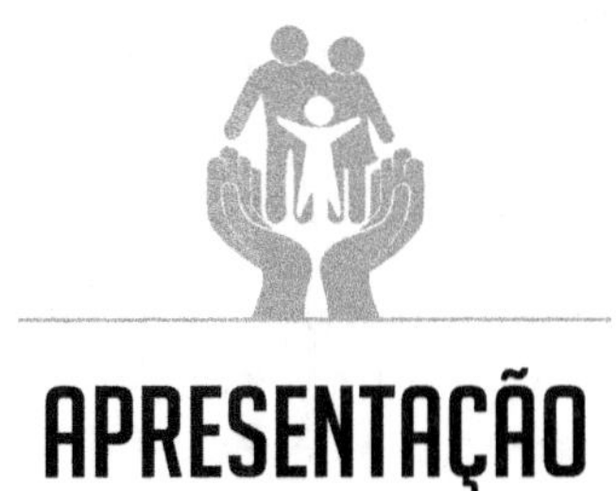

APRESENTAÇÃO

A abordagem sistemática do contexto "segurança do paciente", recente no Brasil e exigida por legislações, é de fundamental importância como estratégia a ser agregada aos processos de assistência à saúde em todos os níveis do cuidado. O desconhecimento dos gestores e profissionais da Saúde quanto ao tema reporta a necessidade da elaboração e produção de uma obra técnico-científica direcionada.

O cuidado prestado nos serviços de assistência à saúde vem sendo questionado historicamente por seu usuário quanto à efetividade das ações de qualidade e segurança.

Danos aos pacientes e prejuízos associados à assistência à saúde, muitas vezes irreversíveis, ora decorrentes de processos que necessitam ser reciclados, ora referentes a estruturas inapropriadas para uma assistência qualificada, são cada vez mais questionáveis pela mídia.

Percebe-se a ocorrência de vários eventos adversos relacionados à assistência e a falta de atitudes na procura das falhas e no desenvolvimento de ações eficazes para prevenir sua ocorrência.

Um marco importante visando corrigir essas deficiências foi a instituição do *Programa Nacional de Segurança do Paciente*, norteado por legislações que visam agregar ao cunho técnico-científico o "fazer cumprir", como estratégia em prol da garantia da qualidade e da segurança do usuário do sistema de saúde.

Direcionando para o âmbito técnico-científico, **a adoção de diretrizes de segurança do paciente, por meio da utilização de boas práticas, aperfeiçoamento da equipe e do cuidado de saúde, associada à consciência de mudança de cultura** são atributos essenciais para alcançar os melhores resultados na qualidade prestada e segurança nos serviços de saúde.

A **proposta do conteúdo do livro** é utilizar imagens, gráficos, tabelas, fatos e relatos de eventos adversos associados a erros na assistência ao paciente, bem como experiências e desfechos.

O **objetivo principal** é ampliar e nortear o conhecimento e aplicabilidade de estratégias e diretrizes voltadas à segurança do paciente, visando a melhorias na qualificação da assistência à saúde. O **objetivo específico** é contextualizar incidentes notificáveis por lei que resultam em dano ao paciente[1], bem como estratégias e metodologias para minimizar a ocorrência desses eventos.

A elaboração de uma obra científica voltada para esse contexto, em processo de entendimento e amadurecimento pelos gestores e profissionais da Saúde, vem ao encontro da necessidade de nortear direcionamentos e diretrizes pautados em experiências de sucesso, bem como o entendimento dos conceitos, legislações e processos que possam, de fato, contribuir para o aperfeiçoamento do cuidado e gerar, como consequência, uma melhor qualificação na assistência e proteção ao paciente.

Guilherme Augusto Armond

---

[1] *Eventos adversos, como erros relacionados a procedimentos cirúrgicos; prescrição, dispensação e administração de medicamentos; infecções relacionadas à assistência à saúde; lesões de paciente em decorrência de queda; identificação do paciente e comunicação efetiva, entre outros.*

SUMÁRIO

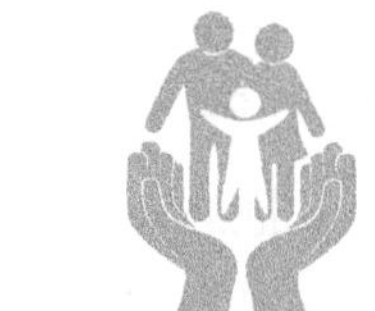

SEGURANÇA DO PACIENTE: ASPECTOS HISTÓRICOS E CONCEITUAIS

Há mais de um século, o contexto da segurança do paciente e os danos que lhes são impostos têm sido discutidos cada vez mais em todos os níveis da assistência à saúde. A percepção do risco, a correlação entre atenção à saúde e a ocorrência de eventos indesejáveis, além da necessidade de monitorar e gerir esses fenômenos, são a base para uma assistência segura ao usuário do sistema de saúde.

Entretanto, não são conceitos novos. Documentos como o *Código de Hamurabi*, da Babilônia, e papiros egípcios produzidos há cerca de 4 mil anos já continham regras para a prática da Medicina, incluindo nas tabelas de pagamentos a previsão de multas por má prática.

Há 460 a.C., Hipócrates, em um contexto de saúde rudimentar se comparado com o elevado nível da tecnociência contemporânea, pode ser julgado como tendo um pensamento à frente de seu tempo, ao cunhar o postulado *Primum non nocere* ("Primeiro não causar dano", em tradução livre do Latim)[1]. Entende-se como dano o comprometimento da estrutura ou função do corpo e/ou qualquer efeito deletério dele oriundo, incluindo lesão, doenças, sofrimento, morte, incapacidade ou disfunção, podendo ser físico, social ou psicológico.

---

[1] *Apesar da atribuição, pesquisas indicam que o primeiro registro escrito do axioma surgiu em 1860, de autoria do médico britânico Thomas Sydenham.*

Analisando esse marco na História, percebe-se que, mesmo em um cenário assistencial elementar, Hipócrates admitiu que os processos assistenciais são passíveis de causar algum tipo de dano. Naquele momento, a segurança do paciente já era vista como prioridade. Sobre esse tema, a Organização Mundial da Saúde (OMS) prevê: **a redução a um mínimo aceitável do risco de dano desnecessário associado ao cuidado de saúde**.

Todavia, a falta de pesquisas e reflexões sobre o assunto não permitiu evidenciar esses processos, ora falidos, e suas consequências devastadoras e danosas, por vezes irreversíveis. Há bastante tempo a abordagem por meio de uma visão individual encontra-se obsoleta, implorando por mudanças.

Associado à evolução do conhecimento técnico-científico e, consequentemente, ao progresso da tecnologia, o nível de complexidade assistencial aumentou e a probabilidade da ocorrência de erros se tornou recíproca.

A correlação entre a hospitalização e o risco de eventos adversos para os pacientes, mais especificamente o perigo de infecções, foi estabelecida na década de 1830, com as observações de James Simpson. Os estudos matemáticos desse médico escocês demonstraram um acometimento quatro vezes maior de febre e gangrena nas amputações realizadas nos hospitais do que naquelas feitas em domicílio.

No decorrer da linha histórica, outros personagens ofereceram seus conhecimentos para a melhoria da qualidade em saúde. Em 1847, Ignaz Philipp Semmelweis, médico cirurgião húngaro, descobria, após inúmeras e aprofundadas pesquisas, a importância da assepsia das mãos no controle de infecções hospitalares. Semmelweis, chefe da primeira enfermaria de obstetrícia do Hospital Geral de Viena, notou que a mortalidade de parturientes atendidas pelos médicos era maior que a da segunda unidade, onde as parturientes eram atendidas por parteiras.

Semmelweis passou a comparar minuciosamente as duas unidades. O início de suas investigações deu-se pelas autópsias das parturientes que faleciam em sua unidade, sendo reconhecidos processos infecciosos em todos os exames. Ele acreditava que o maior número de casos na primeira clínica se devia a uma causa endêmica ainda desconhecida, presente apenas nessa unidade, e que, uma vez identificada, poderia ser controlada.

Quando um colega médico morreu após ser ferido em uma autópsia pelo bisturi de um estudante, Semmelweis comparou os resultados de sua autópsia com as das parturientes e observou que a causa da morte era a mesma em ambos os casos. Dessa forma, deduziu que, no momento do corte, partículas de decomposição de matérias cadavéricas teriam sido introduzidas na ferida.

Assim, para Semmelweis, estava explicada a diferença nas taxas de mortalidade entre as duas unidades. Seu desfecho foi baseado nas condutas dos profissionais que realizavam os partos – na segunda unidade só trabalhavam as parteiras, que não faziam autopsias, porém, na primeira unidade os estudantes de Medicina e médicos saiam de suas autópsias e iam ao setor de obstetrícia realizar os partos, levando essas matérias cadavéricas nas mãos. A partir da comprovação desses dados Semmelweis, concluiu:

"Eu assumi que a causa da maior taxa de mortalidade da primeira clínica eram as partículas cadavéricas aderidas às mãos dos obstetras quando efetuavam os exames. Eliminei essa causa mediante lavagem com cloro e, consequentemente, a mortalidade na primeira clínica baixou para índices inferiores aos da segunda clínica. A febre puerperal não é causada somente por partículas cadavéricas, mas também por secreções de organismos vivos, assim é necessário limpar as mãos com água clorada, não somente após manipular cadáveres, mas também depois de exames nos quais as mãos podem contaminar-se com secreções. As partículas de secreções que saturam o ar podem também penetrar no útero já lacerado durante o trabalho de parto, portanto as pacientes com essas lesões devem ser isoladas" (FERNANDES, 2012).

O sucesso da intervenção foi provado com a redução na ocorrência dessas infecções de 18,3% em abril para 1,2% em dezembro de 1847. Entretanto, esse movimento teve curta duração. As conclusões de Semmelweis não foram aceitas pela indignada comunidade médica da época, responsabilizada pelas mortes de tantas parturientes. A profilaxia de incontornável bom senso revoltou seus colegas e superiores e foi abandonada por mais de um século, antes de ser apontada como a principal ação isolada mais efetiva no combate à transmissão de infecções.

Ressalte-se que, em 1843, Oliver Wendell Holmes fez a mesma relação que Semmelweis, embora de modo convincente e com argumentos lógicos. Sem sucesso, Holmes foi tratado com indiferença e hostilidade pela classe médica.

Entre os anos de 1854-1856, a enfermeira britânica Florence Nightingale ficou conhecida pelo pioneirismo no tratamento a feridos de guerra, durante a Guerra da Crimeia. Ela desenvolveu um trabalho de assistência aos doentes e de organização da infraestrutura hospitalar que a tornou conhecida em toda a frente de batalha, consagrando a assistência aos enfermos em hospitais de campanha. Florence alcançou significativa importância histórica ao contribuir com a reorganização dos hospitais e, consequentemente, com a implantação de medidas para o controle das infecções hospitalares, como a preocupação voltada para os cuidados de higienização, o isolamento dos enfermos, o atendimento individual, a utilização controlada da dieta e a redução de leitos no mesmo ambiente, instituindo medidas de organização, sistematização do atendimento e treinamento de pessoal, com destaque para as **práticas higiênico-sanitárias** que estabeleceu e que colaboraram para a redução das taxas de mortalidade hospitalar da época.

Na obra *Notes on Hospitals*, Florence Nightingale[2] afirma: "Pode parecer estranho enunciar que a principal exigência em um hospital seja não causar dano aos doentes". Em concomitância aos relatos históricos, em 1910, nos Estados Unidos (EUA), a Associação Médica Americana publica o *Relatório Flexner*, tornando evidente a fragilidade das escolas médicas e dos principais hospitais americanos.

Cirurgião do Hospital Geral de Massachussets, Ernest Codman argumentava que para atingir resultados satisfatórios no cuidado com os pacientes era necessário aprimorar as condições das instituições de saúde, e, para tanto, propôs o primeiro **método de monitoramento do resultado do cuidado**, alegando que é fundamental verificar se o cuidado prestado foi efetivo. Já em 1917, Codman impressionou positivamente o Colégio Americano de Cirurgiões, criando um conjunto de **padrões hospitalares**, conhecido como **padrões mínimos** (quadro 1), integrando o eixo de estratégias de avaliação dos serviços de saúde conhecido como Acreditação.

Quadro 1: padrões mínimos hospitalares indicados pelo Colégio Americano de Cirurgiões

1) Médicos e cirurgiões com o privilégio de exercer a prática profissional no hospital devem estar organizados como um grupo ou um corpo clínico.

2) A admissão dentro do corpo clínico é restrita a médicos e cirurgiões que sejam graduados em Medicina, com licença legal para a prática em seus respectivos estados ou províncias, competentes e valorosos em caráter e em relação à ética.

3) O corpo clínico inicia suas atividades com a aprovação do conselho diretor do hospital, adota regras, regulamentos e procedimentos no trabalho no hospital: a) reuniões do corpo médico ao menos mensalmente (em grandes hospitais podem optar por se reunir separadamente); b) revisão e análise da experiência clínica deve ser feita em intervalos regulares nos vários departamentos e o prontuário dos pacientes deverá ser a base dessa revisão e análise.

---

[2] *Nightingale F. Notes On Hospitals: Being Two Papers Read Before. The National Association for the Promotion of Social Science. Liverpool: Cambridge Library Collection; 1858.*

4) Os prontuários dos pacientes devem ser precisos e completos e devem estar escritos de forma acessível a todo hospital – incluindo dados de identificação, queixa, história pessoal e familiar, história da doença atual, exame físico, exames especiais, como consultas ou laboratório clínico ou raios-X, entre outros, hipótese diagnóstica, tratamento clínico ou cirúrgico, achados patológicos, evolução clínica, diagnóstico final, condição de alta, seguimento e, no caso de morte, achados de autópsia.

5) Recursos diagnósticos e terapêuticos devem estar disponíveis para o estudo diagnóstico e tratamento dos pacientes, incluindo, ao menos, um laboratório clínico com serviços de análises químicas, bacteriologia, sorologia e patologia e departamento de raios-X com serviços de radiografia e fluoroscopia.

Fonte: tradução para o português baseada em Feldman *et al.* (2005)

Em 1918, após a criação da Joint Commission on Accreditation of Healthcare Organizations (JCAHO), pelo Colégio Americano de Cirurgiões, surge o primeiro trabalho, intitulado *Diseases of Medical Progress*, que mostrou a prevalência e a evitabilidade de doenças iatrogênicas. Essas patologias são concebidas como o resultado de um procedimento ou uma ocorrência prejudicial que não foi uma consequência natural da doença do paciente.

Um estudo com 815 pacientes de um hospital universitário revelou que 36% sofriam desse dano e a frequência de lesão iatrogênica de qualquer espécie devido a um erro de medicação foi de 3,1%. As iatrogenias mais frequentes nas primeiras 24h após a administração de medicamentos incluem: "lesões locais, alterações respiratórias, cardiovasculares, renais, dor e, até mesmo, parada respiratória".

Sessenta anos se passaram e poucos estudos foram publicados evidenciando a presença de doenças iatrogênicas dentro das instituições de saúde como consequência de más práticas profissionais, suas consequências e a gravidade do problema.

O conceito de cultura de segurança tem sua origem em outras áreas, como aviação e empresas de energia nuclear, nas quais o trabalho se caracteriza pela complexidade e pelo risco. Entretanto, o pensamento nessas organizações é enfático no fundamento de sistemas com ênfase nos processos para minimizar eventos adversos e, assim, otimizar a segurança da atividade e do trabalhador.

Em geral, estima-se que voar em aviões seja muito mais seguro que se internar em hospitais. Mas as condições favorecem. Acidentes aéreos geralmente envolvem centenas de pessoas (quase sempre óbitos), ganham muito espaço na mídia e, principalmente, geram relatórios, desencadeiam investigações e ações de mitigação (resgates, tratamentos, indenizações). Por outro lado, acidentes e erros médicos geralmente envolvem números reduzidos de pessoas, raramente alcançam divulgação nacional e, o que é pior, não contam com um método padronizado de investigação, documentação e disseminação da investigação e análise. Mas existe, pelo menos, um aspecto comum: pilotos, médicos e enfermeiros, normalmente, acreditam que podem manter o desempenho mesmo quando fatigados ou trabalhando em condições desfavoráveis.

Segundo Lucian Leape, o princípio orientador da cultura de segurança é que os eventos adversos não são causados por más pessoas, mas por sistemas que foram mal desenhados e produzem resultados ruins. Esse conceito está transformando o foco sobre o erro individual pelo foco nos defeitos do sistema. Embora o principal cerne sobre a segurança do paciente venha sendo a execução de práticas seguras, torna-se cada vez mais evidente que atingir um alto nível de segurança nas organizações de saúde requer muito mais. Para tanto, diversas correntes têm surgido.

Uma delas é o reconhecimento da importância de um engajamento maior dos pacientes em seu cuidado. Outra é a necessidade de transparência. No atual ambiente organizacional da maioria dos estabelecimentos de saúde, pelo menos seis grandes mudanças são requeridas nos processos de trabalho assistencial, com vistas a uma cultura da segurança:

1) É fundamental modificar a busca de erros como falhas individuais, para compreendê-los como causados por falhas do sistema;

2) É necessário mudar de um ambiente punitivo para uma cultura justa, ou seja, que procura diferenciar os trabalhadores cuidadosos e competentes que cometem erros dos que têm um comportamento de risco consciente e injustificadamente arriscado;

3) Mudar do sigilo para a transparência;

4) O cuidado deve deixar de ser centrado no médico para ser centrado no paciente;

5) Mudar os modelos de cuidado baseados na excelência do desempenho individual e independente para modelos de cuidado realizado por equipe profissional interdependente, colaborativo e interprofissional;

6) A prestação de contas é universal e recíproca, não do topo para a base.

Em 1990, James Reason, psicólogo britânico, publica *Human Error*, o primeiro da série de relatos sobre a segurança do paciente, no qual mostra que a abordagem individualizada do problema é obsoleta e propõe a quebra desse paradigma. O autor mostrou que um erro é fruto da falha de sistema e por isso deve ser abordado de forma holística.

Por meio de inúmeras observações de acidentes, Reason propôs o "Modelo do Queijo Suíço" (figura 1), em que um erro ativo (na ponta) é o resultado de uma sequência alinhada de erros latentes (no processo) – são os orifícios do queijo. O modelo revela que quando não há camadas de queijo (barreiras), os buracos se comunicam e o risco atinge o paciente. Reason parte do pressuposto de que é impossível eliminar falhas humanas. Errar é humano, mas há instrumentos para evitar o erro e minimizar os eventos adversos.

Figura 1: "modelo do queijo suíço", adaptado de Reason (2000)

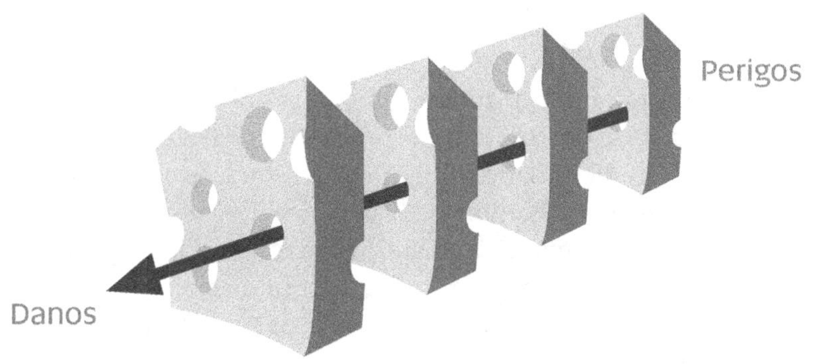

Em 1999, o estudo de Reason tornou-se público com o relatório do Institute of Medicine (IOM), intitulado *To err is Human: Buidilng a Safer Health Care System* ("Errar é humano: construindo um sistema de saúde mais seguro", em tradução livre do Inglês), iniciando um movimento mundial de segurança do paciente sendo tema de pauta da Organização Mundial da Saúde (OMS) e das políticas de saúde de diversos países. Esse relatório veio à mídia americana com grande repercussão ao revelar a elevada taxa de mortalidade nos hospitais dos Estados Unidos decorrente de erros na assistência à saúde, que estava entre 44 mil e 98 mil mortes/ano. O relatório do IOM mostrou, ainda, que a ocorrência de eventos adversos (EAs) representava também um grave prejuízo financeiro. No Reino Unido e na Irlanda do Norte, o prolongamento do tempo de permanência no hospital devido aos EAs custou cerca de 2 bilhões de libras ao ano, e o gasto do Sistema Nacional de Saúde com questões litigiosas associadas a eventos adversos foi de 400 milhões de libras ao ano. Nos Estados Unidos, os gastos anuais decorrentes de EAs foram estimados entre 17 e 29 bilhões de dólares anuais. Isso mobilizou o Congresso a fomentar uma análise nas informações publicadas. O contexto segurança do paciente ganhou relevância. Seis dias depois, baseado na análise da publicação e suas recomendações, o então presidente Bill Clinton convocou todas as agências de saúde federais para que aplicassem as recomendações da publicação, que possuíam quatro pilares:

1) O problema dos danos causados por eventos adversos é grave;

2) O principal problema está em sistemas falhos e não em falhas de pessoas;

3) É necessário redesenhar os sistemas;

4) A segurança do paciente deve se tornar uma prioridade nacional.

Nesse contexto surgiram institutos e programas voltados para a qualidade em saúde e a segurança do paciente, como o National Quality Forum e a National Patient Safety Foundation, culminando, inclusive, na iniciativa da Joint Commission on Accreditation of Healthcare Organizations (JCAHO), que agregou em seu programa de acreditação a necessidade de programas de gerenciamento de riscos para melhorar a segurança do paciente, a análise de causa-raiz para eventos por parte das instituições, além do incentivo à divulgação desses dados.

Em 1991, surge o Instituto para Melhoria da Atenção à Saúde (em Inglês Institute of Healthcare Improvement - IHI), organização independente sem fins lucrativos que baseia suas ações e iniciativas na melhoria da assistência em saúde.

Com base nessa doutrina e nos indicadores preocupantes sobre mortalidade publicados pelo Institute of Medicine, em 1999, foi lançada, em 2004, no 16th Annual National Forum on Quality Improvement in Health Care, a campanha denominada "Salvar 100 Mil Vidas", que procurava minimizar o número de mortes decorrentes de falhas na assistência nos hospitais norte-americanos. Essa iniciativa teve o apoio de entidades de grande importância no cenário da Saúde dos Estados Unidos, como a Agency for Healthcare Research and Quality, o Centers for Disease Control and Prevention (CDC), a Joint Commission (JCAHO) e o American College of Cardiology, entre muitas outras.

Em 18 meses, os 3.100 hospitais que participaram de forma voluntária, correspondendo a 75% dos leitos disponíveis dos países e 80% de todas as altas, conseguiram o fantástico número de 122 mil mortes evitadas. O sucesso dessa campanha nos Estados Unidos motivou o IHI a ampliar suas metas e, em 2006, uma nova campanha foi lançada, com base na alarmante estimativa de que 15 milhões de eventos adversos com pacientes ocorrem no país anualmente. Foi lançada, então, a campanha "Protegendo 5 Milhões de Vidas de Danos", cujo objetivo era diminuir um terço dos eventos adversos causados em hospitalizações, protegendo os pacientes de 5 milhões de eventos ocasionados pela assistência em saúde ao longo de dois anos. É a maior iniciativa para melhoria da indústria da saúde na história atual.

Ambas as campanhas foram baseadas em pacotes de intervenções (*bundles*) bem estruturados em evidências científicas. Cada *bundle* destaca uma situação de grande importância no meio hospitalar e com impacto em saúde pública. Os pacotes de intervenção têm indicadores para monitorização dos resultados e metas a serem atingidas. Além disso, todos são baseados em um conjunto de medidas que, quando realizadas em conjunto, têm mais impacto no prognóstico do paciente do que quando são realizadas separadamente.

Como exemplo de um *bundle*, o IHI cita as medidas sugeridas para a prevenção de infecções por cateter venoso central: higiene das mãos, precauções de barreira para passagem do cateter, antissepsia com clorexidina, uso da veia subclávia como acesso preferencial e revisão diária da necessidade de se manter o cateter. A garantia dessas medidas simples, porém muito eficazes, é que geram a qualidade da intervenção. No total são 12 intervenções – as seis já estabelecidas na campanha das "100 Mil Vidas" e outras seis novas criadas para a campanha das "5 Milhões de Vidas" (quadro 2). O impacto final das medidas pode ser mensurado pela queda na mortalidade hospitalar (número de óbitos/ número de altas).

Quadro 2: intervenções propostas pelo Institute of Healthcare Improvement

Intervenção	Detalhes
1) Estabelecer equipes de resposta rápida	Realizar intervenções rápidas em pacientes com sinais de deterioração clínica
2) Fornecer tratamento baseado em evidência para infarto agudo do miocárdio	Prevenir mortes por infarto agudo do miocárdio
3) Prevenir reação adversa a medicamentos	Criar sistema de reconciliação medicamentosa
4) Prevenir infecções por cateter venoso central	Realizar prevenção com medidas simples e eficazes
5) Prevenir infecções de sítio cirúrgico	Realizar antibioticoprofilaxia adequada e no tempo correto
6) Prevenir pneumonia associada à ventilação mecânica	Realizar prevenção com medidas simples e eficazes
7) Prevenir danos por medicações de alto risco	Com foco em anticoagulantes, sedação, opioides e insulinoterapia
8) Redução de complicações cirúrgicas	Implementar as medidas recomendadas pelo Surgical Care Improvement Project - SCIP
9) Prevenção de úlcera de pressão	Realizar prevenção baseada em diretrizes
10) Redução das infecções por *Staphylococcus aureus* resistente a meticilina (MRSA)	Implementar práticas de prevenção cientificamente comprovadas
11) Fornecer tratamento baseado em evidência para insuficiência cardíaca congestiva	Evitar novas descompensações e reinternações
12) "Get boards on boards"	Envolver a direção hospitalar no processo de melhoria de segurança do paciente

A Organização Mundial da Saúde (OMS) estima que danos resultantes da assistência à saúde ocorram em dezenas de milhares de pessoas todos os anos em diversos países. Diante da magnitude do problema, em 2002, a OMS constituiu um grupo de trabalho com o objetivo de estudar metodologias para avaliar os riscos para a segurança do paciente nos serviços de saúde de forma sistemática.

Do 55º encontro da OMS, o World Health Assembly, de 2002, resultou o programa *Aliança Mundial pela Segurança do Paciente* (*World Alliance for Patient Safety*, em Inglês) divulgado em outubro de 2004 por meio de resolução na 57ª Assembleia Mundial de Saúde. Nesse período nasceu o projeto para desenvolver uma taxonomia de Classificação Internacional para a Segurança do Paciente, cujo objetivo é facilitar a compreensão de conceitos, comparação, medição, análise e interpretação de informações para melhoria do cuidado do paciente. A finalidade da Aliança é sensibilizar os países sobre a importância e o comprometimento político com o tema Segurança do Paciente, além de apoiar os países no desenvolvimento de políticas públicas e práticas relacionadas em todo o mundo, sendo o Brasil um dos países que compõem a Aliança Mundial para a Segurança do Paciente. Esse programa aponta alguns fatos importantes relacionados à segurança do paciente (quadro 3).

Quadro 3: fatos sobre segurança do paciente

• Em países desenvolvidos, um em cada dez pacientes sofre algum dano relacionado a evento adverso durante sua hospitalização;

• É provável que essa estimativa seja maior em países em desenvolvimento;

• Calcula-se que quase dois milhões de pessoas adquiram alguma infecção hospitalar por ano nos Estados Unidos;

• 50% do equipamento médico dos países em desenvolvimento está fora de uso ou com uso prejudicado, o que pode resultar em problemas em diagnóstico ou tratamento;

• Em alguns países, a reutilização de seringas e agulhas sem processo de esterilização chega a 70%, o que leva a quase 1,5 milhão de mortes por ano relacionadas ao vírus HIV e aos das hepatites B e C;

• Problemas associados com a segurança em procedimentos cirúrgicos correspondem à metade dos eventos adversos evitáveis que resultam em morte ou incapacitação;

• Estima-se em 6 a 29 bilhões de dólares os custos anuais com eventos adversos, dependendo do país;

• A indústria dos cuidados em saúde é uma das que promove mais risco ao usuário. Enquanto alguém viajando de avião tem uma chance em 1 milhão de sofrer algum dano, há uma chance em 300 de ocorrer dano em uma hospitalização.

Em 2005, a Aliança Mundial para a Segurança do Paciente identificou seis áreas de atuação, entre elas o desenvolvimento de "Soluções para a Segurança do Paciente". Tratam-se de iniciativas que têm o propósito de promover melhorias específicas em áreas consideradas de risco na assistência, sendo intituladas "Metas Internacionais de Segurança" (quadro 4).

Meta 1 • Identificar os pacientes corretamente

Falhas no processo de identificação dos pacientes podem causar erros graves, como a administração de medicamentos e cirurgias em "pacientes errados".

Meta 2 • Melhorar a efetividade da comunicação entre profissionais da assistência

Erros de comunicação entre os profissionais da assistência podem causar danos aos pacientes.

Meta 3 • Melhorar a segurança de medicações de alta vigilância (*high-alert medications*)

A preocupação não se concentra somente em medicamentos como psicotrópicos ou quimioterápicos; soluções de eletrólitos em altas concentrações para uso endovenoso são potencialmente perigosas.

Meta 4 • Assegurar cirurgias com local de intervenção correto, procedimento correto e paciente correto

Cirurgias ou procedimentos invasivos em locais ou membros errados são erros totalmente evitáveis decorrentes de falhas na comunicação e na informação.

Meta 5 • Diminuir o risco de infecções associadas aos cuidados de saúde

A OMS estima que entre 5% e 10% dos pacientes admitidos em hospitais adquirem uma ou mais infecções. A higiene das mãos, de acordo com as diretrizes atuais da OMS ou do Center for Disease Control, é uma medida primária preventiva.

Meta 6 • Minimizar o risco de lesões aos pacientes decorrentes de quedas

Um elemento central do trabalho da Aliança é a divulgação de campanhas (quadro 5) e a formulação dos Desafios Globais para a Segurança do Paciente, constituindo um modelo institucional de gestão de riscos clínicos baseado em consenso sobre as melhores práticas de atenção baseadas na evidência.

Campanha	Tópicos	Detalhes
"Cuidado Limpo é Cuidado Mais Seguro" (Clean Care is Safe Care)	• Segurança com sangue e hemoderivados; • Administração segura de injetáveis e de imunobiológicos; • Procedimentos clínicos seguros; • Segurança da água e manejo de resíduos; • Higiene das mãos.	Lançamento: 2005 Foca em higiene das mãos e nos cuidados que podem prevenir infecções associadas à assistência à saúde.
"Cirurgia Segura Salva Vidas" (Safe Surgery Saves Lives)	• Operar o lado correto do paciente correto; • Minimizar riscos da anestesia e evitar dor; • Cuidados com via aérea; • Cuidados com perdas sanguíneas; • Cuidados com alergias ou reações adversas a medicação; • Minimizar infecção cirúrgica; • Evitar perda de instrumental cirúrgico em feridas operatórias; • Identificar espécimes cirúrgicos; • Comunicação com o paciente.	Lançamento: 2008 Busca a redução dos danos causados por procedimentos cirúrgicos.
Evitar Resistência a Antimicrobianos	Estabelecimento de ações voltadas ao controle de bactérias multirresistentes nos serviços de saúde e na comunidade.	Lançamento: 2011

De acordo com um relatório apresentado em 2006 pela Research and Development Corporation – Rand, adultos e crianças estão sob risco de receber atendimento muito aquém do recomendado, independentemente de raça, gênero, situação socioeconômica, motivo ou local onde os cuidados foram recebidos. O inquérito, considerado o mais completo e abrangente já realizado na América do Norte, examinou a qualidade da atenção à saúde nos Estados Unidos e revelou que, em geral, os 6.700 adultos das 12 regiões metropolitanas estudadas receberam apenas metade dos cuidados recomendados para 30 diferentes situações crônicas.

Em 2007, na 22ª Reunião de Ministros da Saúde do Mercado Comum do Cone Sul (Mercosul) houve o primeiro movimento oficial do bloco em apoio à primeira meta da Aliança Mundial para a Segurança do Paciente: "una atención limpia es uma atención mas segura" ("Uma atenção limpa é uma atenção mais segura", em tradução livre do Espanhol).

Os países assumiram o compromisso internacional de desenvolver e implementar Planos Nacionais de Segurança do Paciente cuja finalidade é atender não somente à diminuição do risco a que o paciente está exposto, mas também a questões relacionadas ao direito à saúde. Nessa reunião, ocorrida em Montevidéu (Uruguai), os ministros dos Estados-membros firmaram a *Declaração de Compromisso na Luta Contra as Infecções Relacionadas à Assistência à Saúde (IRAS)*, com a presença das delegações da Argentina, Brasil, Paraguai, Uruguai, Bolívia, Chile e Equador.

Desde 2007, no Brasil, a Agência Nacional de Vigilância Sanitária (Anvisa) e o Ministério da Saúde vêm reforçando ações relacionadas à segurança do paciente nos serviços de saúde, tanto em países signatários à OMS quanto no âmbito do Mercado Comum do Cone Sul (Mercosul), em especial após o compromisso assinado pelo ministro da Saúde do Brasil, no referido ano, levando à participação do país na Aliança Mundial para a Segurança do Paciente.

As primeiras iniciativas, no Brasil, de participação em pesquisas relacionadas aos desafios globais para a segurança do paciente foram efetivadas em 2007, a partir da tradução das ferramentas para a aplicação da Estratégia Multimodal para a Melhoria da Higienização das Mãos. Coordenado pela Anvisa e a Organização Pan-Americana da Saúde, da OMS, o estudo teve adesão de hospitais representantes de cada uma das cinco regiões geográficas do país.

O Centers for Medicare and Medicaid Services (CMS – o maior "plano de saúde" dos Estados Unidos) divulgou, em 2007, o fim do pagamento para gastos de hospitalização decorrentes de complicações que podiam ser prevenidas, condições resultantes de erros médicos ou da assistência em geral, e que seriam evitáveis pelo uso de diretrizes baseadas na melhor evidência médica disponível.

Apesar de ser uma medida que culminou em uma série de debates e controvérsias (por exemplo, o fato de que isso inibiria os hospitais a aceitarem casos mais graves com maior chance de complicações), mostra uma realidade cada vez mais emergente, em que qualidade e desempenho em saúde serão decisivos, afetando tanto os serviços hospitalares quanto os profissionais ligados à assistência. Baseado nesse contexto, os Estados Unidos posicionaram quatro pontos essenciais:

1) Redução das taxas de eventos adversos que seriam passíveis de prevenção;

2) Aprimoramento da comunicação entre médicos e pacientes (grande fonte de processos judiciais e base da estrutura de segurança);

3) Garantia aos pacientes de compensação por erros médicos legítimos;

4) Diminuição da responsabilização do profissional de saúde quanto ao erro, tendo em vista que, na maior parte dos eventos, os culpados são os sistemas e processos de assistência, não os profissionais.

No Brasil, estudos mais concretos nessa área surgiram tardiamente, no início da década de 2000, influenciados pelo cenário mundial, cuja temática era e continua sendo amplamente debatida. Para reforçar esse panorama, as certificações das instituições de saúde com métodos de avaliação sob a forma de acreditação demonstraram que os processos hospitalares não se encontravam organizados e adequados para garantir uma assistência segura.

O chamariz do processo de acreditação no Brasil surgiu no final dos anos 1980, quando a Organização Pan-Americana da Saúde (Opas) determinou inúmeras medidas para otimizar os parâmetros e serviços hospitalares da América Latina. Quando alcançadas, o hospital era considerado acreditado. Em 1999, surge a Organização Nacional de Acreditação – ONA, com o propósito de gerenciar o modelo brasileiro de acreditação, e, em 2002, a Anvisa torna oficial o Sistema Brasileiro de Acreditação, por meio da resolução n° 921/02.

A partir da acreditação foi possível diagnosticar e gerenciar as possíveis falhas no sistema que ocorrem constantemente, seja no cuidado direto ou indireto com o paciente, bem como na comunicação entre equipes, e que geram um cuidado inseguro. Frequentemente é possível notar a menção na mídia, seja qual for o meio de comunicação, tornando pública a discussão dos erros na segurança do paciente como ato abominável e imperdoável. É transparente o número cada vez maior de processos judiciais contra as instituições e profissionais de saúde frente ao crescimento de erros na assistência ao usuário do sistema de saúde. De fato, essa visibilidade pública representa apenas uma pequena parcela dos eventos ocorridos, visto que a maior parte é subnotificada diante da ausência da cultura de aprendizado.

Em 2009, foi criado o Proqualis, vinculado ao Instituto de Comunicação e Informação Científica e Tecnológica em Saúde da Fundação Oswaldo Cruz (Fiocruz). Voltado para a produção e disseminação de conteúdos técnico-científicos baseados em relevância, qualidade, atualidade e tecnologias em segurança do paciente, tornou-se uma referência para a divulgação das iniciativas para a segurança do paciente desenvolvidas por hospitais brasileiros.

Como resposta aos fatos e consequências decorrente dos erros humanos, a Joint Commission International (JCI) publicou, em 2011, a quarta edição da *Standards Lists Version*, em que, no capítulo sobre os Objetivos Internacionais para a Segurança do Paciente (International Patient Safety Goals – IPSG), estabelece como escopo seis metas previamente elaboradas pela OMS, em 2005, e designadas como Metas Internacionais de Segurança. Esse escopo diz respeito às não conformidades mais preocupantes dentro das instituições de saúde e recomenda soluções com base no consenso de especialistas. São elas:

1) Identificar os pacientes corretamente;

2) Melhorar a comunicação eficaz;

3) Aperfeiçoar a segurança dos medicamentos de alto risco;

4) Assegurar sítio, procedimentos e pacientes corretos nas cirurgias;

5) Diminuir o risco de infecções associadas aos cuidados de saúde;

6) Reduzir o risco de danos ao paciente resultantes de quedas.

Apoiado pela Organização Pan-americana de Saúde e pelos governos dos países envolvidos, em 2011, o *Estudo Ibero-americano de Eventos Adversos* mostrou que na América Latina também é possível identificar as oportunidades de melhoria na segurança de pacientes. O estudo abrangeu 58 hospitais e 11.379 pacientes em Argentina, Peru, Colômbia, Costa Rica e México. Os resultados revelaram que 10% de todos os indivíduos hospitalizados estavam em tratamento para situações resultantes de incidente durante a hospitalização. Pelo menos 28% dos eventos adversos causaram sequelas e 6% estavam relacionados ao óbito dos pacientes. Quase 60% desses eventos adversos poderiam ter sido prevenidos.

Em 2011, a Agência AHRQ (Agency for Healthcare Research and Quality), do Departamento de Saúde e Serviços Humanos do governo dos Estados Unidos, definiu os seguintes indicadores de segurança do paciente a serem monitorados nos serviços de saúde (quadro 6).

Quadro 6: indicadores de segurança do paciente da agência norte-americana AHRQ

Complicações na anestesia;

Morte em doenças ou situações de baixa mortalidade;

Úlcera de decúbito;

Falha de resgate;

Corpo estranho deixado no corpo durante a cirurgia;

Pneumotórax iatrogênico;

Infecções relacionadas à assistência à saúde;

Fratura de quadril pós-operatória;

Hemorragia ou hematoma pós-operatório;

Alterações fisiológicas ou metabólicas no pós-operatório;

Disfunção respiratória no pós-operatório;

Trombose venosa profunda (TVP) ou embolia pulmonar no pós-operatório;

Sepse pós-operatória;

Deiscência de sutura no pós-operatório de pacientes de cirurgia abdominal e pélvica;

Punção acidental e laceração;

Reação transfusional;

Trauma de nascimento: dano ao neonato;

Trauma obstétrico: em parto vaginal com instrumento;

Trauma obstétrico: em parto vaginal sem instrumento;

Trauma obstétrico: parto por cesariana.

No Brasil, o marco importante na atenção à saúde foi a publicação, pelo Ministério da Saúde, da portaria nº 529, de 1º de abril de 2013, que instituiu o *Programa Nacional de Segurança do Paciente* e, posteriormente, a divulgação pela Anvisa da resolução da diretoria colegiada (RDC) nº 36, em 25 de julho de 2013, que estabelece as ações para a segurança do paciente em serviços de saúde.

A partir de 2013, a Fiocruz, o Ministério da Saúde e a Anvisa publicaram os protocolos básicos de segurança do paciente. Os seis protocolos – Identificação do paciente; Prevenção de úlcera por pressão; Segurança na prescrição, uso e administração de medicamentos; Cirurgia segura; Prática de higiene das mãos em serviços de saúde; e Prevenção de quedas – fazem parte do *Programa Nacional de Segurança do Paciente*, cujo objetivo é prevenir e reduzir a incidência de eventos adversos nos serviços de saúde públicos e privados.

Os protocolos desenvolvidos visam orientar profissionais na ampliação da segurança do paciente nos serviços de saúde. Além deles, o programa criou Núcleos de Segurança do Paciente nos serviços de saúde, tanto públicos como particulares, e prevê a notificação de eventos adversos associados à assistência do paciente, bem como a chamada pública do setor produtivo da saúde para apresentação de medidas de ampliação da segurança dos pacientes em serviços de saúde.

Apesar da existência de inúmeras instituições de saúde com um cenário ainda voltado ao modelo individual na abordagem das falhas, é possível perceber, principalmente em nível nacional, que há um movimento inicial de hospitais buscando a acreditação e a otimização da assistência ao paciente, com o intuito de reduzir os erros decorrentes de falhas no sistema, demonstrando a pró-atividade do setor e uma busca espontânea por melhores condições dos serviços prestados.

REFERÊNCIAS

Agência Nacional de Vigilância Sanitária - Anvisa. Assistência Segura: uma reflexão teórica aplicada à prática. Série: Segurança do Paciente e Qualidade em Serviços de Saúde. 2013.

Agência Nacional de Vigilância Sanitária - Anvisa. Boletim Informativo Segurança do Paciente e Qualidade em Serviços de Saúde. Brasília. Jan-jul 2011;1(3).

Agência Nacional de Vigilância Sanitária – Anvisa. Higienização das Mãos em Serviços de Saúde. 2012 [acessado em: 8 out 2014]. Disponível em: <http://www.anvisa.gov.br/hotsite/higienizacao_maos/higienizacao.html>.

Agência Nacional de Vigilância Sanitária, Fundação Oswaldo Cruz, Ministério da Saúde. Documento de referência para o Programa Nacional de Segurança do Paciente. Brasília: Ministério da Saúde; 2014.

Araújo CRD et al. Scientific publications about errors in medication administration in online nursing journals: a review article. Online Braz. J. Nurs. Rio de Janeiro. v.8, n.3, 2009;8(3) [acessado em: 4 ago 2014]. Disponível em: <http://www.objnursing.uff.br/index.php/nursing/article/view/j.1676-4285.2009.2526/556>.

Armond G, organizador. Associação Mineira de Epidemiologia e Controle de Infecções. In: Santos AAM. O controle de infecção no contexto da segurança do paciente. Epidemiologia, prevenção e controle de infecções relacionadas à assistência à saúde. Belo Horizonte: Coopmed; 2013. p. 1-10.

Centers for Disease Control and Prevention - CDC. Hand hygiene in healthcare settings. Atlanta: CDC; 2002 [acessado em: 8 out 2014]. Disponível em: <http://www.cdc.gov/handhygiene/guidelines.html>.

Couto RC, Pedroso ERP; Pedrosa TMG. História do Controle da Infecção Hospitalar no Brasil e no Mundo. In: Infecção Hospitalar e Outras Complicações Não Infecciosas da Doença. 3 ed. Rio de Janeiro: Medsi; 2003. p. 3-8.

Feldman LB, Gatto MAF, Cunha ICKO. História da evolução da qualidade hospitalar: dos padrões a acreditação. Acta Paul. Enferm. São Paulo. Abr-jun 2005;18(2).

Fernandes AT. Semmelweis: uma história para reflexão. 2012 [acessado em: 8 out 2014]. Disponível em: <http://www.ccih.med.br/semmelweis.html>.

George JB. Teorias de enfermagem: fundamentos para a prática profissional. Porto Alegre: Artes Médicas; 2000.

Institute of Healthcare Improvement. Campanha 5 Milhões de Vidas. Acessado em: 10 ago 2014. Disponível em: <http://www.ihi.org/IHI/Programs/Campaign/>.

Institute of Medicine. Acessado em: 7 ago 2014. Disponível em: <http://www.iom.edu/>.

Joint Comission International - JCI. Joint Commission International Accreditation Standards for Hospitals. Acessado em: 6 out 2014. Disponível em: <http://pt.jointcommissioninternational.org/>.

Joint Comission International - JCI. Joint Commission International Accreditation Standards for Hospitals: Standards Lists Version, Region Hovedstaden. 2011 [acessado em: 12 jul 2014]. Disponível em: <http://www.jointcommissioninternational.org/common/pdfs/jcia/IAS400_Standards_Lists_Only.pdf>.

Kohn LT, Corrigan JM, Donaldson MS, editores. To err is human: building a safer health system. Washington, D.C.: National Academy Press; 2000.

Lacerda RA, Egry EY. As infecções hospitalares e sua relação com o desenvolvimento da assistência hospitalar: reflexões para análise de suas práticas atuais de controle. Rev. Latino-Am. Enfermagem. 1997;5(4):13-23.

Leap LL, Berwick DM. Five years after To Err Is Human. What have we learned. JAMA. 2005;293(19):2384-90.

Luce JM, Bindman AB, Lee PR. A brief history of health care quality assessment and improvement in the United States. West J. Med. Mar 1994. p. 263-268.

Melo CMM. Divisão social do trabalho e enfermagem: A divisão social do trabalho na enfermagem. São Paulo: Cortez; 1986.

Mercado Comum do Cone Sul - Mercosul. Acta n° 02/07. XXIII Reunión de Ministros de Salud del Mercosur. Montevidéu. 2007.

Organização Mundial da Saúde. The Conceptual Framework for the International Classification for Patient Safety – version 1.1. Final Technical Report and Technical Annexes. 2009 [acessado em: 8 out 2014]. Disponível em: <http://www.who.int/patientsafety/taxonomy/en/>.

Pagliosa FL, Da Ros MA. O Relatório Flexner: para o bem e para o mal. Rev. Bras. Educ. Med. 2008;32(4):492-499.

Reason J. Human error: models and management. British Medical Journal. 2000;320:768-770 [acessado em: 3 jul 2014]. Disponível em: <http://www.bmjjournals.com>.

Roberts J, Coale J, Redman R. A history of the Joint Commission for accreditation of hospitals. JAMA. 1987;258(7):936-40.

Rodrigues EAC. Histórico das Infecções Hospitalares. In: Rodrigues EAC. Infecções Hospitalares: Prevenção e Controle. São Paulo: Sarvier; 1997. p. 3-27.

Wachter RM. Compreendendo a segurança do paciente. Porto Alegre: Artmed; 2010.

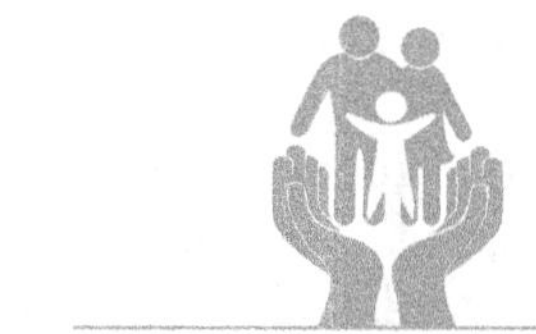

PROGRAMA NACIONAL DE SEGURANÇA DO PACIENTE

A publicação do documento *Errar é humano: construindo um sistema de saúde mais seguro (To err is Human: building a safer health system*, em Inglês)[1] pelo Instituto de Medicina (IOM), em 1999, foi, sem dúvida, um marco no tema segurança do paciente. Além de indicar a gravidade dos problemas envolvidos nos cuidados de saúde e a importância do sistema na prevenção da ocorrência de erro, o relatório apresentou estratégias para tornar o cuidado de saúde mais seguro para os pacientes. Entretanto não são conceitos novos. Documentos como o *Código de Hamurabi*, da Babilônia, e papiros egípcios produzidos há cerca de 4 mil anos já continham regras para a prática da Medicina, incluindo nas tabelas de pagamentos a previsão de multas por má prática.

Pouco depois, em 2001, o IOM publicou um novo documento, *Cruzando o Abismo da Qualidade (Crossing the quality chasm*, em Inglês)[2], desta vez com um foco mais amplo no sistema de saúde. Foram definidos seis domínios para caracterizar o desempenho do sistema, com destaque para o domínio da segurança do paciente. São eles: segurança, efetividade, foco no paciente, otimização, eficiência e equidade.

Em vista do debate gerado, o tema segurança do paciente passou a ser uma questão de alta prioridade na agenda da Organização Mundial da Saúde (OMS) e das políticas de saúde de diversos países, que se mobilizaram na busca de estratégias para prevenir e mitigar falhas no cuidado à saúde.

Uma iniciativa relevante nesse aspecto se deu em maio de 2002, quando a OMS adotou a resolução WHA 55.18, *Qualidade da atenção: segurança do paciente* (*Quality care is safer care*, em Inglês), na 55ª Assembleia Mundial da Saúde. Por meio dela, recomendou aos Estados-membros urgência em dispor maior atenção ao problema da segurança do paciente[3]. E, em sequência, na 57ª Assembleia Mundial da Saúde, em 2004, criou formalmente a World Alliance for Patient Safety. Os objetivos desse programa (que passou a chamar-se *Patient Safety Program*) eram, entre outros, organizar os conceitos e as definições sobre segurança do paciente e propor medidas para diminuir os riscos e mitigar os eventos adversos. Organizado em treze áreas de ação, tem a função de apoiar os países no desenvolvimento de políticas públicas e práticas para segurança do paciente em todo o mundo (tabela 1).

Diante disso, os países foram compelidos a efetivar o compromisso político, lançando planos, gerando alertas sobre aspectos sistêmicos e técnicos e promovendo iniciativas que concorram para a garantia da segurança dos pacientes, com base nas metas internacionais para a segurança do paciente.

Tabela 1: Áreas de ação do Programa Segurança do Paciente da OMS[4]

Área de ação 1	Desafios Globais para a Segurança do Paciente	Pressupõe comprometimento e ações em segurança do paciente para minimização de risco em todos os países.
Área de ação 2	Pacientes pela Segurança do Paciente	Assegurar a colaboração dos pacientes no esforço de melhorar a qualidade e segurança, apoiado no envolvimento dos mesmos nos programas de segurança do paciente dos países e na Aliança Mundial para a Segurança do Paciente.
Área de ação 3	Pesquisa em Segurança do Paciente	Realizar estudos de prevalência internacionais para o conhecimento da natureza do dano ao paciente e o desenvolvimento de ferramentas de prevenção.
Área de ação 4	Taxonomia/Classificação Internacional para Segurança do Paciente	Desenvolver um sistema internacionalmente aceito de classificação da informação em segurança do paciente, promovendo efetivo aprendizado global; facilitar a comparação, medição, análise e interpretação de informações para melhorar o cuidado do paciente.
Área de ação 5	Relato e Aprendizagem	Promover as ferramentas de notificação, análise, investigação e abordagens que identificam fontes e causas de riscos, propiciando a realização de ações de aprendizado e prevenção de eventos adversos.

Área de ação 6	Soluções para Segurança do Paciente	Trata de intervenções e ações práticas para prevenção de dano ao paciente: prevenção de queda do paciente; prevenção de úlcera de pressão; resposta à deterioração do quadro do paciente; comunicação de resultados críticos de exames; e prevenção de infecção da corrente sanguínea associada a cateter central.
Área de ação 7	Alto 5s	Alcançar a redução significativa, sustentável e mensurável, na ocorrência dos cinco principais problemas de segurança do paciente ao longo de cinco anos (sete países): cuidados no preparo de soluções concentradas de eletrólitos; controle da medicação nas transições de cuidado; realização de procedimentos corretos nos sítios corretos; prevenção de falhas de comunicação durante a passagem de plantão; prevenção e redução de infecções relacionadas à assistência à saúde (Iras).
Área de ação 8	Tecnologia para segurança do paciente	Focar na utilização de novas tecnologias para promoção da segurança do paciente.
Área de ação 9	Gerenciando conhecimento	Reunir e compartilhar conhecimentos sobre a evolução mundial da segurança do paciente.
Área de ação 10	Eliminando infecção da corrente sanguínea associada a cateter central	Concentrar os esforços mundiais para ações de prevenção, controle e eliminação desse tipo de infecção em serviços de saúde.
Área de ação 11	Educação para cuidado seguro	Desenvolver guias curriculares para estudantes da área da Saúde, voltados para a segurança do paciente.
Área de ação 12	Prêmio de segurança	Instituir prêmios internacionais de excelência no campo da segurança do paciente, impulsionando mudança e melhoria nesta área.
Área de ação 13	*Checklists* para a área da Saúde	Desenvolver listas de verificação (*checklists*) de segurança em serviços de saúde para a redução da morbidade e mortalidade de pacientes, como para Influenza A pandêmica, parto seguro e cuidados no trauma. Essa ação foi incluída após constatação do sucesso do *Checklist* de Segurança Cirúrgica.

Um elemento central do *Programa Segurança do Paciente* foi o estabelecimento dos Desafios Globais para a Segurança do Paciente. No biênio 2005--2006 foi lançado o primeiro desafio, com o tema "Uma Assistência Limpa é uma Assistência mais Segura"[5]. Seu foco foi a prevenção e redução das infecções relacionadas à assistência à saúde (Iras) por meio da integração de várias ações para promover higienização das mãos, procedimentos clínicos seguros, segurança do sangue e de hemoderivados, administração segura de injetáveis e de imunobiológicos e segurança da água, saneamento e manejo de resíduos. Como parte desse desafio foram desenvolvidas as *Diretrizes da OMS sobre Higienização das Mãos no Cuidado de Saúde* e um conjunto de ferramentas complementares de implementação do programa. Também foi estabelecida, em 2009, a data de 5 de maio para instituição da *Campanha Mundial de Higiene das Mãos – Meus cinco momentos*. O objetivo dessa comemoração é convidar os países membros e os serviços de saúde a promoverem iniciativas sobre a temática higiene das mãos, destinadas tanto aos profissionais de saúde como aos cidadãos.

O segundo Desafio Global, no período 2007 a 2008, elegeu a segurança dos pacientes cirúrgicos, sob o lema "Cirurgias Seguras Salvam Vidas"[6]. Como o objetivo de reduzir a morbimortalidade causada pelas intervenções cirúrgicas, a estratégia da campanha foi a adoção de uma lista de verificação (*checklist*) para guiar a avaliação integral do paciente. O *checklist* de cirurgia segura identifica três fases do procedimento, cada uma correspondente a um período específico no fluxo normal de trabalho: antes da indução da anestesia (*sign in*), antes da incisão da pele (*time out*) e antes que o paciente deixa a sala de cirurgia (*sign out*). Em cada fase, o responsável pela lista de verificação deve confirmar que a equipe de cirurgia tenha concluído as tarefas listadas antes de prosseguir com a operação.

O terceiro Desafio Global, "Enfrentando a Resistência Antimicrobiana"[7], começou em 2009 e foi lançado em 2010. Ele destaca a importância das atividades para o controle da resistência microbiana como parte do processo de qualidade e segurança do paciente.

A Organização Pan-Americana de Saúde (Opas), da OMS, reconhecendo as iniciativas e liderança de alguns dos Estados-membros da região, no campo da segurança e da qualidade da assistência ao paciente, emitiu, em 2007, a resolução CSP27.R.10, "Política e Estratégia Regional para a Garantia da Qualidade da Atenção Sanitária"[8]. Com isso, instou os países a priorizarem a segurança do paciente e a qualidade da atenção nas políticas de saúde e programas setoriais, incluindo a promoção de uma cultura organizacional e pessoal de segurança do paciente e da qualidade dos cuidados prestados aos pacientes.

Em 2007, na XXII Reunião de Ministros da Saúde do Mercado Comum do Cone Sul (Mercosul), houve o primeiro movimento oficial do bloco de apoio à primeira meta da Aliança Mundial para a Segurança do Paciente: "Una atención limpia es uma atención mas segura" ("Uma atenção limpa é uma atenção mais segura", em tradução livro do Espanhol). O apoio foi formalizado pelo Brasil com a assinatura da *Declaração de Compromisso na Luta contra as Iras*. Todos os signatários se comprometeram a desenvolver e aplicar os respectivos Planos Nacionais de Segurança do Paciente[8]. Desde então, esforços têm sido direcionados para posicionar a qualidade na atenção e a segurança do paciente na agenda dos governos da região, apoiando a inclusão das ações da Aliança Mundial para a Segurança do Paciente.

Outra importante ação desenvolvida pela Opas, da OMS, envolve a sistematização, a coleta e a análise dos dados referentes aos eventos adversos associados aos cuidados à saúde, com o fim de conhecer suas causas e propor recomendações para sua prevenção.

INICIATIVAS BRASILEIRAS PARA A SEGURANÇA DO PACIENTE

No Brasil, várias iniciativas surgiram no campo da segurança do paciente a partir dos anos 2000, embora de forma isolada e não coordenadas[8].

Merece destaque a criação, em 2001, do *Projeto Hospitais Sentinelas*, pela Unidade de Coordenação de Vigilância Sanitária em Hospitais (UHOSP) da Anvisa[9]. O projeto foi composto por uma rede de hospitais de ensino e/ou alta complexidade e os participantes atuavam como observatórios ativos do desempenho e segurança no uso de produtos de saúde e tecnologias: medicamentos, *kits* para exames laboratoriais, órteses, próteses, equipamentos e materiais médico-hospitalares, saneantes, sangue e seus componentes. Em sua fase inicial, constituiu-se em uma iniciativa que envolveu, predominantemente, a capacitação de profissionais ligados às áreas de apoio à assistência dos hospitais participantes, visando favorecer a organização de gerências de risco sanitário hospitalar. Nas fases seguintes foram implementados planos de melhoria voltados para o uso racional de medicamentos e de tecnologias. Caminhou-se, portanto, na direção de se construir um meio intra-hospitalar favorável ao desenvolvimento de ações de vigilância sanitária nos hospitais, em prol da melhoria de qualidade para os serviços e pacientes.

Dentro dessa nova perspectiva foi publicada a portaria n° 1.660, de 22 de julho de 2009, que instituiu o Sistema de Notificação e Investigação em

Vigilância Sanitária (Vigipós), no âmbito do Sistema Nacional de Vigilância Sanitária (SNVS). Uma das premissas do Vigipós é a necessidade de promover a identificação precoce de problemas relacionados com os serviços e produtos sob vigilância sanitária, a fim de eliminar ou minimizar os riscos decorrentes de seu uso, além do fomento ao uso racional de medicamentos.

As experiências de gerenciamento de risco e o acúmulo de informações sobre a qualidade dos serviços durante a fase do projeto apontaram para a necessidade de criar novas estratégias que conferissem perenidade, sustentabilidade e aumentassem a abrangência dos serviços sentinela, concretizando a Vigipós. Assim, as discussões baseadas nessa experiência e nos referenciais internacionais sobre risco e gestão em saúde, qualidade e segurança permitiram o estabelecimento das diretrizes de organização da Rede Sentinela/Notivisa[9]. Desde dezembro de 2007, por meio da disponibilização do Notivisa, sistema informatizado de notificações de eventos adversos desses produtos, os serviços de saúde e os profissionais da área fornecem as informações necessárias para esse acompanhamento por parte do Sistema Nacional de Vigilância Sanitária (SNVS).

Sob a Coordenação de Vigilância em Serviços Sentinela (CVISS), do Núcleo de Gestão do Sistema Nacional de Notificação e Investigação em Vigilância Sanitária (NUVIG), a Anvisa publicou, em 2011, os Critérios para Credenciamento de Instituições na Rede Sentinela[10]. Definiram-se, portanto, os critérios de inclusão e permanência de instituições na Rede Sentinela e estabeleceu-se uma normativa que formalize a Rede Sentinela e institucionalize a gerência de risco nos estabelecimentos assistenciais de saúde. Além disso, a instituição participante deve apresentar a política escrita de gestão de risco, que apoie o cumprimento da legislação sanitária vigente, ou seja, descreva estratégias para a identificação, a avaliação, o monitoramento e a comunicação de riscos e, ainda, demonstre como ocorre a integração de sua gerência de risco com outras instâncias que lidam com risco nas instituições – comissões de controle de infecção, núcleos de epidemiologia e de qualidade, entre outros.

Como contrapartida, a Anvisa oferece às instituições pertencentes à Rede Sentinela capacitação sobre gestão de risco e de segurança do paciente, metodologias para planejamento, monitoramento, comunicação de eventos adversos e dos riscos em saúde. O objetivo é o fortalecimento das ações de vigilância sanitária e a busca contínua de uma gestão do risco sanitário a contento, com o desenvolvimento da qualidade e do aprimoramento de práticas seguras nos serviços de saúde.

De forma independente, entidades governamentais e não governamentais também se mobilizam e criam campanhas específicas com estratégias para promoção da segurança do paciente.

Merece destaque a realização, em 2006, do primeiro Fórum Internacional Sobre Segurança do Paciente e Erro de Medicação. O evento foi organizado pela Associação Mineira de Farmacêuticos, em Belo Horizonte, em parceria com o Institute for Safe Medication Practices (ISMP), dos Estados Unidos, e foi decisivo para a criação, em 2009, do ISMP Brasil (<http://www.ismp-brasil.org>), entidade multiprofissional que tem promovido eventos nacionais e internacionais sobre o tema e publicado boletins (<http://www.boletimismpbrasil.org/>) e documentos científicos sobre erro de medicação.

Semelhante aos farmacêuticos, os enfermeiros vêm se organizando em entidades que visam melhorar a segurança do paciente, entre as quais se destacam a Rede Brasileira de Enfermagem e Segurança do Paciente (Rebraensp) e a Sociedade Brasileira de Enfermagem em Feridas e Estética (Sobenfee). A Rebraensp foi criada em maio de 2008, vinculada à Rede Internacional de Enfermagem e Segurança do Paciente (Riensp), como uma iniciativa da Opas. Os objetivos da Rebraensp são disseminar e sedimentar a cultura de segurança do paciente nas organizações de saúde, escolas, universidades, organizações governamentais e entre usuários e seus familiares. Constituída por mais de 500 profissionais de enfermagem e estudantes de graduação e de pós-graduação na área, tem como objetivo auxiliar as discussões técnicas entre instituições ligadas à saúde e a educação de profissionais da área, fortalecendo a assistência de enfermagem segura e com qualidade, além de realizar vários programas conforme as necessidades no território nacional.

A Associação de Medicina Intensiva Brasileira (Amib) também incorporou a tendência de segurança do paciente na medicina intensiva mundial e iniciou uma campanha com esse tema em 2010, adotando-o como um de seus mais fortes pilares. Foi nessa perspectiva que surgiu o *Guia da Unidade de Terapia Intensiva Segura (Gutis)*[11], que apresenta dez premissas básicas de segurança do paciente: estabelecer uma cultura de segurança; manter uma equipe quantitativa e qualitativamente capacitada para atender às demandas da UTI; avaliar o desempenho por meio de ciclos de PDCA (do Inglês *Plan, Do, Check, Action*); identificar e aferir os principais problemas de segurança e estabelecer um plano para corrigi-los; estabelecer e treinar, em conjunto com a equipe, protocolos ou rotinas; garantir, com *checklists*, que o que deve ser feito está sendo feito; garantir a continuidade de cuidados em turnos ininterruptos; garantir segurança durante o suporte tecnológico (avaliações e treinamentos técnicos, manutenções); estabelecer comunicação efetiva entre todos da equipe; tratar sem lesar (uso de recursos estritamente necessários).

O Portal Proqualis (<http://proqualis.net>), lançado em 2009, é uma iniciativa que merece destaque por seu relevante papel na disseminação de conhecimento nas áreas de Informação Clínica e de Segurança do Paciente[12]. Capitaneado pelo Instituto de Comunicação e Informação Científica e tecnológica (ICICT), da Fiocruz, recebeu o apoio e financiamento da Secretaria de Atenção à Saúde do Ministério da Saúde. Seu objetivo é ser uma fonte permanente de consulta e atualização para os profissionais de saúde por meio da divulgação de conteúdos técnico-científicos selecionados a partir da relevância, qualidade e atualidade. Na área de Segurança do Paciente, o portal está organizado em grandes temas que expressam as questões mais relevantes para que o cuidado ao paciente possa ser oferecido de forma segura: higienização das mãos, cirurgia segura, uso seguro de medicamentos, eventos adversos, identificação do paciente, prevenção de úlceras por pressão, prevenção de infecção associada a cateter venoso, prevenção de quedas e prevenção de pneumonia associada à ventilação mecânica. Esses cinco últimos temas são apresentados no portal por meio das páginas de experiências brasileiras que contêm iniciativas concretas de implementação de práticas seguras no cuidado em saúde.

As primeiras iniciativas brasileiras relacionadas aos desafios globais para a segurança do paciente ocorreram em 2007, a partir da tradução das ferramentas para a aplicação da Estratégia Multimodal para a Melhoria da Higienização das Mãos. O projeto piloto da OMS, coordenado localmente pela Anvisa e a Opas, contou com a participação de hospitais representantes de cada uma das cinco regiões geográficas do país. No dia 5 de maio de 2011, a Agência disponibilizou aos hospitais cadastrados em seu banco de dados uma ferramenta eletrônica de autoavaliação para a higienização das mãos, aderindo ao estudo de abrangência internacional conduzido pela OMS. Os resultados parciais foram divulgados no *Boletim Interno de Tecnologias em Serviços de Saúde (BITSS)*, que notificou a adesão de mais de 800 hospitais brasileiros.

A partir de 2010, a Anvisa, por meio da Gerência-Geral de Tecnologia em Serviços de Saúde (GGTES), instituiu uma série de atividades voltadas para a segurança do paciente e a qualidade em serviços de saúde. Iniciou-se um movimento com ações voltadas para higienização das mãos, procedimentos e cirurgias seguras, segurança do sangue e de hemoderivados, administração segura de injetáveis e de imunobiológicos e segurança da água e manejo de resíduos. Foi traduzido e disponibilizado o material informativo do Programa Segurança do Paciente da OMS, incluindo manuais, folders, cartazes, além de um guia sobre higienização das mãos em serviços de saúde[13], todos voltados para profissionais e gestores de saúde.

Essas ações culminaram com a publicação de importantes resoluções, destacando-se a RDC nº 2, de 25 de janeiro de 2010, que aprovou o regulamento técnico que estabelece os requisitos mínimos para o gerenciamento de tecnologias em saúde em estabelecimentos de saúde; RDC nº 7, de 24 de fevereiro de 2010, que definiu os padrões mínimos para o funcionamento das unidades de terapia intensiva brasileiras, visando à diminuição de riscos aos pacientes, visitantes, profissionais e meio ambiente; e a RDC nº 42, de 25 de outubro de 2010, que estabeleceu a obrigatoriedade de disponibilização de preparação alcoólica para fricção antisséptica das mãos, pelos serviços de saúde do país. No ano seguinte foi publicada, ainda, a RDC nº 63, de 25 de novembro de 2011, definindo os requisitos de boas práticas de funcionamento para os serviços de saúde.

Ao final do ano de 2012, a Anvisa lançou a *Campanha Pacientes pela Segurança do Paciente*[14], que estimula e encoraja pacientes a participarem mais ativa e consistente de seu tratamento e processo de cuidado. O projeto abrange um *hotsite* com um conjunto de informações sobre segurança do paciente, trazendo normas, manuais e materiais de divulgação voltados para os pacientes e os profissionais de saúde.

O PROGRAMA NACIONAL DE SEGURANÇA DO PACIENTE

Apesar das várias iniciativas desenvolvidas na área de Segurança do Paciente, quase uma década após a criação do *Programa Segurança do Paciente* pela OMS, o Brasil ainda não havia estabelecido um programa formal e coordenado. Diante do conjunto de demandas de profissionais e segmentos da saúde, o Ministério da Saúde instituiu, finalmente, o *Programa Nacional de Segurança do Paciente (PNSP)*, por meio da portaria MS/GM nº 529, de 1º de abril de 2013, como reconhecimento das necessidades já apontadas em todo o mundo e a urgência do tema, e por meio da resolução RDC nº 36, de 25 de julho de 2013, instituiu as ações para a promoção da segurança do paciente e a melhoria da qualidade nos serviços de saúde.

O PNSP[15] foi criado com o objetivo de promover melhorias relativas à segurança do paciente, de forma a prevenir e reduzir a incidência de eventos adversos em decorrência da prestação do cuidado nos serviços de saúde. O programa estabeleceu, ainda, a criação do Comitê de Implementação do Programa Nacional de Segurança do Paciente (CIPNSP), composto por representantes do governo, da sociedade civil, de entidades de classe e universidades, que vêm discutindo e deliberando sobre as estratégias para promover e apoiar outras iniciativas voltadas à segurança do paciente em diferentes áreas da atenção à saúde. O comitê é, também, referência para a tomada de decisão e apoio à implantação do PNSP. Além disso, está prevista uma avaliação periódica do PNSP. Uma vez definidos o documento de referência e as primeiras ações, será necessária a criação de indicadores para avaliar o desenvolvimento do programa, como número de núcleos formados e de planos elaborados, profissionais e educadores capacitados e outros.

Os objetivos específicos do PNSP, definidos pela portaria MS/GM nº 529/2013, são: promover e apoiar a implementação de iniciativas voltadas à segurança do paciente, por meio dos Núcleos de Segurança do Paciente nos estabelecimentos de saúde; envolver os pacientes e os familiares nesse processo; ampliar o acesso da sociedade às informações relativas à segurança do paciente; produzir, sistematizar e difundir conhecimentos sobre o assunto; e fomentar a inclusão do tema no ensino técnico e de graduação e na pós-graduação na área da Saúde.

O PNSP tem quatro eixos: o estímulo a uma prática assistencial segura; o envolvimento do cidadão em sua segurança; a inclusão do tema no ensino; e o incremento de pesquisa sobre o tema. A cultura de segurança do paciente é elemento que perpassa todos esses eixos.

A seguir são apresentados os eixos do PNSP, de acordo com o *Documento de referência para o Programa Nacional de Segurança do Paciente*, elaborado pelo Ministério da Saúde[15]:

6.1.1. Os protocolos

Um conjunto de protocolos básicos, definidos pela OMS, deve ser elaborado e implantado: prática de higiene das mãos em estabelecimentos de saúde; cirurgia segura; segurança na prescrição, uso e administração de medicamentos; identificação de pacientes; comunicação no ambiente dos estabelecimentos de saúde; prevenção de quedas; úlceras por pressão; transferência de pacientes entre pontos de cuidado; e uso seguro de equipamentos e materiais.

Esses protocolos são os recomendados pela OMS, tanto nos desafios globais quanto nas chamadas soluções de segurança para o paciente: medicamentos com nomes e embalagens semelhantes; controle de soluções eletrolíticas concentradas; garantia da medicação correta em transições dos cuidados (conciliação medicamentosa); identificação do paciente; comunicação correta durante a transmissão do caso. Esses protocolos constituem instrumentos para construir uma prática assistencial segura e são componentes obrigatórios dos planos (locais) de segurança do paciente dos estabelecimentos de saúde, a que se refere a RDC nº 36, de 25 de julho de 2013, da Anvisa.

Entre as questões que motivaram a OMS a eleger esses protocolos estão o pequeno investimento necessário para sua implantação e a magnitude dos erros e eventos adversos decorrentes da falta deles. Infelizmente, as pesquisas que apontaram essas prioridades para a OMS vieram de países desenvolvidos, o que reforça a necessidade de desenvolver mais pesquisas no Brasil voltadas à segurança do paciente.

6.1.2. Planos (locais) de segurança do paciente dos estabelecimentos de saúde

São planos desenvolvidos pelos Núcleos de Segurança do Paciente nos estabelecimentos de saúde. Eles têm como objetivo representar um ciclo de aprendizagem e de melhoria contínua, realçando a identificação, a prevenção, a detecção e a diminuição do risco; a recuperação do incidente e a resiliência do sistema. As ações foram diferenciadas da seguinte forma:

• Ações definidas a partir da detecção de um incidente;

• Ações (fatores de mitigação) que previnem ou moderam a progressão de um incidente, tomadas depois da ocorrência de um erro que tenha colocado em cheque os mecanismos de prevenção de incidentes existentes;

• Ações de melhoria para aprimorar ou compensar qualquer dano ao paciente depois de um incidente;

• Ações de minimização de risco – para prevenir a ocorrência de um mesmo incidente ou de incidente similar e para melhorar a resiliência do sistema;

• Ações que busquem compreender a realidade e o perfil assistencial do ponto de atenção, possibilitando identificar os principais riscos envolvidos no cuidado.

Para a organização do plano é importante que se conheça os fatores contribuintes, que são circunstâncias, ações ou influências que desempenham um papel na origem ou no desenvolvimento de um incidente ou no aumento do risco de incidente. Conhecer e modificar o fator contribuinte de um incidente é uma ação de prevenção primária. Os fatores podem ser:

I. Humanos – relacionados ao profissional.

II. Sistêmicos – relacionados ao ambiente de trabalho.

III. Externos – relacionados a fatores fora da governabilidade do gestor.

IV. Relacionados ao paciente. Exemplo: não adesão ao tratamento.

Também é recomendável que os Núcleos de Segurança do Paciente mensurem a cultura de segurança existente no serviço de saúde. Há instrumentos disponíveis para essa medição. O mais conhecido é o *Hospital Survey on Patient Safety Culture*, da Agency for Healthcare Research and Quality's (AHRQ), já adaptado transculturalmente para uma versão brasileira[16]. Com esse tipo de instrumento é possível saber, por exemplo, se um profissional não relata algo que está ocorrendo de errado devido à pressão hierárquica, ou, ainda, conhecer o hábito de "pular etapas" quando existe uma sobrecarga de trabalho.

6.1.3. Criação dos Núcleos de Segurança do Paciente

Os NSPs, previstos na portaria MS/GM nº 529/2013 e na RDC nº 36/2013/Anvisa, são instâncias que devem ser criadas nos estabelecimentos de saúde para promover e apoiar a implementação de iniciativas voltadas à segurança do paciente. Os NSPs em hospitais terão conformação distinta dos NSPs em estabelecimentos de saúde não hospitalares. Em unidades de atenção básica, por exemplo, de uma mesma região de saúde, o NSP pode ser único, segundo definição do gestor local.

Os NSPs hospitalares devem estar vinculados organicamente à direção e, antes de tudo, devem atuar como articuladores e incentivadores das demais instâncias do hospital que gerenciam riscos e ações de qualidade, promovendo complementaridade e sinergias nesse âmbito, ter uma agenda permanente e periódica com a direção geral, a direção técnica/médica e a coordenação de Enfermagem e participar de reuniões com as demais instâncias que gerenciam aspectos da qualidade, reguladas por legislação específica, como a Comissão de

Controle de Infecção Hospitalar, a Comissão de Revisão de Óbito, a Comissão de Análise de Prontuário, a Comissão de Farmácia e Terapêutica, a Gerência de Risco, a Gerência de Resíduos e o Núcleo de Saúde do Trabalhador, entre outras.

Os NSPs serão responsáveis pela elaboração de um plano de segurança do paciente. Nele deverão estar definidas as estratégias e ações determinadas pelo serviço de saúde para a execução das etapas de promoção, de proteção e de mitigação dos incidentes associados à assistência à saúde, desde a admissão até a transferência, a alta ou o óbito do paciente no serviço de saúde.

6.1.4. Sistema de notificação de incidentes

De acordo com o *Documento de referência para o Programa Nacional de Segurança do Paciente*, do Ministério da Saúde, um sistema efetivo de notificação de incidentes deve incorporar características como: ser não punitivo; ser confidencial; ser independente (dados analisados por organizações); prover resposta oportuna para os usuários do sistema; ser orientado para soluções dos problemas notificados; e as organizações participantes devem ser responsivas às mudanças sugeridas.

O sistema pode e deve ser um coadjuvante muito importante para a implantação dos núcleos e dos protocolos, assim como uma oportunidade para proposição de ações de melhoria.

6.1.5. Sistema de notificação de eventos adversos no Brasil

No Brasil, a vigilância de eventos adversos relacionados ao uso dos produtos que estão sob a vigilância sanitária, que inclui o monitoramento de seu uso, tem como objetivo fundamental a detecção precoce de problemas relacionados a essa utilização para desencadear as medidas pertinentes para que o risco seja interrompido ou minimizado. Desde 2007, a notificação é realizada pelo Notivisa, sistema informatizado em que os serviços e os profissionais de saúde fornecem as informações necessárias para esse acompanhamento por parte do Sistema Nacional de Vigilância Sanitária.

Entretanto, tornou-se evidente a necessidade de um sistema para avaliação e monitoramento mais específico para os eventos adversos relacionados às falhas nos processos de cuidado em serviços de saúde, articulado com o sistema Notivisa. Esse sistema foi elaborado com base na Classificação Internacional para Segurança do Paciente, da Aliança Mundial para a Segurança do Paciente da OMS. Ele possibilita a alternativa da notificação por cidadãos (pacientes, familiares, acompanhantes e cuidadores) e pelos Núcleos de Segurança do Paciente, algo regulamentado há pouco tempo pela RDC nº 36.

A notificação do cidadão é voluntária, os dados sobre os notificadores são confidenciais, obedecidos os dispositivos legais, e sua guarda é de responsabilidade do Sistema Nacional de Vigilância Sanitária. É necessário ressaltar que a identificação do notificador não será divulgada para o serviço de saúde, de modo que a confidencialidade esteja garantida. As notificações também estarão acessíveis à unidade de saúde envolvida no relato para o devido tratamento.

A notificação de eventos adversos pelo NSP é obrigatória, de acordo com a RDC nº 36/2013, e a identificação do serviço de saúde também é confidencial, obedecidos aos dispositivos legais. Os dados, analisados pela Anvisa, serão divulgados de forma agregada, gerando produção de conhecimento e informação, não sendo possível identificar a fonte geradora da informação.

Somente os formulários disponíveis para notificação no Notivisa referentes a produtos requerem identificação do paciente, pois se tratam de eventos com suspeita de relação direta com produtos sob vigilância sanitária, sobre os quais, muitas vezes, podem ser necessárias investigações caso a caso, necessitando de ações laboratoriais e dados clínicos dos pacientes envolvidos.

Os formulários disponibilizados para notificação de eventos adversos relacionados à assistência em saúde não necessitam da identificação do paciente que sofreu o evento adverso, ela não será analisada individualmente e também não resultará na punição dos envolvidos. Seu uso é de cunho epidemiológico.

A notificação também é uma ferramenta reativa para a gestão do risco e, portanto, deve ser utilizada tanto nos serviços de saúde, quanto nas instâncias de gestão do Sistema Único de Saúde.

Os óbitos relacionados à ocorrência de eventos adversos relacionados à saúde serão investigados pela instituição e monitorados conjuntamente pelo SNVS.

Entre suas possíveis utilizações, os dados notificados podem gerar informações para identificar padrões e tendências sobre a segurança do paciente, priorizando a aprendizagem contínua e a indução do enfrentamento dos problemas identificados e a adoção de medidas gerenciadas em base ao risco.

Assim, será possível desenvolver soluções com o intuito de evitar que danos aos pacientes em serviços de saúde venham a se repetir, melhorando a qualidade e a segurança do paciente nesses serviços.

Os serviços de saúde devem desenvolver estratégias para sistematizar a busca de informações que servirão de base para a gestão de risco, melhoria da qualidade e segurança em suas estruturas.

As notificações da unidade de saúde podem ser feitas por todos os trabalhadores de saúde ao NSP. É função do núcleo encaminhar ao SNVS as notificações de todos os eventos adversos que ocorrerem na instituição.

Cabe à gestão municipal/distrital/estadual/nacional do sistema de saúde definir, entre o universo notificado, quais eventos adversos serão priorizados para a determinação de metas de gestão e de políticas públicas de saúde que poderão ser ampliadas ou revistas em tempo oportuno, no sentido de prevenir a ocorrência, a recorrência e a minimização das consequências de eventos adversos.

A Anvisa, em articulação com o SNVS, divulga, anualmente, um relatório das notificações recebidas de forma agregada.

Mediante essa iniciativa, o Brasil passa a fazer parte do cenário mundial de monitoramento de eventos adversos, a exemplo de países como Reino Unido, Austrália, Canadá, Colômbia, México e Portugal, entre outros. O resultado desse trabalho possibilita melhorias no processo de assistência.

Eixo 2: envolvimento do cidadão em sua segurança

A Política Nacional de Humanização define: "[...] humanização como a valorização dos diferentes sujeitos implicados no processo de produção de saúde: usuários, trabalhadores e gestores. Os valores que norteiam essa política são a autonomia e o protagonismo dos sujeitos, a corresponsabilidade entre eles, o estabelecimento de vínculos solidários e a participação coletiva no processo de gestão".

Paciente pela Segurança do Paciente é um programa da OMS que estabelece que haverá melhora na segurança se os pacientes forem colocados no centro dos cuidados e incluídos como parceiros. A visão desse programa é a de "um mundo em que os pacientes devem ser tratados como parceiros nos esforços para prevenir todo mal evitável em saúde" (OMS).

Corresponsabilidade e vínculos solidários, aplicados na *Política Nacional de Humanização*, são termos que correspondem ao termo parceria, utilizado no *Programa Paciente pela Segurança do Paciente*, e remetem a uma perspectiva de envolvimento do paciente e de seus familiares no cuidado.

A maior parte dos pacientes não conhece seus direitos e os que conhecem, muitas vezes, não são compreendidos pelos profissionais da saúde. Parte dos profissionais reage mal quando pacientes indagam sobre qual o tipo de medicamento está sendo administrado ou quando solicitam uma segunda opinião sobre seu diagnóstico. Raros são os estabelecimentos de saúde que preparam seus profissionais para informar ao paciente e seus familiares que um erro foi cometido.

Mesmo práticas regulamentadas pelo Governo e recomendadas por conselhos profissionais e órgãos de classe são vistas pelos profissionais da saúde como "burocracia". São exemplos o termo de consentimento informado e a obrigatoriedade de que tudo que seja relacionado ao cuidado deve ser escrito no prontuário.

A implicação e o comprometimento do paciente e seus familiares no processo de atenção na prática corriqueira em poucos hospitais brasileiros é uma importante estratégia para envolver mais os pacientes em seu cuidado. Esse item deve ser um dos elementos do plano (local) de segurança do paciente dos estabelecimentos de saúde.

É importante utilizar a grande mídia para informar aos cidadãos que podem e devem solicitar aos profissionais da saúde que lavem as mãos antes de examinar ou realizar um procedimento ou saber se o medicamento que está sendo administrado é o correto.

Talvez esse seja o eixo mais difícil de ser desenvolvido, pois envolve uma grande mudança de cultura nos estabelecimentos de saúde. O grande desafio será combinar ações desenvolvidas pelos NSPs, conselhos profissionais, órgãos de classe e gestores com aquelas que ampliem o acesso da sociedade às informações relativas à segurança do paciente.

Eixo 3: inclusão do tema "segurança do paciente" no ensino

A portaria destacou a necessidade de incluir o tema "segurança do paciente" no ensino técnico e de graduação, na pós-graduação na área da Saúde e na educação permanente dos profissionais da área.

6.3.1. Incluir o tema segurança do paciente na educação permanente

6.3.2. Incluir o tema segurança do paciente na pós-graduação

6.3.3. Incluir o tema segurança do paciente nas graduações da Saúde

A OMS lançou, em 2011, o guia para organização do currículo de segurança do paciente multiprofissional para auxiliar as escolas de Odontologia, Medicina, Enfermagem e Farmácia a ensinarem segurança do paciente. A parte 1 do guia é dedicada aos educadores em saúde e a parte 2, aos educadores e aos estudantes. As competências de segurança do Canadian Patient Safety Institute (CPSI) foram a base do desenvolvimento do guia (OMS).

O CPSI define seis domínios para as competências: contribuir para uma cultura de segurança do paciente; trabalhar em equipe para a segurança do paciente; comunicar eficazmente para a segurança do paciente; gerenciar os riscos de segurança; otimizar fatores humanos e o meio ambiente; reconhecer, responder e divulgar eventos adversos.

O guia da OMS pode servir de base para o desenvolvimento da formação de educadores no Brasil. Merece destaque a necessidade de inclusão do tema "segurança do paciente" nos currículos de graduação da área da Saúde. Essa medida pode ser capaz de mudar o meio ao seu redor para impulsionar a qualidade de cuidados, tornando-a cada vez mais segura.

Eixo 4: o incremento de pesquisa em segurança do paciente

O foco na investigação em segurança do paciente tem se concentrado em cinco componentes (OMS):

1) Medir o dano.

2) Compreender as causas.

3) Identificar as soluções.

4) Avaliar o impacto.

5) Transpor a evidência em cuidados mais seguros.

As pesquisas não oferecem um resultado de curto prazo, mas em médio e longo prazos reforçam ou corrigem rumos das políticas de segurança.

O PNSP, em conjunto com a Secretaria de Ciência e Tecnologia do Ministério da Saúde, deve estabelecer prioridades para as pesquisas de modo a ampliar a produção e a difusão de conhecimento nessa área.

CONCLUSÕES

As iniciativas para o enfrentamento dos problemas relacionados à segurança do paciente e as propostas de soluções já implementadas nos serviços de saúde têm servido de inspiração para que organizações promovam iniciativas semelhantes. A propagação dessas ações precisa conquistar maior mobilização de gestores, além de profissionais, pacientes e da sociedade em geral. A urgência da questão se faz necessária para prevenirmos os danos e mortes decorrentes das práticas não seguras. O desenvolvimento de estratégias para a segurança do paciente em nosso país depende do conhecimento e cumprimento do conjunto de leis e regulamentos que regem o funcionamento do serviço de saúde e da sustentabilidade e do cumprimento de missão institucional desses serviços.

REFERÊNCIAS

1) Kohn LY, Corrigan JM, Donaldson MS, Committee on Quality of Health Care in America. To err is human: Building a Safer Health System. Washington DC: National Academy Press; 2000.

2) Institute of Medicine. Crossing the Quality Chasm. A New Health System for the 21st century. Washington DC: National Academy Press; 2001.

3) World Health Organization. World Alliance for Patient Safety: Clean care is safer care – global patient safety challenge [Internet]. Geneva: WHO; 2005-2006 [acessado em: 1 fev 2015]. Disponível em: <http://www.who.int/patientsafety/events/05/GPSC_Launch_ENGLISH_FINAL.pdf>.

4) World Health Organization. WHO Patient Safety - programs areas [Internet]. Acessado em: 1 fev 2015. Disponível em: <http://www.who.int/patientsafety/about/programmes/en/>.

5) World Health Organization. WHO Guidelines on Hand Hygiene in Health Care. First Global Patient Safety Challenge Clean Care is Safer Care [Internet]. Acessado em: 1 fev 2015. Disponível em: <http://whqlibdoc.who.int/publications/2009/9789241597906_eng.pdf?ua=1>.

6) World Health Organization. WHO guidelines for safe surgery [Internet]. Acessado em: 1 fev 2015. Disponível em: <http://whqlibdoc.who.int/publications/2009/9789241597906_eng.pdf?ua=1>.

7) World Health Organization. The evolving threat of antimicrobial resistance: options for action [Internet]. Acessado em: 1 fev 2015. Disponível em: < http://whqlibdoc.who.int/publications/2012/9789241503181_eng.pdf>.

8) Agência Nacional de Vigilância Sanitária. Assistência Segura: Uma Reflexão Teórica Aplicada à Prática. Série-Segurança do Paciente e Qualidade em Serviços de Saúde. Brasília. 2013.

9) Agência Nacional de Vigilância Sanitária. Rede Sentinela [Internet]. Acessado em: 1 fev 2015. Disponível em: <http://portal.anvisa.gov.br/wps/content/Anvisa+Portal/ANVISA/Pos+-+Comercializacao+-+Pos+-+Uso/Rede+Sentinela>.

10) Agência Nacional de Vigilância Sanitária. Critérios para Credenciamento de Instituições na Rede Sentinela (Ano 2011). Coordenação de Vigilância em Serviços Sentinela. Brasília: Anvisa; 2011.

11) Réa-Neto A, Castro JOE, Knibel MF, Oliveira MC. GUTIS - Guia da UTI Segura. 1 ed. São Paulo: Associação de Medicina Intensiva Brasileira; 2010.

12) Fundação Oswaldo Cruz. Proqualis [Internet]. Acessado em: 1 fev 2015. Disponível em: <http://proqualis.net/sobre-o-proqualis#.VNe4aPnF98g>.

13) Agência Nacional de Vigilância Sanitária. Segurança do Paciente em Serviços de Saúde: Higiene das mãos. Brasília: Anvisa; 2009.

14) Agência Nacional de Vigilância Sanitária. Pacientes pela Segurança do Paciente em Serviços de Saúde [Internet]. Acessado em: 1 fev 2015. Disponível em: <http://www20.anvisa.gov.br/segurancadopaciente/>.

15) Ministério da Saúde; Fundação Oswaldo Cruz; Agência Nacional de Vigilância Sanitária. Documento de referência para o Programa Nacional de Segurança do Paciente. Brasília: Ministério da Saúde; 2014. 40 p.

16) Reis CT, Laguardia J, Martins M. Adaptação transcultural da versão brasileira do Hospital Survey on Patient Safety Culture: etapa inicial. Cad. Saúde Pública [Internet]. 2012;28(11):2199-2210.

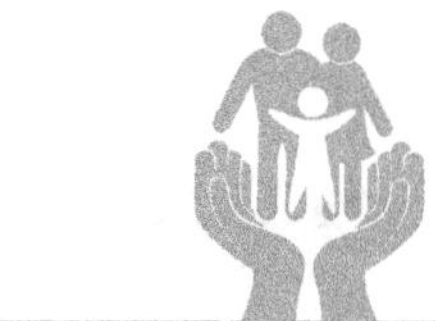

QUALIDADE E SEGURANÇA DO PACIENTE EM SERVIÇOS DE SAÚDE

A Organização Mundial de Saúde (OMS), em 1993, definiu qualidade da assistência à saúde em função de um conjunto de elementos que incluem um alto grau de competência profissional, a eficiência na utilização dos recursos, um mínimo de riscos e um alto grau de satisfação dos pacientes e um efeito favorável na saúde.

Várias podem ser as definições de qualidade em serviços de saúde, mas todas elas se caracterizam por diferentes interpretações do que significa um bom atendimento prestado à população destinatária do serviço.

Essa qualidade é um elemento determinante para assegurar a redução e o controle dos riscos a que o paciente está submetido. Enfim, é necessário um conjunto de ações complementares entre si para garantir a qualidade e a segurança do paciente.

Contudo, a qualidade não depende de um único fator. São vários atributos necessários para defini-la.

Em 2001, o Instituto de Medicina (IOM) dos Estados Unidos da América (EUA) passou a incorporar "segurança do paciente" como um dos seis atributos da qualidade, juntamente com a efetividade, a centralidade no paciente, a oportunidade do cuidado, a eficiência e a equidade[1]. Esse grupo de dimensões foi posteriormente adaptado pela OMS[2].

Os atributos ou dimensões da qualidade foram adaptados do IOM e da OMS e utilizados pela Anvisa[3].

No quadro 1 estão listados os atributos e suas definições[4].

Quadro 1: dimensões ou atributos da qualidade dos serviços de saúde

Atributos	Conceito
Segurança	Ausência de lesões devido à assistência à saúde que, supostamente, deve ser benéfica. Sistemas de saúde seguros diminuem o risco de dano aos pacientes.
Efetividade	Prestação de serviços baseados no conhecimento científico a todos os que podem beneficiar-se destes, e evitar prestar serviços àqueles que provavelmente não se beneficiarão (evitar a infra e a suprautilização, respectivamente).
Atenção centrada no paciente	Envolve o respeitar o paciente, considerando suas preferências individuais, necessidades e valores, assegurando que a tomada de decisão clínica se guiará por tais valores.
Oportunidade / Acesso (interno e externo)	Redução das esperas e atrasos, às vezes prejudiciais, tanto para os que recebem como para os que prestam a assistência à saúde.
Eficiência	Prevenção do desperdício de equipamentos, suprimentos, ideias e energias.
Equidade	Prestação de serviços que não variam a qualidade segundo as características pessoais, como gênero, etnia, localização geográfica e status socioeconômico.

Para avaliação da qualidade de um serviço, as dimensões mencionadas deverão ser utilizadas de acordo com cada serviço, problema de saúde ou tipo de paciente. Traduzir as dimensões para requisitos concretos é um passo fundamental para que o conceito de qualidade seja operativo. Então a qualidade se tornará um conceito flexível e característico de cada produto ou serviço e dependerá da compreensão e responsabilidade de cada profissional ou instituição.

A segurança do paciente é uma das dimensões da qualidade, entretanto, esses dois conceitos não podem ser vistos separadamente, pois são indissociáveis[5]. Quando os serviços oferecidos pelo serviço de saúde oferecem risco mínimo ao paciente, ele está oferecendo segurança e, assim, levando a uma melhoria da qualidade. Embora seja uma das dimensões da qualidade, a segurança do paciente tem interseção com todas as demais dimensões da qualidade.

MÉTODOS DE SEGURANÇA DO PACIENTE

Entre os métodos utilizados para garantir a segurança do paciente, os três principais são a abordagem epidemiológica, o gerenciamento de riscos e a abordagem da gestão da qualidade[6].

A epidemiologia se ocupa em detectar os eventos adversos, classificá-los e avaliar os fatores que levaram a esses eventos.

O gerenciamento de riscos avalia problemas de segurança do paciente, focando nos riscos associados. Esses riscos podem ser para a instituição ou o profissional de saúde e, também, para o paciente. Por meio de problemas detectados anteriormente, o gerenciamento de risco visa diminuir riscos futuros.

A gestão da qualidade considera a segurança da paciente como parte de sua gestão e adota os mesmos princípios e atividades que regem a melhoria contínua da qualidade. Essas atividades podem ser resumidas em:

• Monitoramento: detectar problemas e controlar a manutenção das melhorias conseguidas por meio do planejamento ou ciclos de melhoria;

• Planejamento: prevenir o aparecimento de problemas de processos implantados;

• Ciclos de melhoria: solucionar os problemas de qualidade e segurança identificados.

GESTÃO DA QUALIDADE FOCADA NA SEGURANÇA DO PACIENTE

As três atividades, monitoramento, planejamento e ciclos de melhoria, são complementares e devem ser implantadas de forma integrada nos serviços de saúde.

Uma estratégia fundamental para gestão da segurança, como será apresentado no capítulo **Estratégias para segurança do paciente,** é a criação da cultura de segurança do paciente entre os profissionais.

A gestão de segurança deve ser entendida como uma integração entre as atividades de gestão da qualidade focadas em segurança do paciente e uma cultura de segurança dos profissionais da instituição de saúde[7].

PREVENÇÃO DOS PROBLEMAS DE SEGURANÇA

Para prevenir os problemas de segurança deve-se realizar o planejamento de estruturas e processos, considerando a implantação de barreiras organizacionais efetivas para impedir a ocorrência de erros ou reduzir a probabilidade e o impacto nos pacientes e na instituição. Enfim, adotar práticas seguras que diminuam os riscos de dano ao paciente.

As "Práticas Seguras para uma Melhor Assistência à Saúde" (quadro 2), do Fórum Nacional de Qualidade (National Quality Forum – NQF) e as "Soluções em Segurança do Paciente" (quadro 3), da OMS, são duas referências internacionais de práticas seguras amplamente reconhecidas[7,8].

Quadro 2: Práticas Seguras para uma Melhor Assistência à Saúde, do Fórum Nacional de Qualidade (National Quality Forum – NQF)

• Criar uma cultura de segurança no cuidado à saúde.

• Para procedimentos cirúrgicos de alto risco eletivos ou outro cuidado específico, informar os pacientes sobre os riscos e indicar os locais de saúde que demonstraram melhores resultados, de acordo com a preferência do paciente.

• Usar protocolo explícito para garantir um nível adequado de cuidado.

• Todos os pacientes em cuidados intensivos (adulto e pediátrico) devem ser tratados por médicos que têm treinamento e certificação em cuidados intensivos.

- Farmacêuticos devem participar ativamente do processo de uso de medicamentos. Os profissionais devem estar disponíveis para interpretação e revisão das prescrições, preparação, dispensação, administração, monitoramento e pedido de medicações.

- Ordens verbais devem ser registradas em prontuário sempre que possível e imediatamente lidas de volta, isto é, quem recebe a ordem verbal deve ler e repetir de volta a informação transmitida para certificar-se da exatidão do que foi ouvido.

- Usar somente abreviações e designação de doses padronizadas.

- Sumários dos cuidados prestados ou registros similares não devem ser preparados dependendo da memória.

- Garantir que informação sobre o cuidado seja transmitida em tempo e clareza adequados à compreensão de todos os profissionais da assistência que precisam da informação para prover o cuidado.

- Pedir a cada paciente ou a seu representante legal para recontar o que foi transmitido durante a aplicação do consentimento informado.

- Garantir que documentação escrita sobre a preferência do paciente quanto aos tratamentos de sustentação de vida esteja registrada de forma destacada em seu prontuário.

- Implementar um sistema computadorizado de prescrição.

- Criar um protocolo padronizado para prevenir identificação incorreta de radiografias.

- Estabelecer um protocolo padronizado para prevenir a ocorrência de procedimento no local errado ou no paciente errado.

- Avaliar os pacientes a serem submetidos à cirurgia eletiva quanto ao risco de ter isquemia miocárdica aguda durante a cirurgia e prover tratamento profilático com betabloqueadores para os pacientes de alto risco.

- Avaliar cada paciente, na admissão e regularmente após, quanto ao risco de desenvolver úlceras de pressão. Essa avaliação deve ser repetida em intervalos regulares durante a internação. Métodos preventivos clinicamente apropriados devem ser implementados com base nessa avaliação.

- Avaliar cada paciente, na admissão e regularmente após, quanto ao risco de desenvolver trombose venosa profunda e/ou tromboembolismo venoso. Utilizar métodos apropriados de prevenção.

- Utilizar antitrombolíticos ou anticoagulantes que favoreçam a coordenação do cuidado.

- Avaliar cada paciente, na admissão e regularmente após, quanto ao risco de aspiração.

- Utilizar métodos efetivos de prevenção de infecção da corrente sanguínea associada a uso de cateter venoso central.

- Avaliar cada paciente no pré-operatório, considerando seu procedimento cirúrgico, quanto ao risco de infecção do sítio cirúrgico e implementar profilaxia apropriada com antibiótico e outras medidas preventivas.

• Utilizar protocolos validados para avaliar pacientes que estão em risco de falência renal, decorrente de contraste, e utilizar um método clínico adequado para reduzir o risco de lesão renal.

• Avaliar cada paciente, na admissão e regularmente após, quanto ao risco de desnutrição. Empregar estratégias clinicamente adequadas para prevenir a desnutrição.

• Sempre que for utilizado um torniquete pneumático de borracha, avaliar se o paciente está em risco de complicação isquêmica ou trombótica e utilizar medidas profiláticas adequadas.

• Higienizar as mãos com álcool em gel ou lavando com sabão desinfetante antes e depois do contato direto com o paciente ou objetos próximos a ele.

• Vacinar os profissionais da assistência contra influenza.

• Manter os locais de preparo de medicação limpos, organizados, com iluminação apropriada e sem desordem, distração e barulho.

• Padronizar os métodos de rotular, embalar e armazenar medicamentos.

• Identificar todas as drogas de alta vigilância (agonistas e antagonoistas adrenérgicos injetáveis, quimioterápicos, anticoagulantes e antitrombolíticos, eletrólitos concentrados, anestésicos, bloqueadores neuromusculares, insulina e hipoglicemiantes orais, narcóticos e opiáceos).

• Dispensar medicação em dose unitária.

Quadro 3: Soluções em Segurança do Paciente, da OMS

• Controle de soluções eletrolíticas concentradas;

• Segurança da medicação nas transições de cuidado;

• Conexões corretas de cateteres e sondas;

• Uso de dispositivos injetáveis únicos;

• Higiene das mãos para prevenir infecções;

• Prevenção de queda do paciente;

• Prevenção de úlcera de pressão;

• Resposta à deterioração do quadro do paciente;

• Comunicação de resultados críticos de exames;

• Prevenção de infecção da corrente sanguínea associada a cateter central.

Os desenhos dos processos devem ser regulados internamente e aprovados pelos gestores da instituição.

Deve-se basear os protocolos em evidências científicas, utilizados corretamente e comprovadamente efetivos. Todo processo de construção e adaptação dos protocolos deve ser acompanhado e, posteriormente, sua implantação
monitorada, por meio de indicadores de processo e resultado.

Outra atividade preventiva é o gerenciamento de risco. Existem métodos para estruturar melhorias de processo em busca de uma melhor qualidade. Para se buscar soluções para um problema em um processo, pode-se
utilizar formas ativas ou reativas. A forma reativa busca a causa do evento
após sua ocorrência e, então, propõe uma solução. A forma ativa avalia
os possíveis erros que podem acontecer e propõe soluções antes que o
evento ocorra.

Dentro da busca ativa de problemas para gerar soluções antes que eventos
aconteçam, uma das principais ferramentas é a Análise de Tipos e Efeitos de
Falhas (Failure Modes and Effects Analysis – FMEA, em Inglês)[9].

O FMEA é um método sistemático e pró-ativo para avaliar um processo para
identificar onde e como ele pode falhar, avaliando também o impacto que essas
falhas podem ter. Essas informações possibilitam a identificação de quais partes
do processo têm maior necessidade de serem mudadas.

Essa metodologia prevê uma avaliação das etapas do processo, identificando quais falhas podem acontecer em cada etapa e quais são suas
causas e efeitos. As equipes que usam o FMEA para avaliar os processos e
suas possíveis falhas estão procurando criar correções de forma pró-ativa,
em vez de reagir à ocorrência de um evento adverso. Essa ênfase na prevenção pode minimizar o risco de danos tanto para pacientes como para
funcionários.

São avaliações fundamentais do FMEA:

1) O que poderia dar errado?

2) Por que a falha acontece?

3) Quais seriam as consequências de cada falha?

A utilização do FMEA é particularmente útil na avaliação de um novo
processo antes de sua implementação e na avaliação do impacto de uma
proposta de mudança para um processo existente.

Passos do FMEA

Passo 1: selecione um processo para ser analisado com o FMEA.

Passo 2: crie uma equipe multidisciplinar de análise, inclua representantes de todas as etapas do processo em questão.

Passo 3: a equipe deve elencar todas as etapas do processo.

Passo 4: para cada etapa descrita, apresente todos os possíveis tipos de falha. Liste a causa de cada uma dessas falhas.

Passo 5: para cada tipo de falha, a equipe irá calcular o Coeficiente da Prioridade do Risco (Risk Priority Number – RPN, em Inglês), que é um produto dos valores (que variam de 1 a 10) atribuídos a três itens – ocorrência, gravidade e detecção, graduados de 1 a 10 (tabela 1). Sendo assim, o produto pode variar de 1 (1 x 1 x 1) a 1.000 (10 x 10 x 10), sendo que quanto maior esse produto, pior é a falha descrita.

As perguntas que devem ser feitas para se chegar aos valores são:

1) Ocorrência: Qual é a chance de esse tipo de falha ocorrer?

2) Gravidade: Se a falha ocorrer, qual é a gravidade do dano que pode ser gerado?

3) Detecção: Se a falha ocorrer, qual é a chance de ser detectada?

Passo 6: avaliar os resultados. O ideal é pegar os dez tipos de falha que tiveram os maiores Coeficientes da Prioridade do Risco (RPN), e considerá-los como as mais importantes oportunidades de melhoria.

Passo 7: use os RPN's para definir os planos de melhoria.

Se a ocorrência for classificada como alta, tenta-se eliminar as causas, adicionando verificações como dupla-checagem, alertas informatizados ou funções forçadas (peças que não se encaixam se não forem colocadas na posição correta).

Se a detecção for baixa, identifique eventos que ocorrem antes da falha para que os mesmos sinalizem a chance de erro para que o responsável pela etapa a seguir adicione uma nova etapa de verificação ao processo, considerando a possibilidade de automatizá-lo.

Se a gravidade é alta, treine as equipes para rápido reconhecimento que leve à pronta tomada de medidas quando ocorrer um evento e forneça informações para quem possa vivenciar esse tipo de problema.

Quadro 4: níveis de 1 a 10 para Ocorrência, Gravidade e Detecção

Ocorrência		Gravidade		Detecção	
Quase nunca	1	Nenhuma	1	Quase certa	1
Mínima	2	Mínima	2	Muito alta	2
Rara	3	Muito pequena	3	Alta	3
Baixa	4	Pequena	4	Moderadamente alta	4
Ocasional	5	Moderada	5	Média	5
Moderada	6	Significativa	6	Baixa	6
Frequente	7	Grande	7	Muito baixa	7
Alta	8	Extrema	8	Mínima	8
Muito alta	9	Séria	9	Rara	9
Quase certa	10	Catastrófica	10	Quase impossível	10

IDENTIFICAÇÃO DOS PROBLEMAS DE SEGURANÇA

O desenvolvimento de indicadores de monitoramento é fundamental para identificar problemas e situações passíveis de melhoria e controlar o efeito de ações tomadas. O monitoramento de indicadores deve ser feito de maneira sistemática e planejada.

Os principais indicadores de segurança do paciente são os seguintes:

• Indicadores ou eventos sentinela – a identificação de um caso índice deve conduzir a uma análise de causas para redesenhar o processo afetado, evitando que o evento ocorra novamente[10,11];

• *Triggers* – sinais, sintomas ou situações que, supostamente, são indicativos da existência de um evento adverso. Quando identificados, deve-se realizar uma avaliação detalhada para ver se, realmente, o evento adverso ocorreu[12];

• Indicadores de resultado – referem-se à presença de complicações, inclusive óbitos, relacionados com incidentes de segurança nos serviços de saúde[13];

• Indicadores de boas práticas (estrutura e processo) – medem a presença de aspectos estruturais e de processo cuja influência na segurança do paciente já foi provada por critérios científicos[14].

Todos os indicadores são recomendados para monitoramento nas instituições de saúde.

RESOLUÇÃO DOS PROBLEMAS DE SEGURANÇA

Após identificação, os problemas de segurança precisam ser resolvidos e prevenidos.

Os ciclos de melhoria, atividades de avaliação e intervenção para a resolução de problemas são baseados nas técnicas de aprimoramento contínuo da qualidade. Consistem em uma avaliação baseada em critérios ou requisitos de qualidade: intervenção para resolução dos critérios problemáticos e reavaliação para detectar e documentar a melhoria conseguida. O ciclo de avaliações deve ser repetido até que se consega um nível ótimo de qualidade. Essa atividade deve ser integrada com atividades de monitoramento, para controlar a manutenção do nível de segurança.

Podem ser usadas técnicas de aprimoramento contínuo da qualidade, como o Ciclo PDCA (*Plan-Do-Check-Act*, em Inglês, significando "Planejar, executar, checar e agir", em Português)[3]. É um método de gestão que pode ser aplicado tanto em processos quanto em produtos. O PDCA é dividido em quatro etapas, executadas na seguinte ordem.

1ª: Plan

A primeira fase do processo é o estabelecimento dos objetivos a serem alcançados e de quais são os processos necessários para isso. Só se move para a segunda fase do PDCA quando já estão claros:

• Os objetivos buscados;

• O caminho para que os objetivos sejam atingidos;

• O método que deve ser utilizado para consegui-los.

Execução rigorosa do plano criado, obedecendo aos métodos escolhidos. Colocar a construção em andamento. Coletar os dados necessários para o levantamento de métricas.

Após a execução de qualquer processo, são vistoriados os resultados e comparados com aqueles que estavam determinados no plano. O que não saiu de acordo com o esperado? Qual métrica não bateu com a estimativa? Quais são os motivos desses desvios? É a fase em que são detectados os erros e as falhas com o processo.

A última fase do ciclo é a tomada de ações corretivas para os problemas encontrados. São feitos ajustes para sanar as incongruências entre plano e resultado.

O PDCA é um método de gerenciamento iterativo. Isso significa que o método é executado diversas vezes e que, ao final de cada ciclo, retorna-se ao início e, novamente, o ciclo é refeito. Na prática, todos os processos que passam por ele estão em melhoria contínua. A cada vez que são executados, os erros diminuem e eles se tornam mais eficientes. Mais que um simples método de controle, o PDCA visa ao desenvolvimento de uma mentalidade crítica para a solução de problemas.

CRIAÇÃO E MANUTENÇÃO DA CULTURA DE SEGURANÇA

O sucesso na gestão da segurança do paciente passa por um reconhecimento do risco ligado à assistência à saúde.

Os objetivos da organização precisam ser consistentes com a meta de melhoria da segurança, que passa por uma comunicação aberta e não punitiva sobre os eventos adversos e falhas de segurança.

Torna-se necessário promover uma cultura de segurança em todos os âmbitos de serviços de saúde e a criação de uma consciência coletiva relacionada a valores, atitudes, competências e comportamentos que determinam o comprometimento com a gestão da saúde e da segurança.

Os incidentes de segurança devem ser vistos como uma oportunidade de melhorar a assistência à saúde, evitando culpar aqueles profissionais que cometem erros não intencionais.

As quatro práticas seguras do NQF para melhorar a segurança por meio da criação e manutenção de uma cultura de segurança estão citadas a seguir:

1) Definir estruturas e sistemas de liderança. Os líderes devem estar envolvidos no modo de criar e transformar a cultura de segurança do paciente. Pode-se criar um programa ou sistema de gestão da qualidade com responsabilidades claras para todos os níveis da instituição.

2) Avaliar a cultura, informar sobre os resultados e intervir. O serviço de saúde deve utilizar algum dos questionários validados para essa finalidade e realizar avaliações periódicas da cultura de segurança. Ainda, cabe ao serviço de saúde informar os resultados dessas avaliações aos profissionais e gestores, além de tomar as medidas de melhoria necessárias[16].

3) Promover o trabalho em equipe. Estabelecer um enfoque pró-ativo, sistemático e organizacional de formação em trabalho em equipe, com a construção de habilidades e melhorias dos desempenhos das equipes para reduzir os danos que possam ser prevenidos.

4) Identificar e mitigar os riscos e perigos. As organizações que prestam serviços de saúde devem, sistematicamente, identificar e diminuir os riscos e perigos relacionados com a segurança do paciente, incluindo uma série de métodos internos. Podem ser métodos retrospectivos, concorrentes ou prospectivos, para analisar os riscos genéricos, além de esforços dirigidos a incidentes específicos, como o risco de quedas, isquemia por torniquetes pneumáticos, aspiração e fadiga do pessoal. Isso mostra a necessidade de o serviço de saúde contar com um bom sistema de monitoramento que revele os prováveis problemas de segurança, reforçando a importância de ter bons indicadores.

CONSIDERAÇÕES FINAIS

A segurança do paciente é considerada um dos atributos ou dimensões da qualidade dos serviços de saúde, pois está diretamente envolvida com o cumprimento das necessidades e expectativas dos usuários desses serviços. Definitivamente, um serviço de saúde não pode ser de qualidade se os riscos de danos ao paciente não estiverem reduzidos e controlados. A segurança tem interseção e sinergias com várias outras dimensões, especialmente com aquelas ligadas à qualidade técnico-científica. Finalmente, em consonância com o entendimento da segurança como parte da qualidade, todas as atividades que regem a avaliação e a melhoria contínua da qualidade ou gestão da qualidade são aplicáveis à gestão da segurança.

REFERÊNCIAS

1) Corrigan JM, Kohn LT, Donaldson MS, Maguire SK, Pike KC. Crossing the quality chasm: a new health system for the 21st century. Washington, DC: National Academy Press; 2001.

2) Bengoa R, Key P, Leatherman S. Quality of Care. A process for making strategic choices in Health Systems. Genebra: WHO Press; 2006.

3) Agência Nacional de Vigilância Sanitária. Resolução da Diretoria Colegiada – RDC n° 63. Brasília. Nov 2011.

4) Ministério da Saúde; Fundação Oswaldo Cruz; Agência Nacional de Vigilância Sanitária. Documento de referência para o Programa Nacional de Segurança do Paciente. Brasília: Ministério da Saúde; 2014. 40 p.

5) Institute of Medicine. Crossing the Quality Chasm. A New Health System for the 21st Century. Washington, D.C.: National Academy Press; 2001.

6) Brasil. Ministério da Saúde. Assistência Segura: uma reflexão teórica aplicada à prática. Agência Nacional de Vigilância Sanitária; Gerência de Vigilância e Monitoramento em Serviços de Saúde (GVIMS); Gerência Geral de Tecnologia em Serviços de Saúde (GGTES). 1 ed. Brasília: Anvisa; 2013. 168 p.

7) The National Quality Forum. Safe Practices for Better Healthcare 2010 update. Washington: The National Quality Forum; 2010.

8) World Health Organization. Patient Safety Solutions Preamble. Genebra: WHO Press; 2007.

9) Derosier J, Stalhandske E, Bagian JP. Using Health Care Failure Mode and Effect Analysis SM: The VA National Center for Patient Safety's Prospective Risk Analysis System. The Joint Commission Journal on Quality Improvement. 2002;27(5):248-267.

10) The National Quality Forum. Serious Reportable Events in Health Care-2010 Update. Wahington, D.C.: The National Quality Forum; 2010.

11) Classen DC, Lloyd RC, Provost L, Griffin FA, Resar R. Development and evaluation of the Institute for Healthcare Improvement Global Trigger Tool. Journal of Patient Safety. 2008;4(3):169-177.

12) Agency for Healthcare Research and Quality. Guide to Patient Safety Indicators. Department of Health and Human Services. Version 3.0 (May 2006). Washington, D.C.: AHRQ; 2003.

13) Kelley E, Hurst J. Health Care Quality Indicators Project: conceptual framework paper. OECD Health Working Papers. 2006;(23).

14) Ministerio de Sanidad y Consumo. Construcción y validación de indicadores de buenas prácticas sobre seguridad del paciente. Madrid: Ministerio de Sanidad y Consumo; 2008.

15) Deming WE. Calidad, productividad y competitividad. La salida de la crisis. Madrid, España: Díaz de Santos; 1989.

16) Sorra J, Nieva V, Famolaro T. Hospital Survey on Patient Safety Culture: 20007 Comparative Database Report. AHRQ Publication n° 07-0025. Rockville, MD: Agency for Healthcare Research and Quality; 2007.

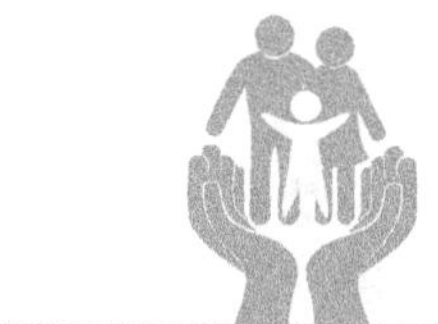

ESTRATÉGIAS PARA SEGURANÇA DO PACIENTE

INTRODUÇÃO

Os riscos sempre são passíveis de acontecer durante a assistência à saúde. Entretanto, podem ser minimizados quando são analisados e combatidos. Diminuir riscos significa reduzir possíveis causas de eventos adversos. Conhecê-los, identificar as falhas nos processos assistenciais e notificar os erros fazem parte da cultura de segurança do paciente.

Alguns princípios devem ser destacados nas estratégias de segurança do paciente[1]:

• Aprender com os erros;

• Criar redundâncias e checagens cruzadas;

• Comunicar adequadamente;

• Trabalhar em conjunto;

• Ter equipe adequada e treinada.

Esses princípios são considerados essenciais para uma cultura de segurança e devem fazer parte dos planos estratégicos.

Alguns requisitos adotados pelos serviços de saúde, como parte do plano estratégico, já se mostraram efetivos para a melhoria contínua da qualidade do atendimento e da segurança do paciente[2]:

- Elaborar um programa de qualidade e de segurança do paciente;

- Monitorar as ações do programa por indicadores;

- Nomear um gestor responsável pelo programa;

- Instituir uma política de estímulo à utilização rotineira de protocolos e diretrizes clínicas.

Existem estruturas, políticas, procedimentos e instrumentos que auxiliam a gestão voltada para a qualidade e segurança do paciente, a saber:

AVALIAÇÃO EXTERNA

A avaliação da vigilância sanitária consiste em uma ferramenta importante na verificação das condições de funcionamento de serviços de saúde. A visita e a inspeção realizadas pelos técnicos da vigilância sanitária são feitas de maneira sistematizada e orientada por conhecimentos técnicos e legais. Utilizando roteiros específicos que são capazes de avaliar todos os serviços, a vistoria consiste em um significativo instrumento para melhoria da qualidade dos serviços de saúde. Essa verificação *in loco* da situação dos serviços é capaz de identificar fontes potenciais de riscos à segurança dos pacientes. A vistoria informa as não conformidades com os padrões e requisitos que visam à proteção da saúde individual e coletiva.

O relatório de inspeção sanitária deve ser elaborado com linguagem clara, precisa, objetiva e concisa, descrevendo a situação encontrada em cada área do estabelecimento de saúde. Deve identificar as condições irregulares, práticas incorretas e falhas encontradas, adequando as situações à legislação vigente. As não conformidades encontradas devem ser informadas aos gestores para a elaboração de um plano de ação[3].

Vigilâncias internas realizadas pelos serviços de controle de infecções das unidades de saúde também são de extrema importância para reorientação dos planos de segurança do paciente.

Os planos de ação devem identificar a causa-raiz do problema e propor reorientações no planejamento dos serviços de saúde. O plano constitui uma oportunidade de implementar medidas de melhorias da qualidade e segurança do paciente. O planejamento e o acompanhamento dos planos de ação devem ser auditados periodicamente pelos gestores responsáveis.

A acreditação é um sistema de verificação externa para determinar a conformidade com um conjunto de padrões, consistindo, assim, em um processo de avaliação dos recursos institucionais[3].

O processo de acreditação inclui a exigência de que os serviços de saúde atuem em conformidade com os requisitos técnicos e legais e tenham seu licenciamento revalidado pela vigilância sanitária. As instituições acreditadoras elaboram relatórios para preparação dos serviços de saúde para o processo de acreditação. Esses documentos podem ajudar a definir focos de oportunidade de melhoria, reorientar o plano estratégico e planos operacionais, além, inclusive, do programa de qualidade e de segurança do paciente. Esses dois pontos vêm se tornando, cada dia mais, importantes no processo de acreditação. As instituições que se submetem a esse processo devem observar e seguir as orientações dos institutos de acreditação.

METAS E CAMPANHAS

As metas e campanhas nacionais e internacionais são muito importantes para a melhoria da qualidade do atendimento e da segurança do paciente (tabela 1).

O programa *Segurança do Paciente* foi criado pela OMS em novembro de 2004 e tinha como objetivo coordenar, disseminar práticas e acelerar as melhorias relativas à segurança do paciente. O programa estabeleceu alguns desafios globais. A campanha "Uma Assistência Limpa é uma Assistência Mais Segura" foi implantada em 2005, com objetivo de prevenir infecções relacionadas à assistência à saúde (Iras), por meio da disseminação de um protocolo de higiene das mãos. A campanha "Cirurgia Segura Salva Vidas" tinha o objetivo de implementar listas de verificação de segurança cirúrgica, antes, durante e após o procedimento para reduzir a ocorrência de eventos adversos.

O Instituto para Melhoria do Cuidado à Saúde (Institute of Healthcare Improvement – IHI) lançou duas campanhas – "Salvar 100 Mil Vidas", em 2005, e "Protegendo 5 Milhões de Vidas de Danos", em 2006. Essas campanhas destinadas aos serviços de saúde contribuíram para disseminar as práticas de prevenção de infecções; melhorar o atendimento ao infarto agudo do miocárdio e insuficiência cardíaca; promover a reconciliação medicamentosa e controle de medicamentos de alta vigilância; atuar na prevenção de complicações cirúrgicas; prevenir úlceras de pressão; desenvolver times de resposta rápida e promover programas de melhoria de qualidade.

As duas campanhas, destinadas, principalmente, aos hospitais nos Estados Unidos, mobilizaram instituições no mundo todo, inclusive no Brasil.

Essas iniciativas ajudam os gestores a disseminar a cultura de segurança nos serviços de saúde. Entretanto, as campanhas auxiliam, mas não transformam os serviços de saúde em organizações com uma gestão voltada para a qualidade e segurança do paciente. Para tanto, os gestores e os profissionais de saúde precisam criar uma cultura de segurança, organizar um comitê que gerencie o programa de melhoria de qualidade e segurança e introduzir a prática do uso de protocolos e diretrizes clínicas nos serviços de saúde.

Tabela 1: organizações e campanhas voltadas para segurança dos pacientes

Organização	Tópicos da campanha
Organização Mundial da Saúde (OMS)	• Higienização das mãos • Cirurgia segura
Institute of Healthcare Improvement (IHI)	• Times de resposta rápida • Tratamento baseado em evidência para infarto agudo do miocárdio • Prevenção de reação adversa a medicamentos • Prevenção de infecções por cateter venoso central • Prevenção de infecções de sítio cirúrgico • Prevenção de pneumonia associada à ventilação mecânica • Prevenção de danos por medicações de alto risco • Redução de complicações cirúrgicas • Prevenção de úlcera de pressão • Tratamento baseado em evidência para insuficiência cardíaca congestiva
Institute of Medicine	• Prevenção de infecção hospitalar • Prevenção de erros com medicação
Agency for Healthcare Research and Quality (AHRQ)	• Profilaxia de tromboembolismo venoso • Profilaxia para infecção de sítio cirúrgico
Joint Comission International (JCI)	• Identificação correta do paciente • Comunicação efetiva • Prevenção de queda de paciente • Prevenção de erro em cirurgias • Prevenção de infecções hospitalares • Segurança no uso de medicamentos
Centers for Disease Control and Prevention (CDC)	• Prevenção de pneumonia hospitalar • Higienização das mãos • Prevenção de infecção associada a cateter vascular

CULTURA DE SEGURANÇA

Para a implantação de uma abordagem sistêmica para lidar com erro é importante conhecer e medir a cultura de segurança do serviço.

Dentro das instituições, geralmente, há uma cultura de medo enraizada nos profissionais de saúde. O erro é, para eles, motivo de vergonha e de reprovação pelos colegas. A maioria dos serviços de saúde aborda o erro de uma forma individual, como falha do indivíduo[4]. Nessa abordagem, a forma de resolver a consequência de um erro é culpando, estimulando o sentimento de vergonha no profissional. As medidas corretivas serão voltadas aos que cometeram erros, geralmente por meio de novos treinamentos. Após realização dessas iniciativas, o problema é tido como solucionado, criando uma falsa sensação de segurança.

Em casos mais graves, quando os erros tomam uma proporção maior e alcançam repercussão para fora da unidade de saúde, a instituição não apoia o profissional envolvido e deixa a seu cargo a tarefa de esclarecer o que ocorreu. Esse indivíduo abandonado pela instituição é a segunda vítima. Muitos profissionais de saúde passam a sofrer de angústia física e emocional, resultado de seu envolvimento em um incidente[5]. Em função dessa abordagem individual, os profissionais passam a esconder os erros.

Os profissionais de saúde não têm a intenção de cometer erros, e apenas em uma minoria de situações cometem violações deliberadas. Errar é humano. Quanto mais se compreender como e por que esses erros ocorrem, mais se poderá diminuir a reincidência.

Na abordagem sistêmica, a educação, protocolos, diretrizes clínicas e mudanças no sistema são recursos que funcionam como uma barreira ao erro[4], e, muitas vezes, as redundâncias são necessárias. A abordagem sistêmica parte da premissa de que o erro do profissional faz parte do sistema. A gestão baseada nessa linha procura, por um lado, mitigar os fatores contribuintes que levam ao erro e, por outro, criar barreiras para impedir que o erro chegue a causar uma ocorrência com dano ao paciente (quadro 1).

Os fatores que contribuem para os erros podem ser humanos, associados ao ambiente de trabalho, externos e associados ao paciente.

- **Fatores humanos:** estão relacionados com a atividade do profissional de saúde. Cabe à gestão dar condições adequadas de trabalho, criar meios para prevenir o erro do profissional e evitar que a falha atinja o paciente.

• **Fatores associados ao ambiente de trabalho:** podem estar ligados à estrutura física ou à gestão do serviço de saúde.

• **Fatores externos:** são fatores sobre os quais o serviço de saúde não tem governabilidade, geralmente associados à falta de recursos de qualquer natureza.

• **Fatores associados ao paciente:** a gravidade e complexidade da doença ou a não aderência ao tratamento são exemplos de fatores que estão associados ao paciente e contribuem para o erro. Devem ser previstos no momento de elaboração do plano de cuidados.

Quadro 1: conceitos de cultura de segurança do paciente na portaria MS/GM nº 529/2013[6]

Os trabalhadores, incluindo profissionais envolvidos no cuidado e gestores, assumem responsabilidade por sua própria segurança e pela segurança de seus colegas, pacientes e familiares.
[A instituição] prioriza a segurança acima de metas financeiras e operacionais.
Encoraja e recompensa a identificação, a notificação e a resolução dos problemas relacionados à segurança.
Analisa os acidentes ocorridos para promoção do aprendizado organizacional.
Proporciona recursos, estrutura e responsabilização para a manutenção efetiva da segurança.

Condições para implantação da cultura de segurança do paciente[7]

• A instituição tem claramente definida a política de segurança do paciente;

• Gestor empenhado na melhoria da segurança do paciente;

• Profissionais conhecem e sabem explicar as políticas de segurança do paciente. Estão envolvidos em atingir as metas e sabem interpretar os resultados e indicadores desejados;

• Profissionais têm um envolvimento ativo na identificação e resolução nos problemas de segurança do paciente. Reconhecem que seu desempenho pessoal afeta esse objetivo;

• Profissionais acreditam que possuem a autoridade necessária e os recursos para alcançar suas metas sobre a segurança do paciente. Todos os profissionais estão autorizados a corrigir os riscos assim que estes são identificados;

• Avaliação do desempenho da equipe em relação à segurança do paciente, comparação com as metas e recompensa pelo cumprimento;

• Revisão anual sobre segurança do paciente e processo de melhoria contínua;

• Análise de risco feita regularmente, visando identificar oportunidades de melhoria. Os resultados são utilizados para promover mudanças nas atividades assistenciais;

- Sistema simples para recolher informações sobre os riscos à segurança do paciente. O sistema tem que funcionar de forma positiva, efetiva e ser utilizado por todos;

- Todas as pessoas estão cientes das origens, causas e meios de prevenção dos eventos adversos com o paciente;

- Todos os eventos que levaram a dano e os "quase-erros" são investigados quanto à causa-raiz, e são tomadas ações preventivas efetivas;

- Os profissionais que operam equipamentos relacionados à assistência ao paciente são treinados para reconhecer necessidades de manutenção e realizam ou solicitam manutenção no tempo certo;

- Todos os profissionais sabem como reagir prontamente a uma emergência, pois existe planejamento, treinamento e práticas eficientes. Os locais estão completamente equipados para emergências. Todos os equipamentos estão no lugar e são regularmente testados. Todos os profissionais sabem como usá-los e como se comunicar durante uma emergência;

- Os gestores participam da análise local sobre a segurança do paciente, garantem equipamentos de proteção, reforçam treinamentos e a disciplina e conseguem explicar como é feita a segurança do paciente.

COMITÊ E PROGRAMA DE QUALIDADE E SEGURANÇA DO PACIENTE

A criação de um Comitê de Qualidade e Segurança do Paciente é essencial para conduzir as ações de melhoria da qualidade e da segurança nos serviços de saúde. Esse órgão deverá ser constituído por uma equipe multiprofissional, capacitada em conceitos de melhoria da qualidade e da segurança do paciente e em ferramentas de controle da qualidade[3].

O comitê deve ter reuniões periódicas com a direção, principalmente com as chefias médica e de enfermagem, e participar de reuniões com as demais instâncias que gerenciam aspectos da qualidade, reguladas por legislação específica, a saber: Comissão de Controle de Infecção Hospitalar (CCIH), Comissão de Revisão de Óbito, Comissão de Análise de Prontuário, Comissão de Farmácia e Terapêutica (CFT), Gerência de Risco, Gerência de Resíduos e outras.

A principal tarefa do comitê é elaborar e implantar um Programa de Melhoria de Qualidade e Segurança do Paciente e monitorar as ações vinculadas ao programa. O processo de elaboração do programa deve ser conduzido de forma participativa, com profissionais tanto da assistência quanto das áreas ambiental e administrativa. O programa deve ser parte integrante do plano estratégico e ter como base a missão, a visão e os valores do serviço de saúde. Precisa dialogar com os planos de recursos humanos, de informação, de ambiente, de gestão de resíduos, com o programa de controle e prevenção de Iras e outros planos ou programas existentes no serviço de saúde. Deve, ainda, incorporar a participação do paciente na decisão de seu cuidado, sempre que possível.

O programa deve ter como objetivos a redução contínua dos riscos para os pacientes e funcionários, mitigar os eventos adversos dos pacientes e melhorar o desempenho dos serviços de saúde[3].

AÇÕES DO COMITÊ DE QUALIDADE E SEGURANÇA DO PACIENTE

O Comitê de Segurança do Paciente tem como finalidade estabelecer políticas e diretrizes de trabalho, a fim de promover uma cultura hospitalar voltada para a segurança dos pacientes. O comitê deve planejar e elaborar um programa que vise garantir a qualidade dos processos. O comitê será responsável pelo desenvolvimento, controle e avaliação desse programa.

São atribuições do Comitê de Qualidade e Segurança do Paciente:

• Identificar pontos críticos para a segurança dos pacientes;

• Estabelecer sistemas de detecção, notificação e análise dos eventos adversos;

• Estabelecer e monitorar resultados do programa de metas e plano de ação para instituir sistemas seguros;

• Promover a participação dos diversos profissionais, usuários e seus familiares na formulação e implementação de programas de segurança do paciente;

• Capacitar recursos humanos sobre o tema segurança do paciente;

• Estabelecer políticas de incentivo à notificação.

Existem fatores contribuintes ao erro e identificá-los é papel fundamental. O comitê precisa avaliar esses fatores de risco no dia a dia da instituição. Elementos como a falta de comunicação e a exaustão dos profissionais estão comumente envolvidos em eventos adversos.

A criação de barreiras, muitas vezes redundantes, impede que o erro contribua para um evento adverso, ou mesmo que chegue a acontecer. As barreiras podem ser propostas pelo comitê ou por outros setores do serviço.

A maioria das ações de qualidade e segurança do paciente será conduzida por outros setores do serviço e o comitê terá um papel de coordenador e articulador de estruturas, políticas e procedimentos.

Um papel importante do comitê é o de discutir com os profissionais de saúde a pouca resposta aos sistemas de notificação de incidentes[8]. Devido à cultura do medo, ocorre a subnotificação. Portanto, garantir a alternativa do anonimato de quem notifica é fundamental. Deve-se também discutir o encaminhamento dos incidentes notificados e, em especial, promover o retorno de informações aos profissionais de saúde.

O papel de coordenador e articulador do comitê será construído no processo de sua legitimação entre os profissionais do serviço de saúde. Os membros do comitê devem ter uma postura ativa, identificando e procurando os vários setores dos serviços de saúde para a discussão das soluções possíveis para os problemas.

Uma função muito importante é a de difundir conhecimentos sobre o tema e capacitar profissionais em ferramentas da qualidade e segurança do paciente.

O comitê deve valorizar as comissões constituídas na instituição. Infelizmente, em muitos serviços de saúde as comissões são apenas cartoriais. Deve, também, ajudar a rediscutir a importância da Comissão de Revisão de Óbito, bem como trabalhar para a capacitação de seus membros no uso da ferramenta para avaliar as causas dos óbitos evitáveis. É importante ressaltar que todos os óbitos evitáveis deveriam ser analisados e discutidos.

A Comissão de Controle de Infecções Hospitalares é de suma importância dentro das instituições. Seus relatórios devem ser valorizados e utilizados para melhorias tanto estruturais como de processos.

A Comissão de Análise de Prontuários pode ajudar na melhoria da informação, com o objetivo de introduzir barreiras, que podem ser eletrônicas ou não. Essas barreiras podem evitar, por exemplo, a prescrição de doses erradas de medicamentos e possíveis interações medicamentosas.

O comitê deve contribuir com o trabalho da Comissão de Farmácia e Terapêutica (CFT), que deve ser composta por farmacêuticos, médicos, enfermeiros e nutricionistas. A CFT deve estabelecer as várias políticas sobre medicamentos, produtos de higiene, produtos para a saúde e saneantes nos serviços de saúde. A política de medicamentos deve incluir a dispensação por dose unitária de medicações; a descrição das interações medicamentosas e as de fármacos e nutrientes; a prescrição eletrônica; a reconciliação medicamentosa; a lista de medicamentos com fonética semelhante; as embalagens parecidas; e a metodologia de incorporação de novos fármacos na lista padronizada.

O comitê pode discutir a metodologia de incorporação de novas diretrizes clínicas e a inclusão de protocolos no plano de cuidados[3].

INDICADORES DA QUALIDADE E SEGURANÇA DO PACIENTE

O comitê deve estimular e coordenar a criação de indicadores e para monitorar as ações desenvolvidas. Os indicadores da qualidade visam detectar falhas nos cuidados, referentes à estrutura, processos ou resultados, podendo ser utilizados como uma ferramenta para orientar o processo de melhoria da qualidade em serviços de saúde[9].

Um indicador da qualidade pode ser definido como uma medida quantitativa sobre algum aspecto do cuidado ao paciente[10].

Medir a qualidade dos cuidados em saúde tem o intuito de determinar, também, os efeitos do cuidado sobre os resultados esperados e avaliar o grau de adesão a evidências científicas e a consensos profissionais[11].

A mensuração da melhoria da qualidade é necessária para demonstrar se as medidas adotadas foram suficientes para atingir o objetivo principal traçado[12].

O uso de indicadores permite o monitoramento, o planejamento e a implementação de medidas de melhoria da qualidade[13].

O monitoramento torna a atenção à saúde mais transparente para médicos, pacientes e hospitais e serve de orientação aos pacientes na escolha de serviços de saúde[13].

A implementação de indicadores como uma ferramenta para auxiliar a melhoria da qualidade requer uma estratégia de comunicação eficaz dos resultados. O comitê dirige a forma como os resultados dos indicadores devem ser informados aos profissionais de saúde, bem como atenta-se para que os dados sejam colhidos de maneira correta antes de serem publicados[3].

O uso de indicadores permite avaliar o alcance de metas de qualidade e segurança do paciente, assim como comparar desempenhos (*benchmarking*) e identificar oportunidades de melhoria[3].

PROTOCOLOS E DIRETRIZES CLÍNICAS

O comitê deve estimular e coordenar a adoção de protocolos e diretrizes clínicas, ainda que essa atribuição seja de responsabilidade dos setores clínicos dos serviços de saúde. Uma das maneiras de evitar o erro humano é buscar estratégias que reduzam a dependência da memória de curto prazo, que somente deve ser utilizada para executar tarefas básicas[3]. A utilização de ferramentas que visem assegurar uma melhor comunicação e evitar erros humanos deve ser elaborada, divulgada e propagada na instituição. Podem ser utilizadas listas de verificação, diretrizes clínicas, protocolos e orientações[14].

Os protocolos e diretrizes clínicas são alguns dos instrumentos de modificação do comportamento de profissionais de saúde mais amplamente utilizados. São instruções desenvolvidas com o objetivo de auxiliar as decisões dos profissionais sobre os cuidados de saúde adequados para as condições clínicas específicas e que têm potencial de grande impacto na segurança do paciente, pois podem facilitar a disseminação de práticas eficazes na redução de erros[15].

No entanto, os protocolos e as diretrizes clínicas modificam o comportamento de médicos e demais profissionais de saúde se adotadas estratégias corretas em sua implantação. A disseminação por meio de uma abordagem participativa pode alcançar um sucesso melhor do que a simples disseminação passiva de materiais impressos[15].

A portaria MS/GM nº 529/2013 estabelece que um conjunto de protocolos básicos, definidos pela OMS, deve ser elaborado e implantado: prática de higiene das mãos em estabelecimentos de saúde; cirurgia segura; segurança na prescrição, uso e administração de medicamentos; identificação de pacientes; comunicação no ambiente dos estabelecimentos de saúde; prevenção de quedas; úlceras por pressão; transferência de pacientes entre pontos de cuidado; e uso seguro de equipamentos e materiais[6].

Duas questões motivaram a OMS a eleger esses protocolos: o pequeno investimento necessário para sua implantação e a magnitude dos erros e eventos adversos decorrentes da falta deles. Infelizmente, as pesquisas que apontaram essas prioridades para a OMS vieram de países desenvolvidos, o que reforça a urgência na realização de mais pesquisas, no Brasil, sobre segurança do paciente[16]. Esses protocolos constituem instrumentos para construir uma prática assistencial segura e são componentes obrigatórios dos planos (locais) de segurança do paciente dos estabelecimentos de saúde, a que se refere a RDC nº 36 da Anvisa, de 25 de julho de 2013[16].

REFERÊNCIAS

1) Watcher R. Compreendendo a segurança do paciente. Porto Alegre: Artmed; 2010.

2) Lombarts MJMH, Rupp I, Vallejo P, Suñol R, Klazinga NS. Application of quality improvement strategies in European hospitals: results of the MARQuIS Project. Qual Saf Health Care. 2009;18(Suppl. I):i28-i37.

3) Mendes V, Moura MLO. Assistência Segura: uma reflexão teórica aplicada à prática. 1 ed. Brasília: Anvisa; 2013.

4) Reason J. Human Error. London: Cambridge University Press; 2003.

5) Edrees HH, Paine LA, Feroli ER, Wu AW. Health care workers as second victims of medical errors. Polskie Archiwum Medycyny Wewnetrznej. 2011;121(4):101-107.

6) Brasil. Ministério da Saúde. Portaria MS/GM nº 529. Brasília. 2013.

7) Spath P. Patient safety improvement guidebook. Forest Grove, OR: Brown-Spath & Associates; 2000.

8) Murff HJ, Patel VL, Hripcsak G, Bates DW. Detecting adverse events for patient safety research: a review of current methodologies. Journal of Biomedical Informatics. 2003;36:131-43.

9) Vos M, Graafmans W, Kooistra M, Meijboom B, Voort PVD, Westert G. Using quality indicators to improve hospital care: a review of the literature. International Journal for Quality in Health Care. 2009;21(2):119-129.

10) Gouvêa CSD, Travassos C. Indicadores de segurança do paciente para hospitais de pacientes agudos: revisão sistemática. Cad. Saúde Pública. 2010;26(6):1061-1078.

11) Murff HJ, Patel VL, Hripcsak G, Bates DW. Detecting adverse events for patient safety research: a review of current methodologies. Journal of Biomedical Informatics. 2003;36:131-43.

12) Gouvêa CSD, Travassos C. Indicadores de segurança do paciente para hospitais de pacientes agudos: revisão sistemática. Cad. Saúde Pública. 2010;26(6):1061-1078.

13) World Health Organization. Solution 2. In: ___________. Patient Safety Solutions. Genebra. May 2007;1.

14) Wong J, Beglaryan H. Strategies for hospitals to improve patient safety: a review of the research. The Change Foundation. 2004.

15) Trowbridge R, Weingarten S. Practice guidelines. In: Shojania KG, Duncan BW, McDonald KM et al., eds. Making Health Care Safer: A Critical Analysis of Patient Safety Practices. Evidence Report/Technology Assessment No. 43, AHRQ Publication No. 01-E058, Rockville, MD: Agency for Healthcare Research and Quality; Jul 2001.

16) Ministério da Saúde; Fundação Oswaldo Cruz; Agência Nacional de Vigilância Sanitária. Documento de referência para o Programa Nacional de Segurança do Paciente. Brasília. 2014. 40 p.

CAPÍTULO 5

Por Tania Moreira Grillo Pedrosa e Renato Camargos Couto

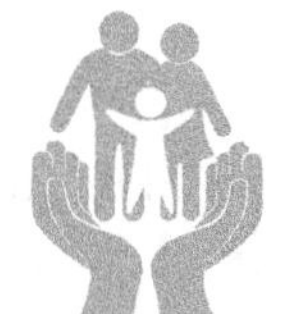

ACREDITAÇÃO HOSPITALAR NO CONTEXTO DA SEGURANÇA DO PACIENTE

De acordo com a Organização Nacional de Acreditação, a acreditação é "um sistema de avaliação e certificação da qualidade de serviços de saúde. Tem caráter eminentemente educativo, voltado para a melhoria contínua, sem finalidade de fiscalização ou controle oficial/governamental, não devendo ser confundida com os procedimentos de licenciamento e ações típicas de Estado". O processo é voluntário, periódico e reservado.

No Brasil, é um processo relativamente atual (introduzido oficialmente em 1999), mas com vasta experiência mundial há, pelo menos, 60 anos, com relatos de iniciativas para mensuração da qualidade hospitalar remontando ao século XVII.

Há quatro séculos, o médico inglês *Sir* William Petty (1623-1687), considerado o pai da investigação epidemiológica, econômica e social, em seu tratado intitulado *Aritmética Política*, questionava, pela primeira vez, se havia algum benefício oriundo dos investimentos destinados aos serviços de saúde e de bem-estar social. Petty afirmava que os resultados dos serviços, especialmente dos cuidados médicos, deveriam ser dimensionados com a mesma precisão dedicada aos gastos financeiros:

"[...] 1.000 pacientes de qualquer idade, dos melhores médicos, não morrem em mesmo número que os habitantes de locais onde não há nenhum médico? De 100 doentes de doenças agudas que

Tentativas organizadas para assegurar a qualidade da assistência nos hospitais norte-americanos remontam a 1910, quando o cirurgião Ernest Codman propôs "o sistema do resultado final para a padronização hospitalar" para comparação de resultados. Nele, o médico acompanharia o paciente no pós-alta durante um período suficientemente longo para determinar se o tratamento oferecido havia sido efetivo ou não. Em caso negativo, o profissional deveria indicar as causas para que casos similares pudessem ser tratados com sucesso no futuro. Em 1912, no 3º Congresso Clínico de Cirurgiões da América do Norte, foi definido que algum sistema de padronização de equipamentos e de processos hospitalares deveria ser desenvolvido para que aquelas instituições mais bem organizadas tivessem o devido reconhecimento e para que aquelas com padrões mais inferiores fossem estimuladas a aumentar a qualidade de seu trabalho.

Em 1913, fundou-se o Colégio Americano de Cirurgiões (CAC), e o "sistema de resultado final" se tornou um objetivo. O CAC passou a solicitar, de cada candidato a membro, relatórios detalhados de, pelo menos, 50 grandes procedimentos cirúrgicos realizados. Entretanto, essa tarefa demonstrou-se quase que inexequível pelo fato dos hospitais não disporem de padrões de organização de prontuários. Em 1917, o CAC elaborou padrões mínimos que deveriam ser atendidos pelos hospitais para que os filiados do Colégio realizassem os procedimentos. Tais padrões formariam a base do *Programa de Padronização Hospitalar*, lançado em 1918. Padrões mínimos de 1917:

1) Clínicos e cirurgiões que exerciam sua prática no hospital deveriam se organizar em *staff* (corpo clínico) ou equipes.

2) O coordenador do *staff* deveria ser um clínico ou cirurgião que: (a) tivesse se graduado em Medicina com uma boa colocação e que estivesse legalmente habilitado para praticar em seu estado ou província; (b) tivesse competência em seu campo de atuação; e (c) fosse pessoa de caráter e com ética profissional.

3) O *staff* deveria iniciar e, com a aprovação da direção do hospital, adotar regras, regulamentos e políticas dirigidas ao trabalho profissional no hospital; essas regras, regulamentos e políticas teriam que determinar, especificamente:

a) Reuniões do *staff*, pelo menos, uma vez ao mês (em grandes hospitais os departamentos poderiam decidir por se reunir separadamente);

b) O *staff* deveria revisar e analisar periodicamente sua experiência clínica nos vários departamentos do hospital, como clínica, cirurgia, obstetrícia e outras especialidades; os registros médicos dos pacientes, gratuitos e pagos, deveriam ser a base para tais revisões e análises.

4) Registros acurados e completos deveriam ser elaborados para todos os pacientes e arquivados no hospital de maneira acessível. Um registro completo seria aquele que incluísse: dados de identificação; queixa; história pessoal e familiar; história da doença atual; exame físico; exames especiais, como consultas, exames laboratoriais, raio-X e outros; diagnóstico provisório; tratamento médico ou cirúrgico; condições à alta; acompanhamento pós-alta e, em caso de óbito, achados de necropsia.

5) As instalações destinadas ao diagnóstico e à terapêutica deveriam estar sob supervisão competente e ter à disposição condições para estudo, diagnóstico e tratamento dos pacientes, incluindo, pelo menos: (a) laboratório clínico capaz de executar exames químicos, bacteriológicos, sorológicos e patológicos; (b) departamento de radiologia com serviços radiográficos e fluoroscópicos.

Em 1952, o CAC não tinha mais condições de dar continuidade ao *Programa de Padronização Hospitalar* isoladamente. Nessa época, o Colégio Americano de Clínicos, a Associação Americana de Medicina, a Associação Canadense de Medicina (que se desligou em 1959 para formar sua própria Comissão no Canadá, sendo substituída pela Associação de Odontologia Americana) e a Associação Americana de Hospitais se juntaram ao CAC e formaram a Comissão Conjunta (Joint Commission on Accreditation of Healthcare Organizations - JACHO).

ACREDITAÇÃO DE HOSPITAIS PARA A AMÉRICA LATINA E O CARIBE – MANUAL DE ACREDITAÇÃO

Em 1990, foi firmado um convênio entre a Organização Pan-Americana da Saúde (Opas) e a Federação Latino-Americana de Hospitais para a produção de um *Manual de Padrões de Acreditação para a América Latina*. Coordenando a editoração do manual estiveram os médicos Humberto de Moraes Novaes, assessor regional de Hospitais e Sistemas de Saúde da Opas, e José Maria Paganini, coordenador do *Programa de Desenvolvimento de Serviços de Saúde*, da mesma instituição. O desenvolvimento do manual foi entregue ao médico argentino Hugo Arce, incumbido de conhecer os diferentes instrumentos então utilizados nos Estados Unidos e Canadá.

Os padrões analisados se referiam aos vários serviços de um hospital geral, abordando o tratamento intra-hospitalar, a continuidade da assistência e os processos de referência e contrarreferência. A intenção era a de que o instrumento fosse utilizado por comissões nacionais multi-institucionais para o desenvolvimento de seus próprios modelos.

O instrumento elaborado apresentava padrões de estrutura, alguns de processo e de resultados distribuídos em três níveis crescentes de complexidade. A utilização dessa ferramenta previa a avaliação do hospital em três níveis: o nível 1 representando o nível mínimo de qualidade necessário; os níveis 2 e 3 seriam atingidos à medida que os padrões dos níveis anteriores fossem alcançados. O critério adotado para avaliação final seria a do nível em que todos os setores do hospital se encontrassem, independentemente de haver setores no nível 1, outros no 2 ou 3. A justificativa da adoção desse critério era a "importância da integração das várias estruturas e processos hospitalares, ressaltando o papel dos diferentes serviços para assegurar a qualidade da assistência prestada".

A estrutura definitiva do manual ficou semelhante à de instrumentos anteriores utilizados pela JCAHO nos Estados Unidos. O grande marco alcançado com a editoração de um primeiro instrumento voltado para a melhoria de qualidade das organizações hospitalares na América Latina foi o desencadeamento de ações locais, realizadas por alguns países, dando origem a documentos mais compatíveis com seu cenário interno e o grau de desenvolvimento de sua rede hospitalar. O Brasil foi um dos países latino-americanos que, na década de 1990, iniciou seu processo de acreditação hospitalar.

O PROCESSO DE ACREDITAÇÃO HOSPITALAR NO BRASIL – SISTEMA BRASILEIRO DE ACREDITAÇÃO

Em 1990, foi lançado o *Programa Brasileiro de Qualidade e Produtividade (PBQP)* como uma ação do Governo Federal para apoiar o esforço de modernização da indústria brasileira, por meio da promoção de qualidade e produtividade, com o objetivo de aumentar a competitividade de bens e serviços produzidos no país. A coordenação executiva do PBQP é conjunta, entre governo e sociedade civil, representados pelo Instituto Brasileiro de Normalização, Metrologia e Qualidade Industrial (Inmetro) e pelo Instituto Brasileiro de Qualidade e Produtividade (IBQP).

Em 1996, foi definida a reorientação estratégica do PBQP. Nesse novo estágio, o Programa teve como foco de atuação quatro macroprioridades, expressas nos seguintes subprogramas:

• Qualidade de Vida;

• Qualidade e Emprego;

• Qualidade e Participação na Administração Pública;

• Qualidade e Produtividade no Setor Produtivo, aqui incluído o setor de Serviços.

Em 1996, o PBQP estabeleceu a Avaliação e Certificação de Serviços de Saúde como sendo um projeto estratégico do Ministério da Saúde, prioridade para o biênio 97/98. Em 1997, o Ministério da Saúde iniciou o projeto de acreditação hospitalar. No documento *1997, o Ano da Saúde no Brasil: Ações e Metas Prioritárias*, a ênfase na qualidade dos serviços de saúde foi ressaltada pelo estabelecimento de um certificado de qualidade hospitalar, a ser conferido por meio de critérios e avaliação da qualidade da assistência prestada aos clientes[40]. Desse projeto originou-se o Processo de Acreditação Hospitalar. O Ministério da Saúde entendeu que seria necessária a criação de uma entidade independente para a condução do processo para:

"... assegurar a distinção clara entre o Processo de Acreditação e outros processos, como o controle e avaliação, auditoria médica, habilitação e fiscalização, e dessa forma contribuir para que fossem preservadas a identidade e as características de autonomia, independência, isenção, neutralidade técnica, idoneidade e credibilidade fundamentais para a Acreditação".

Partindo das iniciativas pioneiras em acreditação no país, desenvolvidas pelos estados de São Paulo (CQH/APM/Cremesp), Rio Grande do Sul (Selo Qualidade RS-PGQP), Paraná (IPASS/SES-R/Fehospar) e Rio de Janeiro (CBA/Cesgranrio/CBC), o Ministério da Saúde procurou uma parceria com esses grupos, no intuito de consolidar as diversas experiências em uma metodologia única, de consenso, para o início da implementação de um *Programa Brasileiro de Acreditação Hospitalar (PBAH)*.

Os aspectos básicos que favoreceram a consolidação desse propósito foram:

• Incorporação de um significativo conjunto de conhecimentos e experiências previamente acumulados;

• A identidade nacional do modelo, incorporando a realidade do Brasil, não implementando diretamente um modelo europeu ou norte-americano.

O projeto foi coordenado pelo Departamento de Avaliação de Políticas de Saúde do Ministério da Saúde, tendo como base o manual *Acreditação de Hospitais para a América Latina e Caribe*. Foi constituído um grupo de trabalho composto por profissionais oriundos das instituições que já trabalhavam com programas de acreditação ou de qualidade em serviços de saúde nos referidos estados, e das Secretarias de Políticas de Saúde e de Assistência à Saúde, do Ministério da Saúde, com o objetivo de estabelecer um consenso nacional sobre o modelo, a metodologia e a estratégia de implantação de um sistema de acreditação para o Brasil.

Em 1998, o Ministério da Saúde publicou o primeiro *Manual Brasileiro de Acreditação Hospitalar*. O instrumento de avaliação hospitalar, contemplando 43 itens diversos, foi testado em 17 hospitais brasileiros, e, em 1999, o Ministério lançou a segunda edição da obra, com ajustes e aperfeiçoamentos. Nesse mesmo ano, as entidades fundadoras assinaram um termo de compromisso junto ao Ministério da Saúde para a criação da Organização Nacional de Acreditação (ONA).

Em 2001, a ONA foi reconhecida pelo Ministério da Saúde, como instituição competente e autorizada a operacionalizar o desenvolvimento de acreditação hospitalar no Brasil. Em 2002, a Anvisa também reconhece a Organização Nacional de Acreditação como instituição competente e autorizada a operacionalizar o desenvolvimento do processo de acreditação de organizações e serviços de saúde no país.

Em 2014, entrou em vigor a sétima edição do manual, com os padrões reconhecidos internacionalmente e certificados pela International Society for Quality in Healthcare - ISQua (Sociedade Internacional para a Qualidade do Cuidado de Saúde, em tradução para o Português), que preconiza o paciente como centro do tratamento, participando nas decisões relacionadas ao seu cuidado e põe o Sistema Brasileiro de Acreditação no mesmo patamar de outros sistemas internacionais, como a acreditação pela Joint Commission (EUA), pelo sistema canadense e pela National Integrated Accreditation for Healthcare Organizations (Niaho).

Entre as principais características do manual de 2014 está o alinhamento de conceitos à taxonomia da Organização Mundial de Saúde – aplicando a Classificação Internacional para a Segurança do Paciente da OMS, para facilitar a comparação, mediação, análise e interpretação de informações sobre os cuidados em saúde. Entre os conceitos utilizados estão:

• **Segurança do paciente:** é o estado em que o risco de dano desnecessário às pessoas é reduzido e mantido em um nível aceitável ou abaixo dele, por meio de um processo constante de identificação de perigo e gestão de risco;

• **Perigo:** circunstância, agente ou ação que pode causar dano. O termo perigo tem a ver com "tudo";

• **Risco:** probabilidade da ocorrência de um evento que afeta a integridade do paciente, da equipe de saúde ou da comunidade em que o serviço está inserido. Risco só existe onde há pacientes, profissionais de saúde ou outras pessoas;

• **Evento sentinela:** qualquer fenômeno que tenha o potencial de causar ruptura no processo ou danos às pessoas e o seu ambiente.

• **Quase erro (*near miss*):** é um incidente que não alcançou o paciente. Falhas contidas nos processos podem ser impedidas de seguir seu curso natural (por chance ou por interceptação ativa), evitando a concretização de um incidente assistencial.

Os nove fundamentos do *Manual de Acreditação* são:

• Visão sistêmica

• Liderança

• Orientação por processos

• Desenvolvimento de pessoas

• Foco no paciente

• Foco na segurança

• Responsabilidade socioambiental

• Cultura da inovação

• Melhoria contínua

O instrumento de avaliação incorpora as dimensões da qualidade, que orientam o desempenho organizacional frente aos padrões e servem para mensurar os resultados das organizações de saúde. As oito dimensões devem ser atendidas na avaliação do desempenho de cada processo avaliado, sendo elas:

• Aceitabilidade

• Adequação

- Efetividade

- Eficácia

- Eficiência

- Equidade

- Integralidade

- Legitimidade

Quatro requisitos são considerados obrigatórios:

1) Administração segura de medicamentos

2) Programa de higienização das mãos

3) Cirurgia segura

4) Assistência farmacêutica considerada em todos os processos assistenciais.

O paciente é o centro das ações dos serviços de saúde, cujos processos assistenciais têm o apoio dos demais processos para assegurar condições seguras e complementares à execução das atividades da assistência. O enfoque é no fluxo dos processos e não de setores. Conforme mostrado na figura 1, trata-se da cadeia de valor baseada na condição clínica do paciente, que deve ser compre-

Figura 1: cadeia de valor do processo assistencial

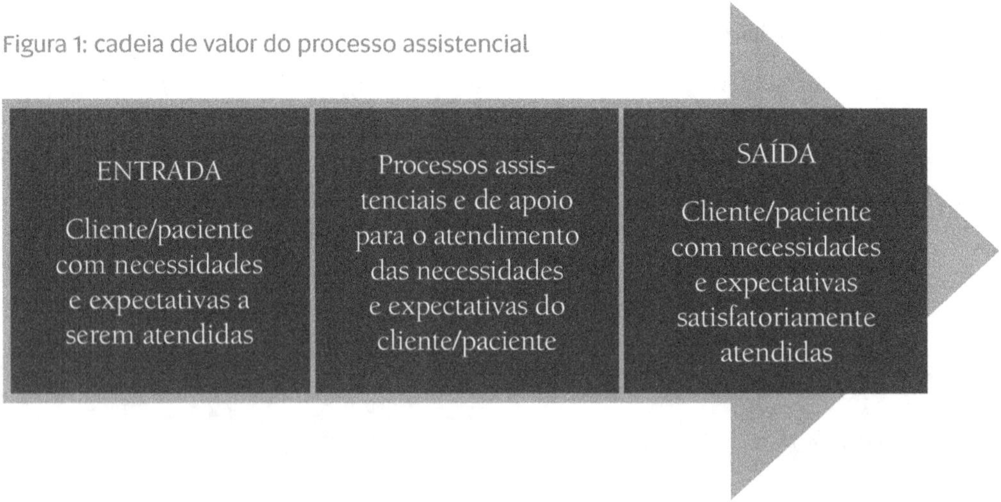

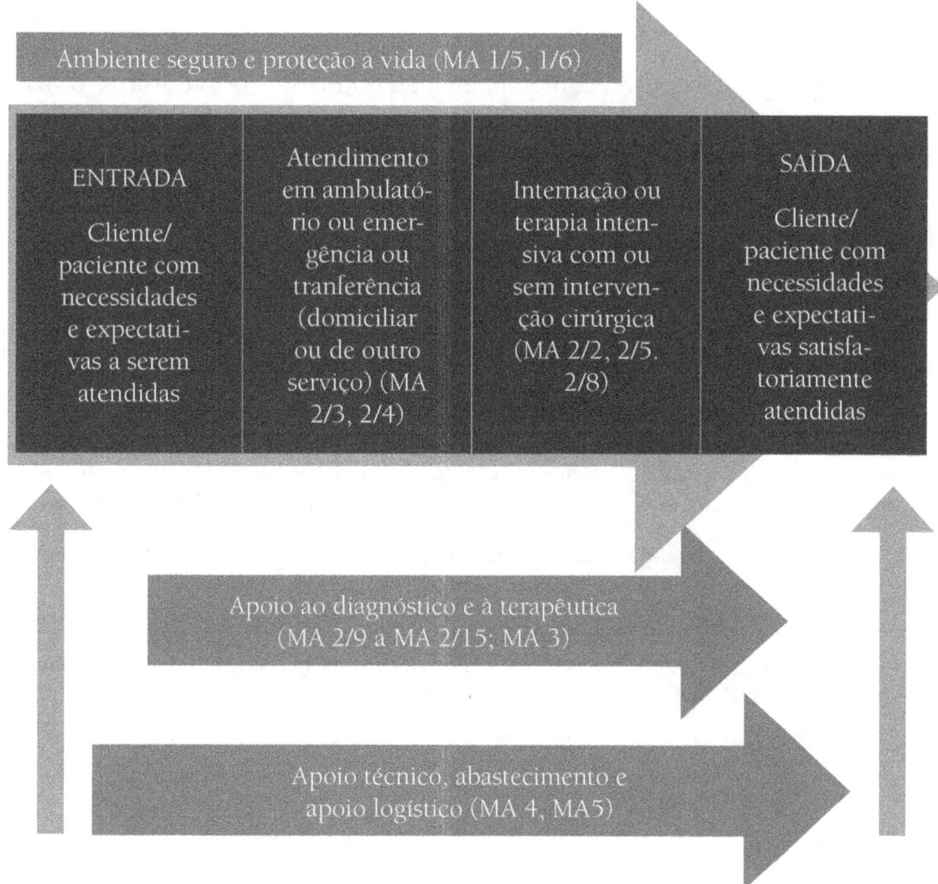

endida no modelamento de gestão da organização de saúde:

O instrumento de avaliação – o manual – é organizado em cinco seções e 38 subseções, que abrangem todos os processos de uma instituição de saúde. Em cada subseção estão identificados os requisitos para os padrões que devem ser alcançados para os três níveis crescentes de maturidade do sistema de gestão da qualidade. O nível inicial, o 1, é pautado no atendimento aos requisitos de segurança legais e técnicos; o 2 é estruturado na incorporação das ferramentas de gestão (processos identificados, medidos e monitorados, com resultados analisados criticamente); e o 3 é considerado como o de maturidade em gestão da organização de saúde (evidência de resultados da melhoria contínua dos processos, com, pelo menos, 18 meses de sustentação).

As exigências desse nível contemplam o atendimento aos requisitos formais (legais), técnicos e de estrutura (física, recursos humanos, materiais, tecnológicos, financeiros, organizacionais e de segurança) compatíveis com a complexidade da organização, para garantia da segurança na assistência prestada ao cliente/paciente.

Nesse nível devem ser identificados no serviço de saúde:

1) Planejamento estratégico definido pela alta direção, com estabelecimento dos objetivos e indicadores estratégicos desdobrados para os níveis operacionais.

2) Para atender aos objetivos planejados, as condições operacionais e os recursos necessários para a execução das atividades devem ser definidos e providos, atendendo aos requisitos identificados pelos clientes internos e externos. Deve existir política de gestão de pessoas (capacitação e desenvolvimento) em conformidade com os objetivos estratégicos.

3) Todos os processos devem ser planejados e realizados em um ambiente seguro, com gerenciamento dos perigos e dos riscos, incluindo, mas não limitados a:

a) Riscos assistenciais – ênfase no plano de cuidados integrado inter e multidisciplinar; orientação da assistência com base no grau de risco dos pacientes; interação com os serviços de apoio

b) Riscos sanitários

c) Riscos ambientais

d) Riscos ocupacionais

e) Responsabilidade civil

As exigências desse nível contemplam evidências de adoção do planejamento na organização da assistência, referentes aos processos, suas interações e sistemática de medição e avaliação; fomento da melhoria dos fornecedores; avaliação crítica dos resultados dos processos e da aplicação de protocolos multidisciplinares; e evidências de efetividade da capacitação e do gerenciamento dos riscos.

As exigências desse nível contêm evidências de políticas institucionais de melhoria contínua por meio da utilização das perspectivas de medição organizacional, alinhadas às estratégias e correlacionadas aos indicadores de desempenho dos processos, da sistemática de comparações com referenciais externos e sinais de tendências favoráveis para os indicadores, da apresentação de inovações e de melhorias implementadas decorrentes do processo de análise crítica, que devem ser indícios objetivos de utilização da tecnologia da informação, disseminação global e sistêmica de rotinas padronizadas e avaliadas com foco na busca da excelência.

PROCESSO DE AVALIAÇÃO PARA A ACREDITAÇÃO

O processo de avaliação é voluntário. É coordenado pela ONA, que atua por intermédio de instituições acreditadoras (IAC's), as quais têm a responsabilidade de proceder à avaliação e à certificação da qualidade. A equipe de avaliadores das IAC's é composta por, no mínimo, três membros, sendo um o avaliador-líder, que é o responsável por todas as fases do processo. A equipe de avaliadores, utilizando o instrumento de avaliação, procura identificar evidências objetivas, na organização de saúde candidata, do atendimento aos requisitos especificados, por meio de observação, documentação, medição ou outros meios.

Ao final do processo de avaliação, a organização de saúde será acreditada no nível em que todas as suas unidades se encontram. Se algumas estiverem no nível 1, outras no 2 ou no 3, todas obterão o nível 1. O nível 1 confere o certificado de Acreditado, o nível 2 de Acreditado Pleno e o nível 3, Acreditado com Excelência.

Até janeiro de 2015, de acordo com os dados da ONA, eram 441 organizações de saúde acreditadas no Brasil, sendo:

- **Ambulatório:** 64

- **Atenção domiciliar:** 4

- **Diagnóstico por Imagem, Radioterapia e Medicina Nuclear:** 39

- **Hemoterapia:** 27

- **Hospital:** 227

- **Laboratório:** 49

- **Nefrologia e terapia renal substitutiva:** 19

- **Processamento de roupas para serviços de saúde:** 1

- **Programas da saúde e prevenção de riscos:** 3

- **Pronto atendimento:** 3

- **Serviços de manipulação:** 5

Especificamente em relação aos hospitais, dos 227 acreditados, 59 (26%) estavam no nível 1; 71 (31%) no nível 2; e 97 (43%) no nível 3. Apesar da maior proporção de acreditados no nível máximo de excelência em gestão, os números globais ainda são muito tímidos em relação ao total de hospitais existentes no Brasil Os 227 acreditados – em qualquer nível – representam apenas 3,5% dos 6.427 hospitais cadastrados no CNES (Cadastro Nacional de Estabelecimentos de Saúde) até dezembro de 2014.

Ante esse desempenho ainda modesto, cabe uma análise mais aprofundada do cenário atual da rede assistencial hospitalar brasileira, e os grandes benefícios da disseminação do processo qualificativo pelo sistema de acreditação.

CENÁRIO DOS HOSPITAIS BRASILEIROS

A Organização Mundial da Saúde definiu "hospital", em 1957, em seu *Informe Técnico* número 122, como: "parte integrante de um sistema coordenado de saúde, cuja função é dispensar à comunidade completa assistência à saúde, tanto curativa quanto preventiva, incluindo serviços extensivos à família, em seu domicílio e ainda um centro de formação para os que trabalham no campo da saúde e para pesquisas biossociais".

A comissão de especialistas que elaborou o *Informe* determinou suas funções, conforme a definição acima, da seguinte forma:

- Prevenir doenças;

- Restaurar a saúde;

- Exercer funções educativas;

- Promover a pesquisa.

Para o cumprimento dessas funções, e para atendimento da alta regulamentação desse setor, as instituições de saúde modernas se organizam internamente em estruturas hierárquicas e de poder, compostas de diversas áreas e subáreas, nas quais um grande número de profissionais técnicos e não técnicos executam atividades extremamente diversificadas. Drucker, um dos maiores pensadores em gestão, afirmava que as organizações de saúde estão entre as instituições mais complexas, congregando médicos, enfermagem e pessoal técnico cada vez mais especializado, com favorecimento de ocorrência de situações de conflito. Nelas estão reunidos vários serviços e ocorrências simultâneas: hotel, lavanderia, serviços médicos, limpeza, vigilância, restaurante, recursos humanos e relacionamento com o consumidor.

Abbas (2001) estabelece as diferenças entre as organizações de saúde e outros tipos de instituições, considerando que as atividades possuem características próprias:

- Serviços de atenção e tratamento personalizado a pacientes individuais;

- Dependência das necessidades e demanda de seus clientes;

- Definição das responsabilidades dos diferentes membros e pouca tolerância a erros;

- Trabalho diversificado e com pouca padronização em que pessoas cuidam de pessoas, participando ativamente do processo de produção;

- Pouco controle sobre seus trabalhadores (principalmente os médicos) e sobre os pacientes;

- Organização não baseada em uma linha única de autoridade, já que o administrador das organizações de saúde detém menos autoridade e poder em relação a outras organizações;

- Organização formal, até certo ponto burocrática e autoritária, cuja operacionalidade repousa no arranjo do trabalho convencionalmente hierarquizado e em regras rígidas e impessoais. É, porém, uma organização altamente especializada, departamentalizada e profissionalizada, que não pode funcionar efetivamente sem uma coordenação interna, motivação, autodisciplina e ajustes informais e voluntários de seus membros.

No livro *Desempenho hospitalar no Brasil: em busca da excelência* (Editora Singular, 2009), patrocinado pelo Banco Mundial, os autores Gerard M. La Forgia e Bernard F. Couttolenc colocam, de forma clara, a situação dos hospitais no Brasil, no estudo de eficiência baseado na comparação de 488 hospitais com a consolidação de 11 pesquisas sobre o setor (realizadas entre 2003 e 2007):

- Apesar de os serviços hospitalares absorverem 70% do gasto com saúde, o hospital brasileiro típico é de pequeno porte, de baixa complexidade e tem apenas 34% da eficiência, se comparado aos melhores hospitais do país;

- Modelos de gestão e governança inadequados;

- Ausência de responsabilização dos gestores pela qualidade/pelo resultado;

- Pagamento baseado apenas na produção;

- 60% dos hospitais têm até 50 leitos, contra um porte mínimo recomendado de 200 leitos;

- A taxa média de ocupação é de 37% (SUS);

- 30% dos pacientes internados poderiam ser atendidos em outro perfil de serviço;

- As internações desnecessárias geram custo de R$10 bilhões por ano.

Os dados fornecidos por La Forgia e Couttolenc são comparáveis aos do programa de diagnóstico de qualificação de rede hospitalar realizado no Brasil*, envolvendo, até o momento, aproximadamente 500 hospitais e 200 unidades de especialidades ambulatoriais (clínicas e exames complementares), a partir de 2010. As variáveis estudadas são (tabela 1):

Tabela 1: perspectivas e variáveis do instrumento Qualificação de Rede Prestadora de Serviços de Saúde – IAG Saúde

Perspectiva	Nº variáveis
Segurança: estrutura e processos	203
Segurança: dimensionamento de pessoal assistencial	23
Segurança: atendimento do requisito legal	21
Qualidade: certificação	4
Conforto	3
Serviços e recursos assistenciais disponíveis	80
Identificação	13
Total de variáveis por prestador	347

Fonte: Autores – IAG Saúde

* *Qualificação de rede de prestadores: trabalho realizado pelo IAG Saúde utilizando metodologia de verificação in loco de cumprimento de requisitos legais, técnicos e de segurança nos processos assistenciais. É utilizada ferramenta diagnóstica, com pontuação ponderada em cada dimensão avaliada por meio de pacote estatístico, gerando classificação da organização de saúde quanto ao nível de segurança assistencial e das condições da estrutura físico-funcional. A partir desse diagnóstico é elaborado um plano de desenvolvimento da instituição. Entre 2010 e 2014, foram avaliados aproximadamente 700 prestadores, nas Regiões Sudeste, Centro-Oeste, Sul e Nordeste.*

A classificação gerada (figura 3):

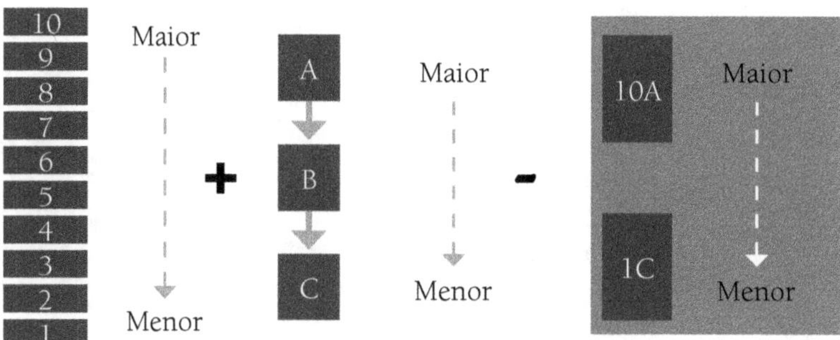

Fonte: Autores – IAG Saúde

Tabela 2: principais resultados encontrados nos processos de Qualificação de Rede Prestadora de Serviços de Saúde – IAG Saúde

Média	Média	Máximo possível
Geral	83,46 (39,36%)	212
	Mínimo observado	11
	Máximo alcançado	194
Classificação Média Final (P50)	5B (2C-9A)	

Fonte: Autores – IAG Saúde

1) A maioria dos hospitais é de pequeno porte < 100 leitos;

2) O nível de insegurança é elevado (39% do ideal):

- Se relaciona com o número reduzido de leitos;

- Se localiza em todas as perspectivas avaliadas.

3) O não atendimento ao requisito legal é preponderante (58% do ideal);

4) O quadro de pessoal de enfermagem é subdimensionado para as necessidades assistenciais (40% do ideal);

5) Infraestrutura e processos são inseguros (37% do ideal);

6) O conforto é pequeno (40,3% do ideal).

O gráfico 1, abaixo, mostra relação entre segurança assistencial e número de leitos. Quanto menor o número de leitos (< 100 leitos), menor o nível de segurança:

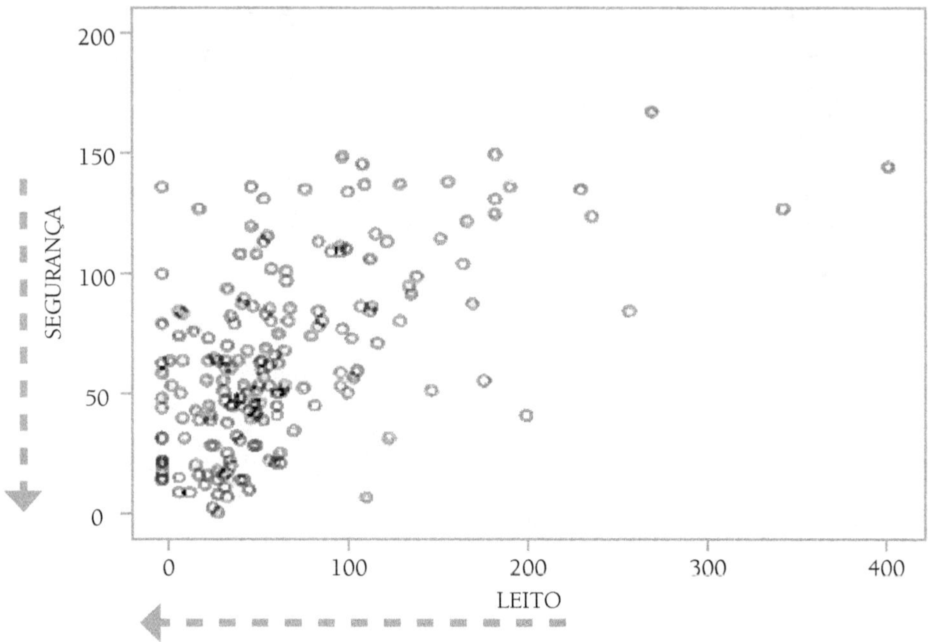

Esse cenário de baixa conformidade aos requisitos legais e técnicos pode ser um importante elemento causador da ocorrência de processos mal estruturados (método, mão de obra, materiais, máquinas, entre outras causas), favorecendo, consequentemente, o surgimento de falhas (incidentes) geradoras de danos aos pacientes (eventos adversos).

INCIDENTES COM DANOS – OS EVENTOS ADVERSOS ASSISTENCIAIS PELA PERSPECTIVA MUNDIAL E BRASILEIRA

Em 1999, o Instituto de Medicina (IOM) dos Estados Unidos publicou seu relatório *Errar é Humano*. No documento, estimou-se que 44 mil a 98 mil mortes anuais no país eram devidas a falhas da assistência médico-hospitalar. Aproximadamente 1 milhão de pacientes admitidos nos hospitais norte-americanos, por ano, eram vítimas de eventos adversos assistenciais, mais da metade resultantes de erros que poderiam ter sido prevenidos. As mortes causadas por esses episódios representavam, então, a quarta maior causa de mortalidade naquele país (Bates *et al.*, 1997)[5]. Excediam, por exemplo, as mortes atribuíveis aos acidentes automobilísticos, ao câncer de mama ou à imunodeficiência adquirida.

Tal estudo se baseou no, até hoje, mais importante trabalho sobre o tema: Brennan *et al.*[6], em 1991, estudando a população hospitalizada no nordeste dos Estados Unidos, identificaram que os eventos adversos da assistência ocorriam em 3,7% do total das internações, sendo 69% atribuíveis a erros (isto é, evitáveis) e 27,6% à negligência. Embora 70,5% dos eventos determinassem incapacidades com duração menor que seis meses, 13,6% resultavam em morte e 2,6% causavam sequelas irreversíveis.

Publicações de outros países apresentam números ainda mais preocupantes, identificando a ocorrência de eventos adversos lesivos em 10% de todas as admissões hospitalares na Grã-Bretanha (Stryer e Clancy, 2005)[33], 16,6% em internações de pacientes adultos em hospitais australianos e de 12,7% no Canadá (Forster *et al.*, 2004)[41].

No Brasil, o trabalho de Mendes *et al.* (2009), analisando 1.103 prontuários de três hospitais gerais do estado do Rio de Janeiro, encontrou a incidência de 7,6% dos pacientes como vítimas de danos assistenciais. Um estudo realizado em cinco países da América Latina (Argentina, Colômbia, Costa Rica, México e Peru), conduzido por Aranaz-Andrés *et al.* (2011)[3], detectou a ocorrência de 10,5% de eventos adversos relacionados à assistência hospitalar.

Os números podem ser visualizados no gráfico 2, a seguir:

Incidência de eventos adversos em pacientes hospitalizados em hospitais gerais

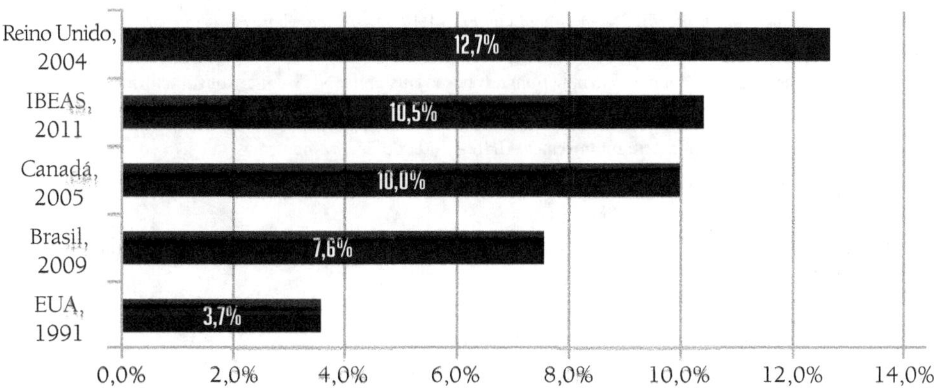

A diferença entre essas estimativas se deve, especialmente, às diferentes metodologias de pesquisas e às limitações próprias de cada estudo. No estudo brasileiro, por exemplo, dos 1.103 prontuários analisados, houve dificuldades quanto à identificação de erros devido à qualidade insatisfatória dos registros (Pavão *et al.*, 2011)[21]. Em 58,1%, a identificação do paciente era inadequada; em 45,6%, inadequação ou ausência de anamnese e exame físico à admissão; em 34,8%, inadequação ou ausência de anotações de enfermagem sobre a evolução do paciente; e em 32% não havia sumário de alta. Foram registradas outras falhas relevantes, especialmente ausência ou incompletude de resultados de exames complementares. Ou seja, há chance de o problema estar subdimensionado, oriundo das falhas de preenchimento dos registros assistenciais que foram fonte da pesquisa.

Independentemente das diferenças metodológicas, o que esses trabalhos mostram é que erros e eventos adversos relacionados à assistência são uma realidade com importantes e fundamentais repercussões nos sistemas de saúde de todo o mundo. E, com certeza, tais eventos ainda são subdimensionados para a população brasileira. Mesmo com as limitações de coleta, os poucos trabalhos brasileiros disponíveis mostram ocorrências superiores aos norte-americanos.

A questão dos eventos adversos relacionados à assistência médico-hospitalar é de tal magnitude e impacto social que vem desencadeando uma ampla mobilização de órgãos governamentais e não governamentais – especialmente nos EUA, Europa e pela Organização Mundial da Saúde – para o controle e prevenção dessas ocorrências*.

** 1997 – EUA: National Patient Safety Foundation (NPSF)*

2000 – EUA: Agency for Healthcare Research and Quality (AHRQ) – Doing what counts for patient safety: federal actions do reduce medical errors and their impact

2000 – Reino Unido: Expert group on learning from adverse events in the NHS. An organization with a memory

2004 – OMS: World alliance for patient safety

2005 – EUA: Institute for Healthcare Improvement (IHI) – 100.000 lives campaign

2006 – EUA: Institute for Healthcare Improvement (IHI) – Protecting 5 million lives from harm

2007 – OMS: Nine patient safety solutions

2011 – EUA-HHS: a \$1 billion collaborative patient-safety initiative focused on reducing preventable harm and easing transitions of care.

2011 – Brasil: ANS Resoluções Normativas 265/11, 267/11 e 277/11

2011 – Brasil: Anvisa – Resolução da Diretoria Colegiada 63/11

2013 – Brasil: Anvisa – Resolução da Diretoria Colegiada 36/13

Associados ao crescimento da morbimortalidade hospitalar, os eventos adversos geram custos sociais expressivos. Nos Estados Unidos, os custos nacionais totais relacionados aos erros assistenciais evitáveis (perda na produção, incapacidade e custos do sistema de saúde) estavam estimados – ao final dos anos 1990 – entre $37,6 bilhões e $50 bilhões de dólares ao ano[10].

O Instituto Juran (Porter e Teisberg, 2006)[24] e o National Institute for Healthcare Management (NIHCM, 2007)[18] divulgaram que 30% dos custos globais com saúde nos Estados Unidos são determinados pelas falhas e erros originados na assistência médico-hospitalar. Essa mesma proporção foi encontrada em um estudo realizado na Nova Zelândia, na rede hospitalar pública (Brown *et al.*, 2002)[7].

ERROS E EVENTOS ADVERSOS ASSISTENCIAIS EM POPULAÇÕES CRÍTICAS BRASILEIRAS

Assad (2011)[4], em estudo de identificação de erros e eventos adversos em quatro centros brasileiros de terapia intensiva de adultos, encontrou densidade de incidência de erros/eventos adversos não infecciosos de 114 por 1.000 pacientes-dia e 25,2 eventos infecciosos por 1.000 pacientes--dia. Dos 2.110 pacientes acompanhados, 613 (29,1%) foram alvos de erros/eventos adversos não infecciosos e 233 (11,2%) cursaram com algum evento adverso infeccioso. Mais de 75% dos eventos não infecciosos foram relacionados a procedimentos invasivos. A pneumonia relacionada à VM, a infecção primária de corrente sanguínea, a infecção arterial ou venosa e a pneumonia não relacionada à VM foram responsáveis por cerca de 70% do total de eventos infecciosos.

Um dado de muita relevância desse trabalho foi a constatação de que, no modelo final de regressão logística, além do tempo de permanência e do uso de procedimentos invasivos terem se mostrado como fatores de risco independentes para a ocorrência de falhas, o grau de qualificação dos processos, medido por um escore de certificação da qualidade (nas normas ISO e ONA, e o tempo de cada certificação), foi também um fator de risco independente. O centro de terapia intensiva com o maior grau e tempo de certificação apresentou ocorrência de erros e de eventos adversos assistenciais significativamente mais baixa que os demais centros (p < 0,001), sugerindo que a gestão da qualidade, com melhoria contínua dos processos e desenvolvimento de competências, é fator crítico para a prevenção e minimização das falhas assistenciais.

Quanto à população neonatal brasileira criticamente enferma, Pedrosa (2009)[22], em estudo observacional de coorte histórica de população de recém--nascidos consecutivamente admitidos em unidades de terapia intensiva neonatais entre janeiro de 2002 e dezembro de 2005, encontrou que dos 1.895 pacientes acompanhados, 29,5% apresentaram algum evento adverso não infeccioso, ocorrendo com mais frequência nos recém-nascidos (RN) $\leq$ 1500g (p = 0,001). A densidade de incidência de todos os eventos adversos não infecciosos foi 35,19 eventos por 1.000 pacientes-dia, estando relacionados, em sua grande maioria, com os procedimentos invasivos (acesso por cateter venoso centra – CVC e ventilação mecânica – VM). A densidade de incidência de eventos infecciosos foi 26,04 por 1.000 pacientes-dia. A infecção primária de corrente sanguínea foi a infecção mais frequente (33% do total de eventos), e mais comum nos RN $\leq$ 1.500g (p < 0,0001).

Na regressão de Cox, as variáveis independentes que se mostraram como fatores de risco para o desenvolvimento de infecção primária de corrente sanguínea até 11 dias pós-exposição foram o peso de nascimento $\leq$ 1.500g (p = 0,000) e, um dado significativo, a identificação dos eventos adversos não infecciosos relacionados à VM como um fator determinante de risco (p = 0,037). Além do peso de nascimento $\leq$ 1.500g (fator este já amplamente conhecido na literatura), os eventos adversos não infecciosos relacionados à VM também são importantes elementos causadores diretos da infecção primária de corrente sanguínea nessa população neonatal (em até 11 dias após a exposição). Esse trabalho mostra que a prevenção de eventos infecciosos graves na população neonatal, como a infecção primária de corrente sanguínea, passa não apenas pelo controle dos fatores microbiológicos, mas também por uma reestruturação dos processos assistenciais com foco na prevenção de erros e eventos que gerem falhas no suporte ventilatório do neonato.

Em seu trabalho de avaliação de incidência de erros em prescrições contendo medicamentos potencialmente perigosos em três hospitais brasileiros públicos de ensino, antes e após o uso de medidas educativas, Rosa (2012)[27] analisou 2.667 prescrições e encontrou 81% de erros, subindo para 97,3%, ao se considerar apenas as prescrições com cloreto de potássio. Em 75,3% das prescrições de heparina não fracionada foram encontrados erros. Após a aplicação das medidas educativas, houve uma significativa redução na ocorrência de erros (p < 0,001) no hospital controle, quando comparado às instituições em que não houve intervenção.

Com a recente incorporação da metodologia de Grupos de Diagnósticos Relacionados no Brasil (DRG Brasil©)*, já é possível identificar parte do impacto dos eventos adversos nos custos do sistema de saúde local. A seguir, um exemplo de amostra de registros assistenciais do banco de dados DRG Brasil© (tabela 3).

Tabela 3: amostra banco de dados DRG Brasil, 2013

Altas hospitalares – ano base: 2013	17.647
Permanência média	3,5 dias
Taxa de erros/eventos adversos relacionados à assistência	4,20%
Permanência média de pacientes sem eventos adversos	3 dias
Permanência média de pacientes com eventos adversos	17 dias
Mediana de tempo entre a internação e a ocorrência do 1º evento adverso	4 dias

Fonte: Autores – IAG Saúde

Nessa população amostrada, observou-se que os pacientes que cursaram com complicações adquiridas na hospitalização – eventos adversos – tiveram tempo de internação 5,6 vezes maior do que aqueles sem eventos e que essas complicações se manifestaram na mediana no quarto dia de internação (ou seja, não ocorreram porque os pacientes ficaram mais tempo internados). Evidentemente, uma análise epidemiológica e estatística mais detalhada se faz necessária para validação das inferências. Contudo, esse achado está de acordo com o que a literatura vem fartamente publicando nas últimas duas décadas.

O prolongamento da internação – em sua grande maioria determinada pela ocorrência dos eventos adversos ou falhas e fragmentação dos processos institucionais (assistenciais e de apoio) – leva a elevado consumo dos recursos hospitalares de forma inadequada.

** DRG Brasil: software desenvolvido pelo Instituto de Acreditação e Gestão em Saúde (IAG Saúde), que utiliza as bases metodológicas do MS-DRG dos Centers for Medicare Medicaid – CMS/EUA – adaptadas ao sistema brasileiro de codificação em saúde (SUS, TUSS, CID 10). DRG (diagnosis related groups) é uma metodologia originada nos Estados Unidos, na década de 1960, na Universidade de Yale, criada por Fetter et al., com o objetivo de identificar os fatores de risco clínico de cada paciente e os estratificar em grupos homogêneos de risco assistencial. Dessa forma, o case mix, os desfechos clínicos (efetividade, mortalidade em DRG de baixo risco, readmissão em 30 dias e condições adquiridas) e o consumo de recursos hospitalares (diárias e custos variáveis) de um mesmo DRG (ou grupos semelhantes) podem ser comparados entre médicos, equipes, especialidades e hospitais ajustados para o risco dos pacientes atendidos.*

Embora as formas como as consequências se manifestem sejam diferentes entre prestador e fonte pagadora, o impacto negativo final para ambos é o mesmo. No modelo vigente do sistema de saúde brasileiro (público e privado), que remunera o procedimento realizado e não o resultado gerado pelo procedimento (a antiga discussão do pagamento por procedimento *versus* pagamento por resultado), há um paradoxal estímulo ao consumo de recursos do sistema, independentemente da geração de assistência com alto ou baixo valor (entenda-se "valor" no sentido do benefício gerado para o paciente).

Nesse modelo de remuneração, o prestador com maior consumo de recursos (diárias, materiais hospitalares, medicamentos, exames etc.) gera um faturamento maior que o prestador com consumo menor. Não necessariamente as diferenças de consumo refletem ou são consequência das diferenças dos resultados assistenciais. Mas uma vez que o principal determinante do consumo aumentado de recursos é a ocorrência de falhas nos processos assistenciais, têm-se o quadro conflituoso da fonte pagadora remunerar melhor o prestador que apresenta os piores resultados em detrimento da valorização do prestador que apresenta evidentes benefícios para o paciente. Os prestadores com melhor resultado assistencial usualmente apresentam menor tempo de permanência média (diárias) e menor custo assistencial.

Esse achado é comparável com as informações divulgadas pelo Instituto de Medicina dos Estados Unidos em 2010, no *workshop*: The Healthcare Imperative: Lowering Costs and Improving Outcomes. No capítulo dedicado à análise do impacto das organizações com baixo desempenho (performance) é demonstrado que aqueles hospitais com alto desempenho assistencial, caracterizado pelo baixo excesso de mortalidade, são, também, os que têm os menores custos assistenciais, como se vê nas figuras 4 e 5, abaixo.

Figura 4: diferenças de mortalidade entre prestadores comparadas aos de melhor desempenho:

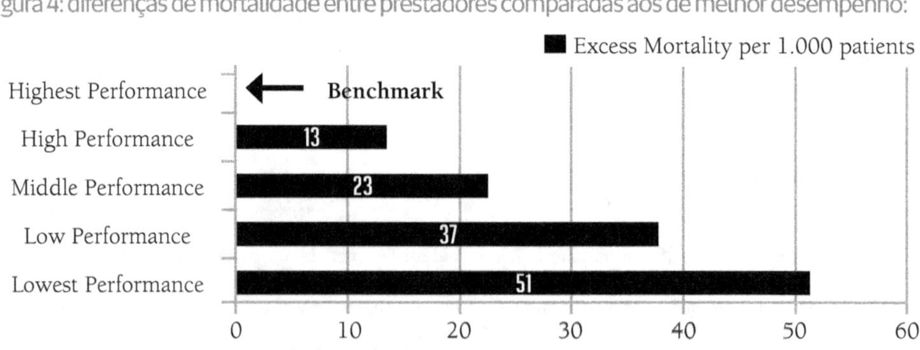

Fonte: IOM: The Healthcare Imperative: Lowering Costs and Improving Outcomes, 2010

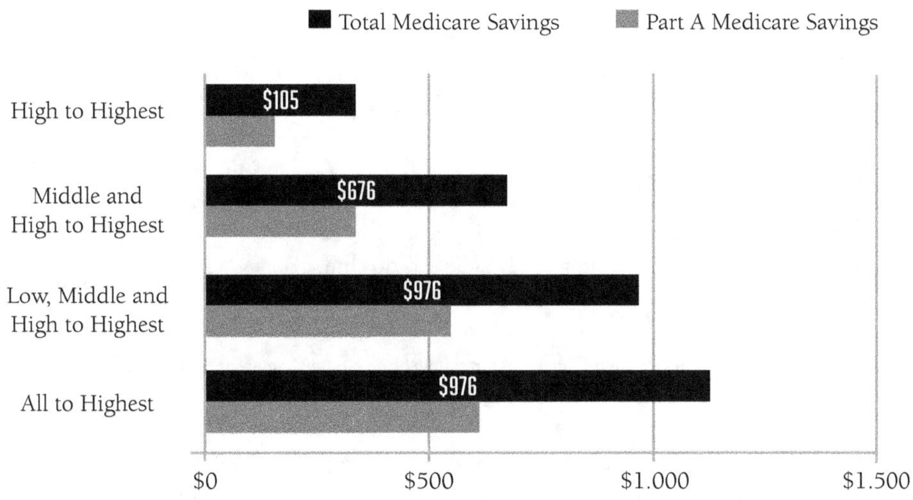

Fonte: IOM: The Healthcare Imperative: Lowering Costs and Improving Outcomes, 2010

Para se ter uma ideia da magnitude do desperdício de dinheiro no sistema de saúde do Brasil, mas na ausência de dados oficiais brasileiros, tomando como referenciais as publicações do Instituto Juran e do NIHCM – que mostram que o custo atribuível aos eventos adversos nos EUA corresponde a 30% dos custos totais – e os indicadores epidemiológicos disponíveis no Datasus (2013) e na ANS (2012), tem-se:

1) Total de internações hospitalares SUS: 11.500.304

2) Total de internações hospitalares do Sistema de Saúde Suplementar: 6.657.589

3) Total de internações hospitalares dos setores público e privado: 18.157.893

4) Despesas do SUS com internações hospitalares: R$12.688.399.849,94

5) Despesas do Sistema Suplementar com internações hospitalares: R$36.649.361.884,27

6) Total de despesas dos setores público e privado com a assistência hospitalar: R$49.337.761.734,21

Com esses dados gerais podem ser simuladas as ocorrências anuais de eventos adversos e seus custos no sistema de saúde brasileiro (tabela 4):

Tabela 4: simulação de custos anuais com eventos adversos hospitalares no Brasil:

Número de pacientes vítimas de erros e eventos adversos nos hospitais brasileiros (3,7% do total de internações)	671.842
Número de óbitos decorrentes dos erros e eventos adversos (13,6% do total de pacientes vitimados)	91.370
Estimativa de contribuição dos eventos adversos nos custos totais (30%)	R$14.801.328.520,26
Valor estimado de custos previníveis (69% de acordo com a Harvard Medical Practice Study)	R$10.212.916.678,98

Fonte: Dados presumidos pelos autores a partir da base dos cadernos de informação Datasus e ANS

Ou seja, estima-se que, anualmente, morram 91.370 pessoas vítimas de erros e eventos adversos relacionados à assistência hospitalar no Brasil. Há, potencialmente, 10,2 bilhões de reais-ano sendo desperdiçados dentro do sistema de saúde brasileiro – custo oriundo apenas da assistência hospitalar direta, sem se considerar custo com o tratamento das sequelas e complicações após a alta hospitalar.

Esse valor é, certamente, subdimensionado, uma vez que o SUS remunera os procedimentos hospitalares por meio de pacotes pré-definidos, assim como já é prática em grandes operadoras do sistema suplementar a adoção de gabaritos ou procedimentos gerenciados. Isso quer dizer que o valor excedente dos custos não cobertos pelos valores contratados está sendo arcado pelos prestadores de serviços e pelos compradores de benefícios-saúde.

No mercado atual extremamente competitivo, associado a um cenário econômico nebuloso e a uma grande regulamentação do setor saúde, com crescente imposição de demonstração de eficácia/eficiência da assistência médico-hospitalar, a implantação de mecanismos de gestão eficientes que garantam a segurança do paciente faz-se urgente e necessária.

Diferentemente de outros setores produtivos, como a indústria, por exemplo, o setor da Saúde, até recentemente, tinha pouca tradição em adotar sistemas de gestão da qualidade. Porém, sua tendência tem sido procurar, cada vez mais, inverter esse quadro. O cenário atual brasileiro, dentro de uma economia globalizada, e com um estado empobrecido, encontra-se em uma situação muito preocupante, e as organizações não suportam mais custos relacionados à má qualidade da assistência:

• Existe uma concorrência cada vez mais acirrada, e somente organizações com sistemas fortemente implantados conseguirão sobreviver e crescer em longo prazo;

• Há uma forte regulamentação no setor, incluindo o Código de Defesa do Consumidor; as normatizações: ANS RN 267, de 27/08/2011, que institui o programa de incentivo à qualificação de prestadores de serviços na saúde suplementar, RN 275, de 03/11/2011, que dispõe sobre a implantação de instrumento capaz de avaliar o desempenho assistencial dos prestadores de serviço na saúde suplementar, RN 277, de 04/11/2011, que institui o programa de acreditação de operadoras; e as resoluções Anvisa RDC 63, de 25/11/2011, que dispõe sobre os requisitos de boas práticas de funcionamento de serviços de saúde, e RDC 36, de 25 de julho de 2013, que regulamenta o programa de segurança do paciente.

Nesse cenário é que os princípios da acreditação hospitalar se fazem urgentes e necessários.

CONTRIBUIÇÃO DO PROCESSO DE ACREDITAÇÃO HOSPITALAR NA MELHORIA DOS PROCESSOS ORGANIZACIONAIS E SEGURANÇA ASSISTENCIAL

Campos (2008)[8] pesquisou o impacto da implantação do sistema de gestão da qualidade em hospitais acreditados com excelência pelo Sistema Brasileiro de Acreditação, da ONA, em quatro perspectivas estratégicas: financeira, clientes, processos internos e de aprendizado.

Nas diversas perspectivas, os achados desse estudo sugerem que o processo de acreditação, em seus três níveis, contribuiu para:

Na perspectiva financeira

• Melhorar o resultado de superávit financeiro ou de recuperação do "Ebitda" (*earnings before interest, taxes, depreciation and amortization*; em Português, "lucros antes de juros, impostos, depreciação e amortização") dos hospitais com índices superiores à média nacional;

• Aprimorar o desempenho gerencial/financeiro, auxiliando as instituições a obterem condições para absorverem o aumento do custo de saúde decorrente da inflação e ainda gerar receita excedente acima da média nacional;

• Melhorar o desempenho gerencial, resultando na capacidade institucional de suprir os reajustes salariais decorrentes da inflação, e absorver o aumento do custo pelo uso mais intenso de mão de obra específica;

• Reduzir o custo com mão de obra por real (R$) faturado e evidência de aumento de eficiência;

• Diminuir os custos decorrentes de inflação de despesas com materiais e medicamentos e da mudança e ou aumento das subpopulações com maior demanda de consumo; e

• Incrementar o ganho de eficiência na utilização e na ampliação de leitos, com melhoria do "Ebitda".

Na perspectiva "cliente"

• Aumentar a satisfação dos clientes externos e internos;

• Aperfeiçoar a eficácia dos processos, avaliada indiretamente pelo aumento da satisfação dos clientes externos e internos;

• Promover e fortalecer a confiança dos clientes externos na qualidade dos processos assistenciais, demonstrados pelo aumento da satisfação.

Na perspectiva "processos internos"

• Aumentar a produtividade de leitos, com melhoria de eficiência e eficácia (processos mais seguros, com menor ocorrência de falhas);

• Aumentar o número de internações gerais, em leitos críticos e em leitos cirúrgicos;

• Melhorar os processos da organização certificada com ISO 9001, pelo fato de a acreditação ser sistêmica e sua avaliação não permitir variação de escopo, levando à revisão dos processos mais complexos, que são os finalísticos;

• Aperfeiçoar os processos e a aplicação de práticas mais eficientes, por meio de despesas de pessoal e material médico-hospitalar com índices menores que a média nacional.

Na perspectiva "aprendizado e crescimento"

• Fixar os profissionais, o que se constata pela diminuição da taxa de rotatividade, mantendo o conhecimento investido pelos treinamentos;

• Organizar e melhorar o processo de gestão de pessoas;

• Manter a relação funcionários/leito em patamares de mercado;

• Aumentar a satisfação do cliente externo.

Esse estudo sugere que o método de gestão da qualidade, definido nos requisitos dos três níveis da norma da acreditação da ONA, determina o aumento da eficiência e da eficácia financeiras, dos processos organizacionais, do atendimento aos requisitos dos clientes, do desenvolvimento e da satisfação dos colaboradores, levando à melhoria dos resultados hospitalares e da qualidade da assistência.

Os grandes avanços do instrumento ONA de avaliação voluntária de serviços hospitalares em relação aos seus antecessores, e mesmo a outros modelos disponíveis no Brasil, são:

- Conteúdo adaptado para a realidade brasileira, seguindo a legislação nacional vigente. Os instrumentos de avaliação são flexíveis, para serem progressivamente modificados, levando em consideração as grandes diferenças regionais e os distintos graus de complexidade das instituições;

- Entidades fundadoras e colaboradoras são representativas das sociedades civis e governamentais, portanto, com grande aceitação por todos os envolvidos;

- O instrumento é submetido à consulta pública antes de sua efetivação, o que permite uma discussão ampla de vários segmentos da sociedade;

- É aplicável a qualquer modelo de organização hospitalar (pública ou privada);

- Além da estrutura física, dá grande ênfase aos processos e aos resultados obtidos, baseados em indicadores assistenciais e gerenciais, seu uso nos ciclos de melhoria, e seu impacto na organização e na comunidade.

OUTROS MODELOS DE ACREDITAÇÃO

Metodologias internacionais de acreditação hospitalar

Joint Commission on Accreditation of Healthcare Organizations – JCAHO (Comissão Conjunta para a Acreditação de Organizações de Saúde)

No início dos anos de 1960, o sistema Medicare foi implantado nos EUA. Técnicos do governo norte-americano não tinham experiência em avaliar a qualidade dos serviços de saúde. Assim, em 1965, os legisladores entregaram essa função para a Joint Commission, um grupo privado, à época uma organização ainda pouco conhecida. Em 1987, a instituição mudou seu nome para Joint Commission on Accreditation of Hospital Organizations (JCAHO) e anunciou sua "Agenda para Mudança", que previa uma série de etapas importantes para a modernização do processo de acreditação, a ser implementada de forma plurianual.

Passados mais de 40 anos, essa transferência de atribuição tornou-se a força motriz no desenvolvimento e crescimento do prestígio e das finanças da Joint Commission. Nos primeiros anos do século XXI, o grupo sem fins lucrativos tinha se tornado um dos mais influentes no sistema de saúde americano, avaliando milhares de instituições anualmente. Em 2008, a JCAHO passou a enfrentar um período temporário de suspensão para a acreditação dos hospitais do CMS (Centers for Medicare Medicaid Services) para a adequação de seus requisitos às demandas do governo norte-americano.

A JCAHO não avalia serviços de saúde fora do território dos EUA. A avaliação internacional é realizada por um de seus desdobramentos, denominado Joint Commission International (JCI), estabelecido em 1999.

National Integrated Accreditation for Healthcare Organizations – Niaho (Acreditação Nacional Integrada para Organizações de Saúde)

Para receber o reembolso do Medicare, um hospital norte-americano deve ser acreditado por um organismo de acreditação aprovado pelo CMS. Até 2008, apenas a JCAHO estava autorizada a operacionalizar essa acreditação nos Estados Unidos. A partir de setembro de 2008, a Niaho, metodologia desenvolvida pela Det Norske Veritas (DNV), foi aprovada para acreditação hospitalar, após 40 anos de existência de uma única opção naquele país.

É o primeiro sistema a oferecer um programa de acreditação hospitalar utilizando como premissa básica a conformidade com a norma ISO 9001. Seus pilares são a segurança do paciente e a gestão do corpo clínico focada nos resultados assistenciais eficazes e eficientes (ou seja, a garantia de custo-efetividade com melhoria de desempenho operacional).

Canadian Council on Health Services Accreditation – CCHSA (Conselho Canadense de Serviços de Saúde de Acreditação)

O CCHSA é uma organização independente que operacionaliza o processo de acreditação hospitalar no Canadá, semelhante ao modelo da JCAHO, e possui um ramo internacional, firmado por meio de parcerias locais. No caso do Brasil, vinculou-se ao Instituto Qualisa de Gestão (IQG) em novembro de 2006.

Acreditação de operadoras de planos privados de saúde: resolução normativa 277/2011 – Agência Nacional de Saúde Suplementar (ANS)

A ANS publicou, em novembro de 2011, a resolução normativa n° 277 (RN 277), que institui o *Programa de Acreditação de Operadoras de Planos de Saúde (OPS)*. O programa, inédito no Brasil, mas inspirado em modelos internacionais, possui como objetivo a melhoria da qualidade da prestação dos serviços por meio de critérios de avaliação que possibilitam identificar e corrigir problemas por parte das operadoras de planos de saúde com mais consistência, segurança e agilidade. O programa de acreditação é voluntário, mas possui estreitas relações com as demais resoluções normativas de aplicação obrigatórias da ANS.

Com isso, a ANS tem como fim o estímulo à adoção de melhores práticas por parte das operadoras, desenvolvendo, no mercado, condições para o estabelecimento de uma competição qualitativa, incentivando a mudança do modelo técnico-assistencial existente, que já se demonstrou pouco eficiente.

Portanto, a RN 277/2011 é **uma metodologia para um sistema integrado de gestão da qualidade de operadoras de saúde**, que objetiva incentivar a melhoria continuada na qualidade assistencial da saúde suplementar e que permite a garantia da sustentabilidade da OPS.

A RN 277/2011 possui 147 requisitos distribuídos em sete dimensões, como exposto na tabela 5, a seguir.

Tabela 5: dimensões e requisitos da RN 277/2011

Dimensão	Nome da Dimensão	Total de Itens da Dimensão
Dimensão 1	Programa de Melhoria da Qualidade – PMQ	11
Dimensão 2	Dinâmica da Qualidade e Desempenho da Rede Prestadora	12
Dimensão 3	Sistemáticas de Gerenciamento das Ações dos Serviços de Saúde	25
Dimensão 4	Satisfação dos Beneficiários	09
Dimensão 5	Programas de Gerenciamento de Doenças e Promoção da Saúde	51
Dimensão 6	Estrutura e Operação	15
Dimensão 7	Gestão	24

Princípios de cada dimensão:

1) Implantar o Sistema de Gestão da Qualidade;

2) Desenvolver prestadores para a entrega de processos assistenciais seguros;

3) Garantir o acesso do beneficiário à rede prestadora;

4) Melhorar a prestação de serviços, a partir da percepção dos beneficiários;

5) Aumentar os níveis de saúde da população e prevenir o agravo de doenças;

6) Estabelecer critérios mínimos da infraestrutura necessária para atendimento aos beneficiários;

7) Desenvolver o capital humano e da informação.

REFERÊNCIAS

1) Agência Nacional de Saúde Suplementar. Resolução normativa 277, de novembro de 2011.

2) Agency for Healthcare Research and Quality. Implementation planning study for the integration of medical event reporting input and data structure for reporting to AHRQ, CDC, CMS, and FDA. Final Report. Volume 1 - Technical Report [internet]. 2002 [acessado em: 10 maio 2007]. Disponível em: <http://www.ahrq.gov/downloads/pub/rfp020015/MERIP.pdf>.

3) Aranaz-Andrés JM, Aibar-Remón C, Limón-Ramírez R et al. Prevalence of adverse events in the hospitals of five Latin American countries: results of the 'Iberoamerican study of adverse events' (IBEAS). BMJ Qual Saf. 2011;20(12):1043-1051.

4) Assad E. Erros e eventos adversos não infecciosos relacionados à assistência em terapia intensiva de adultos [dissertação]. Belo Horizonte (MG): Universidade Federal de Minas Gerais; 2011.

5) Bates DW, Spell N, Cullen DJ, Burdick E, Laird N, Petersen LA et al. The costs of adverse events in hospitalized patients. JAMA. 1997;277:307-311.

6) Brennan TA, Localio AR, Leape LL, Laird NM, Peterson L, Hiatt HH et al. Incidence of adverse events and negligence in hospitalized patients. N. Engl. J. Med. 1991;324(6):370-376.

7) Brown P, McArthur C, Newby L, Lay-Yee R, Davis P, Briant R. Cost of medical injury in New Zealand: a retrospective cohort study. J. Health Serv. Res. Policy. 2002;(Suppl. 1):29-34.

8) Campos LI. Impacto da implantação do sistema de gestão da qualidade em hospitais acreditados com excelência pelo Sistema Brasileiro de Acreditação ONA [dissertação]. Belo Horizonte (MG): Universidade Federal de Minas Gerais; 2008.

9) Fundação Nacional de Qualidade. Site institucional [internet]. Acessado em: 31 maio 2009. Disponível em: <https://www.fnq.org.br/site/315/default.aspx>.

10) Institute of Medicine. To err is human: building a safer health system. Washington, DC: National Academy Press; 2000.

11) Instituto Qualisa de Gestão. Site institucional [internet]. Acessado em: 18 maio 2014. Disponível em: <http://www.iqg.com.br/>.

12) Kanter DE, Turenne W, Slonim AD. Hospital-reported medical errors in premature neonates. Pediatric Crit. Care Med. 2004;5(2):119-123.

13) Kaushal R, Bates DW, Landrigan C. Medication errors and adverse drugs events in pediatric inpatients. JAMA. 2001;285:2114-2120.

14) Kornis GE, Caetano R. Dimensão e estrutura econômica da assistência médica suplementar no Brasil. In: Teixeira A, organizador. Regulação e saúde: estrutura, evolução e perspectivas da assistência médica suplementar. Série C. Projetos, Programas e Relatórios. Rio de Janeiro: Ministério da Saúde 2002;(76). 264 p.

15) Ligi I. Iatrogenic events in admitted neonates: a prospective cohort study. The Lancet. 2008;371(9610):404-410.

16) Mendes W, Martins M, Rozenfeld S, Travassos C. The assessment of adverse events in hospitals in Brazil. International Journal for Quality in Health Care. 2009. p. 1-6.

17) Miller MR, Elixhauser A, Zhan C. Patient safety events during pediatric hospitalizations. Pediatrics. 2003;111(6):1358-1366.

18) National Institute for Healthcare Management. More care is not better care [internet]. Acessado em: 3 jul 2007. Disponível em: <http://www.nihcm.org/~nihcmor/pdf/ExpertV7.pdf>.

19) National Integrated Accreditation for Healthcare Organizations. Site institucional [internet]. Acessado em: 18 maio 2014. Disponível em: <http://www.dnv.com/press_area/press_releases/2008/dnvapprovedbyushealthauthorities-toaccredithospitals.asp>.

20) Organização Nacional de Acreditação. Manual Brasileiro de Acreditação: Organizações Prestadoras de Serviços de Saúde. 2014.

21) Pavão ALB, Andrade D, Mendes W et al. Estudo de incidência de eventos adversos hospitalares, Rio de Janeiro, Brasil: avaliação da qualidade do prontuário do paciente. Rev. Bras. Epidemiol. 2011;14:651-61.

22) Pedrosa TMG. Erros e eventos adversos não infecciosos relacionados à assistência em terapia intensiva neonatal: epidemiologia e sua associação com a sepse primária laboratorial [tese]. Belo Horizonte (MG): Universidade Federal de Minas Gerais; 2009.

23) Pedrosa TMG. Estabelecimento da correspondência entre os requisitos do instrumento de acreditação hospitalar brasileiro da Organização Nacional de Acreditação – ONA – e as normas da série ISO 9001 [dissertação]. Belo Horizonte (MG): Universidade Federal de Minas Gerais; 2004.

24) Porter ME, Treisberg EO, editores. Redefining health care: creating value-based competition on results. Boston: Harvard Business School Press; 2006. 506 p.

25) Pronovost PJ, Thompson DA, Holzmueller CG, Lubomski LH, Morlock LL. Defining and measuring patient safety. Crit. Care Med. 2005;21(1):1-19.

26) Rivera R, Tibballs J. Complications of endotracheal intubation and mechanical ventilation in infants and children. Crit. Care Med. 1992;20(2):193-199.

27) Rosa MB. Avaliação de intervenções educativas na prescrição de medicamentos potencialmente perigosos em três hospitais de Belo Horizonte [tese]. Belo Horizonte (MG): Universidade Federal de Minas Gerais; 2011.

28) Rothschild JM, Landrigan CP, Cronin JW, Kaushal R, Lockley SW, Burdick E et al. The critical care safety study: the incidence and nature of adverse serious medical errors in intensive care. Crit. Care Med. 2005;33(8):1694-1700.

29) Sadowski R, Dechert RE, Bandy KP, Juno J, Bhatt-Metha V, Custer JR et al. Continuous quality improvement: reducing unplanned extubation in a pediatric intensive care unit. Pediatrics. 2004;114(3):628-632.

30) Sharek PJ, Horbar JD, Mason W, Bisarya H, Thurm CW, Suresh G. Adverse events in the neonatal intensive care unit: development, testing and findings of an NICU-focused trigger tool to identify harm in North American NICUs. Pediatrics. 2006;118(4):1332-1340.

31) Slonim AD, Lafleur BJ, Ahmed W, Joseph JG. Hospital-reported medical errors in children. Pediatrics. 2003;111(3):617-621.

32) Stambouly JJ, McLaughlin LL, Mandel FS, Boxer RA. Complications of care in a pediatric intensive care unit: a prospective study. Intensive Care Med. 1996;22:1098-1104.

33) Stryer D, Clancy C. Patient's safety. BMJ. 2005;330:553-554.

34) The Joint Commission. The history of Joint Commission [internet]. Acessado em: 18 maio 2014. Disponível em: <http://www.jointcommission.org/about_us/history.aspx>.

35) Thomas EJ, Petersen LA. Measuring errors and adverse events in health care. J. Gen. Intern. Med. 2003;18:61-67.

36) Thomas EJ, Studdert DM, Burstin HR, Orav EJ, Zeena T, Williams EJ et al. *Incidence and types of adverse events and negligent care in Utah and Colorado.* Med. Care. 2000;38(261):261-271.

37) Wilson RM, Runciman WB, Gibberd RW, Harrison BT, Newby L, Hamilton JD. *The quality in Australian health care study.* Med. J. Aust. 1995;163:458-471.

38) Woods D, Thomas E, Holl J, Altman S, Brennan T. *Adverse events and preventable adverse events in children.* Pediatrics. 2005;115(1):155-160.

39) Wenzel RP. *Historical perspectives. In:* ________, editor. *Assessing quality health care: perspectives for clinicians.* Baltimore: Williams & Wilkins; 1992.

40) Klück M, Prompt CA. *O programa brasileiro de acreditação hospitalar na gestão da qualidade assistencial. In:* Quinto Neto A, Bittar OJN, orgs. *Hospitais: administração da qualidade e acreditação de organizações complexas.* Porto Alegre: Dacasa Editora; 2004. p. 69-80.

41) Forster AJ, Asmis TR, Clark HD et al. *Ottawa hospital patient safety study: incidence and timing of adverse events in patients admitted to a Canadian teaching hospital.* CMAJ. Abr 2004;170(8):1235-1240.

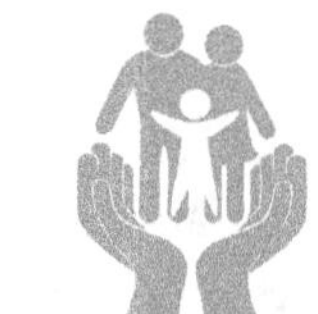

EVENTOS ADVERSOS RELACIONADOS À ASSISTÊNCIA À SAÚDE

O que, de fato, é um evento adverso (EA) relacionado à assistência à saúde? Sabemos definir com clareza? Em um momento de reflexão pondero, com minhas dúvidas, se o profissional da área da Saúde é capaz de elucidar esse termo de forma compreensível, sem necessidade de aconselhar-se em referências científicas.

Em uma análise crítica percebo, na prática, uma variabilidade de definições, quando abordamos os profissionais de saúde. Ou esboçam deficiência no conhecimento quanto à importância e magnitude do evento ao qual são sujeitos em seu processo assistencial ou raramente temos surpresas conceituais, ora bem delineadas ora totalmente fora do escopo da definição.

Diante da versatilidade dessa definição, esbarramos em conceitos já bem estabelecidos. Entretanto, devem ser entendidos como definições para a busca da causa e da consequência do evento e não de, simplesmente, mais um significado nos processos de assistência a saúde.

Um EA, ou iatrogenia, caracteriza um dano ou lesão não intencional causado por um cuidado prestado a um usuário do sistema de saúde, oriundo ou não de uma falha do profissional envolvido. O evento pode ocasionar incapacidade ou disfunção, seja temporária ou permanente, ou até a morte. É importante entender que o EA não está relacionado à evolução natural da doença de base do paciente.

Na obrigatoriedade de atender às legislações pertinentes, percebe-se, em muitas instituições, independentemente de sua complexidade, diretrizes de prevenção de EA instituídas, porém implementadas de forma muito incipiente, demonstrando sua total fragilidade em lidar com eventos decorrentes de falhas assistenciais.

Entretanto, cada vez mais, a gestão do risco e da qualidade nos serviços de saúde empodera o princípio da segurança do paciente, com a perspectiva de evitar a ocorrência de eventos adversos relacionados à assistência à saúde. Considera-se uma meta reduzir sua ocorrência, e esta deve ser alcançada. A visibilidade da instituição também não pode ser esquecida. Portanto, entendemos que a ocorrência de um EA interfere diretamente na segurança do paciente e pode ser influenciada pelas falhas nos processos de gestão.

Sabemos que consequências de falhas nos diversos processos de assistência à saúde podem proporcionar impactos nada agradáveis para pacientes e seus familiares, além de repercutirem na instituição frente a seus clientes e à sociedade.

Colocam-se em evidência a importância e a projeção do envolvimento da Organização Mundial da Saúde, por meio da Aliança Mundial para a Segurança do Paciente, adotando as Metas Internacionais de Segurança do Paciente, como uma das mais importantes estratégias no intuito de nortear as boas práticas para a redução de riscos e eventos adversos relacionados à assistência à saúde.

Nesse contexto, as instituições prestadoras de serviços de saúde têm procurado inserir a segurança do paciente em seu processo de gestão, não apenas pelo pleito legal, mas pelo dever de proteger o seu cliente, bem como investigar as falhas no decorrer da assistência.

Todavia, existe um grande problema: a baixa incidência de notificações e as subnotificações relacionadas aos EA. A deficiência de conhecimento do contexto pelos colaboradores e a visão errônea do caráter punitivo frente à notificação são fatores que devem ser trabalhados e expostos como aliados na melhoria da qualidade da assistência, visando tratar e minimizar novos erros.

A associação de bancos de dados de indicadores institucionais a estudos fundamentados em métodos de revisão retrospectiva de prontuários e em registros e notificações de incidentes norteou o conhecimento da incidência e dos principais eventos adversos relacionados à assistência à saúde.

Estima-se que uma em cada dez admissões de clientes em instituições hospitalares resulta de, pelo menos, um evento adverso, e (pasmem) metade desses incidentes poderia ter sido evitada, segundo estudos conduzidos em hospitais americanos.

Em estudo realizado pela Faculdade de Medicina da Universidade de Harvard, em Boston, verificou-se que mais de 20% dos pacientes admitidos em unidades de terapia intensiva (UTI) sofreram algum evento adverso.

Um importante estudo americano realizado na Califórnia, em 1991, denominado *The Harvard Medical Practice Study (HMPS)*, publicado em um dos periódicos mais importantes do mundo na área médica, *The New England Journal of Medicine*, registrou EA em 3,7% dos casos, sendo que 13,6% levaram o paciente ao óbito. São dados assombrosos! Essa análise revisou 30 mil prontuários de pacientes de hospitais de Nova York.

Um estudo bem interessante é o de Canineu *et al.* (2006), no qual se observou que nas primeiras duas horas de admissão na UTI, 11% dos pacientes sofrem eventos relacionados a cateteres, tubos e drenos, e como a terapia intravenosa é um dos procedimentos mais realizados, a inserção, a manutenção e a retirada indevida de dispositivos predispõe a ocorrência de eventos adversos relacionados à infecção e ao extravasamento sanguíneo.

No Brasil, temos poucos dados e estudos bem delineados. Em três hospitais de ensino foi evidenciada a incidência de eventos adversos em 7,6%, dos quais 66,7% foram considerados evitáveis.

Nessa realidade preocupante é transparente a necessidade de investimento e incorporação dos gestores em recursos de infraestrutura para estudos sobre os principais eventos adversos já bem estabelecidos, bem como aqueles que carecem de processos mais sistêmicos de investigação.

A maior parte dos EA é de causa multifatorial, sendo necessária uma classificação quanto ao tipo de evento. A esse respeito, diferentes formatos têm sido apresentados em diversos estudos, sendo o tipo de incidente o elemento mais abordado. Obviamente, modelos de excelência demonstram a melhor forma de catalogar os eventos adversos.

Em 2010, a Anvisa, preocupada com os eventos adversos decorrentes do cuidado em saúde no Brasil, procurou, inicialmente, compreender a incidência das infecções relacionadas à assistência à saúde (Iras) nas Unidades de Terapia Intensiva (UTI) dos hospitais brasileiros, por serem consideradas um dos EA mais temíveis nas instituições hospitalares. Apesar de rudimentar, é a primeira compilação de informações de notificação obrigatória. Em um primeiro momento, 690 hospitais registraram seus dados. O objetivo primário foi analisar e divulgar a densidade de incidência de infecção primária de corrente sanguínea (IPCS) associada a cateter venoso central (CVC). Foram notificadas 18.370 IPCS, sendo 59,3% eventos em UTI adulto, 8,3% em UTI pediátrica e 32,4% em UTI neonatal. Segundo a OMS, um em cada quatro pacientes internados em UTI vão adquirir infecção.

Posteriormente, em 2012, foram divulgados novos indicadores relacionados ao primeiro semestre de 2011. Foram notificados 13.852 IPCS, sendo 7.728 (55,8%) em UTI adulto, 1.173 (8,5%) em UTI pediátrica e 4.951 (35,7%) em UTI neonatal. A proporção de IPCS notificadas com confirmação laboratorial foi de 63,5% no geral, 72,5% em UTI adulto, 73,4% em UTI pediátrica e 46,1% em UTI neonatal. No ano de 2010, foram apurados 42,9% do total de IPCS com confirmação laboratorial, 40,7% em UTI adulto, 24,7% em UTI pediátrica e 51,5% em UTI neonatal por 800 hospitais que possuem UTI.

Já em 2015, a Anvisa divulgou novos dados referentes ao ano de 2014, demonstrando o aumento de instituições (1.692) que registraram seus dados no banco de dados nacional. Conforme o levantamento, a densidade de incidência de IPCSL em UTI adulto foi de 5,1 infecções a cada 1.000 CVC-dia. Em pacientes pediátricos, essa incidência foi de 5,5 infecções a cada 1.000 CVC-dia e na UTI neonatal, a densidade cai à medida que o peso do paciente ao nascer aumenta.

Apesar de os resultados do sistema nacional de notificação de EA da Anvisa serem considerados um avanço de grande relevância no nosso país, é verídico dizer que as taxas de ocorrência de EA publicadas não representam a verdadeira realidade nacional, em que os vieses de informação e a subnotificação devem ser substancialmente considerados.

No que concerne aos tipos de eventos adversos, o conhecimento resulta do sucesso dos processos de notificação das ocorrências e da metodologia de revisão de prontuários dos pacientes nos serviços de saúde, considerando que temos grande dificuldade de informações dos pacientes diante da carência da evolução descritiva pelos profissionais de saúde.

Dentre os tipos mais conhecidos de eventos adversos nos serviços de saúde descritos na literatura científica, encontramos, em maior incidência, as infecções relacionadas à assistência à saúde; eventos relacionados a cirurgia e anestesiologia; segurança na prescrição, uso e administração de medicamentos; prescrição e infusão segura de sangue e hemocomponentes; utilização de equipamentos e dispositivos para a saúde; processos de identificação de pacientes; comunicação efetiva; quedas dos pacientes; registro adequado do uso de órteses e próteses; úlceras por pressão e segurança nas terapias nutricionais enteral e parenteral. Esses fazem parte do escopo do Núcleo de Segurança do Paciente, conforme descrito na portaria nº 529, do Ministério da Saúde, de 1º de abril de 2013, que institui o *Programa Nacional de Segurança do Paciente (PNSP)* no Brasil.

Um EA de grande importância e pouco estudado em nossos serviços de saúde é a suspeita de inefetividade terapêutica de certo medicamento, ou seja, quando os fármacos não apresentam os efeitos que se esperam deles. Um exemplo presenciado em minha prática hospitalar foi a prescrição médica de determinado antibiótico de amplo espectro para tratamento de uma infecção da corrente sanguínea laboratorialmente confirmada. O referido paciente não respondia ao tratamento após 72 horas de uso da droga apropriada. Suspeitando da inefetividade do medicamento, foi proposta pelo auditor da Comissão de Controle de Infecção Hospitalar a substituição do antibiótico em curso (genérico) pelo antibiótico original. Após 48 horas de uso o paciente já apresentava melhora significativa até a cura da infecção. O evento foi notificado ao Núcleo de Segurança do Paciente e a Farmacovigilância para ações subsequentes.

No contexto da falha na prática assistencial, alguns dos EA mais frequentes são os relacionados a medicamentos. É importante ter o entendimento de que o erro não está apenas embutido na administração do medicamento. Para tanto, cabe definir que o evento corresponde a qualquer erro no processo de prescrição, dispensação ou administração de medicamento.

Tabela 1: exemplos de eventos adversos e fatores relacionados

Evento adverso (EA)	Fatores relacionados
EA relacionado a cateteres, sondas e drenos	• Obstrução do dispositivo • Retirada não programada do dispositivo pelo próprio paciente • Exteriorização espontânea do dispositivo devido à fixação inadequada • Infecção hospitalar

EA relacionados a cirurgias	• Quebra da técnica asséptica • Falta de consentimento • Contagem incompleta/incorreta de agulhas • Contagem incompleta/incorreta de compressas • Corpo estranho no paciente • Preparo incorreto/inadequado • Procedimento sem prescrição • Procedimento cancelado ou não realizado • Procedimento incompleto • Laceração/perfuração não intencional • Procedimento errado • Paciente errado • Identificação errada/incorreta • Local errado • Lado errado (direito x esquerdo) • Perda de material biológico não passível de recoleta
Processos alérgicos – São essenciais análise histórica e anamnese bem elaboradas do paciente, a fim de evitar prejuízos futuros. Sinalizações de alergia fixadas no prontuário e leito do paciente são ferramentas de segurança	• Medicamentos: analgésicos e antibióticos • Produtos químicos para antissepsia de pele e/ou mucosa: clorexidina, PVP-I • Esparadrapo e adesivos similares
Erros de medicação	• Prescrição errada • Administração do medicamento após sua suspensão • Troca de medicamento • Apresentação e forma do medicamento diferentes da prescrita • Checagem inadequada do medicamento • Dose errada • Via de administração errada • Administrado ao paciente errado • Técnica inadequada • Administração de medicamentos não prescritos • Medicamento vencido • Reação adversa medicamentosa
Queimadura	• Água quente • Equipamentos: desfibrilador, bisturi elétrico
Queda do paciente	• Queda de maca (grades baixas) • Queda do leito (grades baixas) • Fatores ambientais (presença de escada, degrau, mobiliário e desníveis) e vestimentas inadequadas

	• Presença de dispositivos (venóclise, bengalas, muletas, andadores) • Medicamentos (ex.: fármacos que atuam no Sistema Nervoso Central, dentre outros) • Durante o transporte do paciente
Úlcera por pressão	• Feridas na pele do paciente provocadas pelo tempo prolongado sentado ou deitado
EA relacionado ao uso de dispositivos e equipamentos para a saúde	• Falha ou avaria do dispositivo ou equipamento • Defeito de fabricação • Mau funcionamento • Instruções de uso impróprias ou inadequadas em equipamentos como bombas de infusão, respiradores, entre outros • Acondicionamento/embalagem deficiente • Ruptura de estoque • Dispositivo ou equipamento sujo • Deslocamento/perda de conexão/remoção • Erro do utilizador • Equipamento inapropriado para a função
EA relacionado a reações transfucionais	• Administração em paciente errado • Manipulação do hemocomponente (ex.: contaminação bacteriana) • Erro no preparo e na instalação do hemocomponente (ex.: reação hemolítica aguda – causada por incompatibilidade do sistema ABO) • Manifestações atribuídas às condições clínicas ou histórico transfusional do paciente (ex.: reação alérgica, reação febril não hemolítica) • Rótulo/instrução de administração errada • Sangue/hemoderivado vencido • Administração em paciente errado
EA relacionado à dieta e alimentação	• Administração de dieta errada • Via de administração errada • Quantidade e frequência erradas
EA relacionados a oxigênio, gás e vapor	• Administração em paciente errado • Oxigênio, gás ou vapor administrado errado • Velocidade/fluxo/concentração erradas • Modo de administração errado • Contaminação do gás através dos dispositivos de administração

É importante refletirmos que os erros que acometem os pacientes diante do exercício da prática assistencial pelos diversos profissionais da área da Saúde não devem ser considerados como intencionais, mas resultantes de uma sucessão de falhas na forma como essa assistência é executada. O profissional da Saúde, como qualquer ser humano, é suscetível a falhas e, nessa circunstância, realça a necessidade da notificação do EA, com intuito de identificar as possíveis lacunas que carecem de tratamento. Portanto, não devemos julgar os profissionais envolvidos nos erros, principalmente na forma de penalidade ou condenação. Devemos, sim, conjeturar e avaliar os processos assistenciais diante de suas fragilidades. Por outro lado, os colaboradores necessitam entender que a segurança do paciente visa minimizar os atos inseguros nos processos de cuidado em saúde, por meio da utilização das boas práticas, e sua parceria é fundamental para o sucesso e o bem-estar de todos.

REFERÊNCIAS

Agência Nacional de Vigilância Sanitária. *Assistência Segura: Uma Reflexão Teórica Aplicada à Prática. Série Segurança do Paciente e Qualidade em Serviços de Saúde.* 1 edição. 2013. 172p.

Agência Nacional de Vigilância Sanitária; Gerência de Vigilância e Monitoramento em Serviços de Saúde (GVIMS); Gerência Geral de Tecnologia em Serviços de Saúde (GGTES). *Boletim Informativo. Segurança do Paciente e Qualidade em Serviços de Saúde. Avaliação dos indicadores nacionais de infecção relacionada à assistência ano de 2014 e relatório de progresso.* Ano VI. 2015;(11). 37p.

Agência Nacional de Vigilância Sanitária; Gerência de Vigilância e Monitoramento em Serviços de Saúde (GVIMS); Gerência Geral de Tecnologia em Serviços de Saúde (GGTES). *Boletim Informativo. Segurança do Paciente e Qualidade em Serviços de Saúde.* Ano II. Fev 2012;(4). 22p.

Brennan TA et al. *Incidence of adverse events and negligence in hospitalized patients. Results of the Harvard Medical Practice Study I.* N. Engl. J. Med. 7 fev 1991;324:370-376.

Canineu RFB, Guimarães HP, Lopes RD, Vendrame LS, Junior MAF, Lopes AC. *Iatrogenia em Medicina Intensiva.* Rev. Bras. Ter. Intensiva. 2006;18(1):95-98.

Machado AF, Pedreira MLG, Chaud MN. *Adverse events related to the use of peripheral intravenous catheters in children according to dressing regimens.* Rev. Latinoam. Enferm. 2008;16(3):362-367.

Mendes W, Martins M, Rozenfeld S, Travassos C. *The assessment of adverse events in hospitals in Brazil.* International Journal for Quality in Health Care. 2009;21(4):279-84.

Wachter RM. *Compreendendo a segurança do paciente.* 2 ed. Porto Alegre: McGraw-Hill; 2013. 500 p.

Wilson RM, Michel P, Olsen S, Gibberd Rw, Vincent C, El-Assady R, Rasslan O, Qsous S, Macharia WM, Sahel A, Wittaker S, Abso-Ali M, Letaief M, Ahmed Na, Abdellafit A, Larizgotia I. *Patient safety in developing countries: retrospective estimation of scale and nature of harm to patients in hospital.* BMJ. 2012.

World Health Organization. *Conceptual framework for the international classification for patient safety. Version 1.1. Final Technical Report.* 2009.145p.

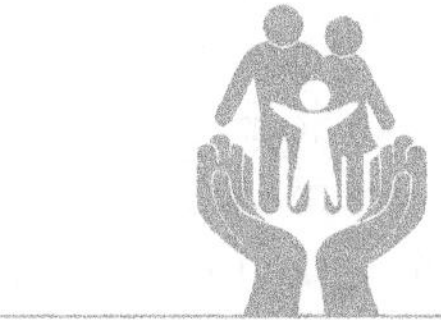

EVENTOS ADVERSOS RELACIONADOS À IDENTIFICAÇÃO DO PACIENTE

Em diversos momentos de nossas vidas, necessitamos dos serviços de saúde para nosso restabelecimento ante uma doença. Como experiência vivenciada pela necessidade, procurei uma instituição particular de referência para uma consulta médica e posterior realização de um procedimento cirúrgico em um familiar.

Após previamente agendado o ato cirúrgico, considerado eletivo, fomos ao hospital. Ao chegar à recepção, solicitaram-nos a documentação necessária para a internação e realização do procedimento. Deram-nos algumas orientações com relação às normas hospitalares e, após a realização do contexto burocrático, o profissional do setor de internação solicitou o punho do braço direito do meu familiar para colocação de uma pulseira de identificação contendo informações, como nome completo, data de nascimento e número do prontuário. Posteriormente, acompanhados pela recepcionista, adentramos a área assistencial do hospital e seguimos para o apartamento. Estrutura e atendimento de qualidade, demonstrando a credibilidade da certificação alcançada pela instituição no processo de acreditação hospitalar. Por causa do desconforto que meu parente estava sentindo com a pulseira de identificação no braço, em um descuido, o objeto se soltou, e o deixamos na mesa de cabeceira do leito, para comunicação ao profissional da unidade. Minutos após a internação, um profissional de enfermagem do centro cirúrgico entrou no apartamento, à procura do paciente. Após sua identificação e algumas formalidades, colocou meu familiar na maca e o encaminhou ao bloco cirúrgico.

Como profissional da área da Saúde, solicitei previamente ao cirurgião, conhecido da família, se poderia acompanhar o procedimento e obtive a liberação. No fluxo do encaminhamento do meu parente até a sala cirúrgica, passando pelo posto de enfermagem da unidade de internação, recepção do bloco cirúrgico e sala de espera, percebi que, muitas vezes, ele era chamado como "paciente do leito 801, ala norte", e não pelo nome.

Em momento algum a pulseira de identificação do paciente foi verificada ou notada a sua ausência. A recepção do meu familiar pelos profissionais na sala cirúrgica ocorreu de forma humanitária, calorosa; ele foi muito bem acolhido, tanto pelo anestesista, enfermagem, cirurgião e auxiliar. Mas e a pulseira? Ninguém, até aquele momento, havia percebido que aquele paciente não tinha uma pulseira de identificação. Qual é, então, sua finalidade?

Apesar disso, o procedimento cirúrgico transcorreu sem qualquer anormalidade. A recuperação do meu parente foi plena durante a internação. Entretanto, fiquei preocupado com o descaso quanto à pulseira de identificação. Durante nossa estadia no apartamento, no pós-operatório, em momento algum a enfermagem ou a equipe médica questionou a razão de aquele paciente não estar com a pulseira. Medicamentos foram administrados e a aferição de dados vitais era realizada sem ênfase alguma à identificação do paciente por meio da pulseira, que não se encontrava em seu braço.

No dia seguinte, meu familiar recebeu alta, inteiramente satisfeito com a assistência prestada naquela instituição hospitalar. Na saída do hospital, o porteiro solicitou o braço dele para retirar a pulseira de identificação. Questionado sobre a ausência da pulseira, relatei – agora sim – ao profissional que desde o momento em que a identificação saiu do braço do meu familiar, não foi providenciada sua substituição. Sem argumentos para a situação vivenciada, o porteiro liberou nossa saída e nos comunicou que o evento seria reportado à gerência administrativa e ao Núcleo de Segurança do Paciente.

Considerado um hospital de referência, apreciado pelo certificado de acreditação, e de uma estrutura inquestionável, que credibilidade pode ter diante de falhas persistentes em um dos processos mais importantes na cultura de segurança do paciente? Que avaliações pode ter em um dos principais quesitos da segurança do paciente, ou seja, "a identificação correta do paciente"? O que essa falha poderia ocasionar? Quais seriam as possíveis consequências para o paciente? Como prevenir que eventos associados possam ocorrer?

Entende-se como identificação correta do paciente todo o processo pelo qual se assegura ao paciente que a ele é destinado certo tipo de procedimento ou tratamento, prevenindo a ocorrência de erros e enganos que possam lhe causar dano[1].

Figura 1: relações do processo de identificação do paciente

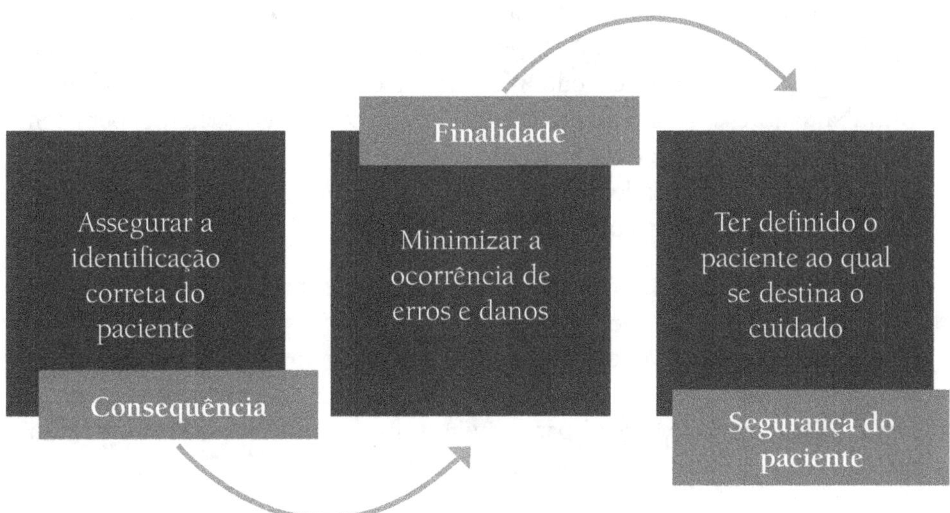

É notório que os problemas de identificação correta de pacientes nos serviços de saúde, em qualquer nível de assistência, ocupam o primeiro lugar em importância quando se advoga a segurança dos pacientes. Os serviços em busca da excelência se deparam com grandes bloqueios associados à cultura da qualidade. As diversas categorias e formações profissionais, aliadas à rotatividade de profissionais, dificultam o envolvimento e o comprometimento da equipe de saúde com a qualidade e segurança do cuidado. Se o profissional não compreender a importância da política de segurança do paciente, não irá se sensibilizar e se comprometer com o processo de gestão de qualidade.

---

[1] *Consórcio Brasileiro de Acreditação; Joint Commission International. Padrões de Acreditação da Joint Commission Internacional para Hospitais. 4 ed. Consórcio Brasileiro de Acreditação de Sistemas e Serviços de Saúde, editor. Rio de Janeiro: CBA; 2011.*

A identificação do paciente, e aqui ressalto um erro descritivo em muitos manuscritos e faço a correção para "a identificação **correta** do paciente", que assim devemos redigir e mencionar, deve ser considerada como fundamento para o cuidado seguro no processo assistencial, sendo capaz de assinalar o indivíduo como o paciente para a qual se destina a assistência.

Considerada a primeira das seis metas internacionais de segurança do paciente estabelecidas pela Organização Mundial da Saúde (OMS), a identificação correta do paciente deve ser abalizada por qualquer serviço de saúde como o ponto de partida para a adequada execução das diversas etapas de segurança do paciente. A OMS sugere que os serviços prestadores de cuidado em saúde desenvolvam e executem diretrizes com ênfase na responsabilidade dos trabalhadores da área quanto à identificação correta do paciente, bem como a padronização do uso de dispositivos, como a pulseira de identificação, e que estes tenham, ao menos, dois elementos qualificadores, sendo contraindicado o uso do número de quarto ou do leito.

A organização também incentiva o esforço de capacitação e sensibilização dos profissionais de saúde na conferência do processo de identificação dos pacientes e a participação efetiva dos usuários e familiares no processo. Entretanto, fatores culturais, organizacionais, materiais e de estrutura, e principalmente humanos, convergem para diversas não conformidades, induzindo a erros e, como consequência, aos eventos adversos.

O que percebo como um desafio considerável no processo de implantação da identificação correta do paciente nos serviços de saúde é retificar a cultura do profissional assistencial, ora equivocada, que, em grande parte de seus processos de trabalho, considera o número do leito como um identificador do paciente, e sabemos que essa informação se caracteriza, apenas, como um localizador.

Refletindo no contexto, sinto-me obrigado a, "alfinetando", recordar ao leitor que todo ser humano possui uma certidão de nascimento com registro do seu nome e, pelo menos, um substantivo próprio, não sendo chamado por um número absoluto ou pronome pessoal ou oblíquo. Desde que entendo de vida humana, somos e devemos ser identificados e tratados por nosso nome, não por números ou códigos. Que obsessão é essa? Como devemos interpretar e aceitar, como usuários do sistema de saúde, os dizeres que os profissionais empregam em seus processos de trabalho? "O paciente está no leito 203, ala sul"; "Favor avaliar o paciente do leito 401"; "O exame do 701 está pronto"; "Não esqueça de prescrever a medicação do paciente do apartamento 104". Que cultura é essa? Onde está a humanização? E o valor e a finalidade do nome registrado, ora dito, na certidão de nascimento?

A evidência de várias não conformidades na identificação correta do paciente vem sendo referendada como um fator de extrema preocupação na assistência à saúde. Erros de identificação podem ocorrer nos diferentes níveis de atenção à saúde, desde a admissão até a alta, em todas as fases do diagnóstico e do tratamento. Alguns fatores podem potencializar os riscos na identificação do paciente, como estado de consciência do indivíduo em tratamento, mudanças de leito, setor ou profissional dentro da instituição, a troca de dígitos no registro ou prontuário do paciente e o uso de etiquetas erradas, com dados incorretos, incompletos ou ilegíveis e indivíduos homônimos, entre outras situações.

A falha na identificação do paciente, ou sua falta, pode resultar em diversas consequências, como erros na dispensação e administração de medicamentos e hemocomponentes; procedimentos cirúrgicos realizados em pacientes e/ou locais errados; exames laboratoriais e de imagem em pessoas não necessitadas; realização de propedêuticas em pacientes errados; entrega de bebês a famílias erradas na alta ou no momento do aleitamento, entre outros.

Portanto, a identificação correta do paciente é ampla e de responsabilidade multidisciplinar, uma vez que envolve aspectos de estrutura, desenhos dos processos de trabalho, cultura organizacional, prática profissional e participação do usuário e familiares. Cabe ressaltar que todos os incidentes associados à identificação incorreta do paciente devem ser notificados ao Núcleo de Segurança do Paciente e investigados pelo serviço.

Anualmente, cerca de 850 pacientes nos Estados Unidos são transfundidos com sangue destinado a outros indivíduos e 3% deles evoluem para óbito. A cada 1.000 pacientes que recebem transfusões de sangue ou de hemocomponentes, uma pessoa recebe o procedimento indicado para outra. Em dois terços dos casos, o motivo é a identificação errada da bolsa[2].

Em uma pesquisa relacionada à aceitabilidade dos pacientes quanto à utilização de um dispositivo de identificação, percebeu-se que a maior parte dos

---

[2] *Agência Nacional de Vigilância Sanitária; Centro Colaborador para a Qualidade do Cuidado e Segurança do Paciente (Procalis); Fiocruz. Programa Nacional de Segurança do Paciente: protocolo de identificação do paciente. Maio 2013. 12p.*

indivíduos era favorável e considerava importante o uso de algum método de identificação pelos hospitais, principalmente após a explicação sobre as consequências de uma identificação falha. Segundo os autores, 84% dos pacientes consideravam que o hospital deveria utilizar as pulseiras e 90% afirmaram que concordariam em utilizá-las[2].

Estudos sobre o processo de identificação de pacientes com a utilização de pulseiras demonstraram que existem altos níveis de consciência profissional da equipe e evidenciaram a importância da tomada de decisão de aplicar o dispositivo no momento mais precoce possível, especialmente em pacientes de emergência. Os trabalhos ressaltaram a importância da participação do paciente para minimizar o risco de dados errôneos e a preocupação com o uso do dispositivo em algumas circunstâncias clínicas especiais, como transfusão de sangue e administração de medicamentos[2].

Embora conhecedores da importância da teoria da identificação correta do paciente, os profissionais envolvidos na assistência direta ou indireta, em sua grande maioria, não reconhecem e não incorporam em sua prática esse atributo como um dos pilares na segurança do paciente, apesar da elevada incidência de eventos adversos e erros relacionados. Fato é que, ao observarmos o exercício da prática assistencial pela equipe de saúde, percebemos que o ato de verificar as informações da pulseira do paciente, cujo objetivo é validar seu processo de trabalho, acaba sendo, muitas vezes, negligenciado, sobretudo em relação aos usuários com longo período de internação.

Uma das preciosas ferramentas que utilizamos nos processos educativos em saúde, como Núcleo de Segurança do Paciente, são as auditorias. Por meio desse instrumento, focamos em registrar as não conformidades, que, posteriormente, são utilizadas como base para intervenções educativas. A importância dessa atividade é procurar interagir com a equipe multiprofissional, ouvindo sugestões de melhoria. Um dos objetos dessas auditorias são os registros de evidências das não conformidades, usando fotografias indicando aos colaboradores os erros associados aos seus processos de trabalho, que causaram ou não danos ao paciente. A partir dessas anomalias, procuramos discutir e propor soluções para minimizar a ocorrência desses eventos.

A pulseira é um dos principais dispositivos amplamente utilizados na identificação correta dos pacientes. A elaboração de um protocolo direcionado para esse objetivo deve ser considerada como prioridade.

É primário que o Núcleo de Segurança do Paciente do serviço de saúde defina o fluxo de identificação correta do paciente, bem como as funções e responsabilidades de seus colaboradores no processo, desde o profissional responsável em colocar o dispositivo de identificação àquele que fará a retirada na alta do paciente.

- Preferencialmente, a pulseira de identificação deve ser colocada no punho do braço direito. Na impossibilidade, justificada, deve ser colocada no punho do braço esquerdo, ou tornozelo esquerdo e por último no tornozelo direito (usual na pediatria e neonatologia).

- Utilizar, no mínimo, 2 (dois) identificadores do paciente na pulseira.

- O registro dos identificadores do paciente pode ser impresso de forma digital ou feito à mão.

- Na utilização de indicadores manuscritos, recomenda-se usar letra de forma e em tamanho adequado para leitura.

- Dados manuscritos na pulseira de identificação devem garantir a durabilidade e visibilidade da informação, sendo necessária a utilização de canetas específicas.

- Classificar como identificadores do paciente o nome completo, sem abreviaturas, número do registro, número do prontuário e data de nascimento, entre outros.

- Utilizar pulseira preferencialmente de cor branca, para uma melhor visualização.

- O material da pulseira deve ser flexível, liso, impermeável, lavável e não alergênico.

- O serviço de saúde deve estabelecer como identificar pacientes que não possam utilizar a pulseira, como indivíduos alérgicos ao material da pulseira, com grandes queimaduras, com anasarca, mutilados e politraumatizados. O uso do identificador em forma de crachá no paciente ou adesivo aderido à roupa ou placa à beira do leito em local de fácil visualização são alternativas.

- As informações na pulseira devem ser de fácil leitura, mesmo se o objeto for exposto a água, detergentes e outros produtos químicos, principalmente os utilizados para higienização das mãos, como sabonete e álcool a 70% glicerinado. O registro dos dados deve ser durável, impermeável, seguro e inviolável.

- Incentivar pacientes, familiares e cuidadores a participarem ativamente do processo de identificação e a perguntarem sobre os cuidados recebidos.

- Sistemas automatizados, como pulseiras com códigos de barra e biometria, diminuem a chance de erros de identificação.

• Erros de ortografia e transposição de números e letras podem ocorrer, sendo recomendável verificar se as informações de identificação estão corretas.

• É importante promover, se necessário, rodízio da pulseira nos membros de pacientes, quando houver lesões de pele, edema e dispositivos vasculares.

• No caso de paciente sem documento de identidade disponível no processo admissional, como um indivíduo proveniente do atendimento do Samu em acidentes automobilísticos, desabrigado ou morador de rua, o número do prontuário e as características físicas mais relevantes do paciente, como sexo e raça, poderão ser utilizadas empiricamente até conhecimento de seus dados pessoais.

• Para os pacientes não internados (ambulatório, sala do plantão geral e outros), seguir identificação especifica, de acordo com orientação do Núcleo de Segurança da instituição.

• Situações em que a pulseira esteja com dados ilegíveis, danificados ou removidos acidentalmente devem ser solucionadas o mais breve possível, sendo providenciada uma nova pulseira.

• Para pacientes externos, é aceitável a adoção de etiqueta adesiva no vestuário do paciente.

• No centro cirúrgico ou obstétrico, durante o transoperatório, havendo a necessidade de se retirar a pulseira, uma nova deverá ser providenciada e colocada após o ato cirúrgico, antes da transferência do paciente para a unidade de internação.

Quesitos essenciais relacionados à identificação correta do paciente:

1) O profissional de saúde deve sempre perguntar o nome do paciente antes do cuidado e conferir as informações contidas na pulseira do indivíduo com o cuidado prescrito ou com a rotulagem do material que será utilizado.

2) A identificação deve ser confirmada antes de qualquer cuidado, como administração de medicamentos, sangue e hemoderivados; realização de procedimentos invasivos e cirúrgicos; coleta de material para exames; administração de dieta; e realização de exames propedêuticos e terapêuticos, entre outros.

3) Frascos de amostras de exames (urina, sangue e outras espécies) devem ser identificados na presença do paciente ou acompanhante.

4) A confirmação dos dados contidos na pulseira do recém-nascido e na pulseira da mãe deve ocorrer em todo momento que o recém-nascido for entregue à mãe ou responsável legal (em caso de impossibilidade da presença da mãe).

5) Mesmo que o profissional de saúde conheça o paciente, deverá verificar os dados de sua identificação para garantir o cuidado correto.

6) O paciente e o acompanhante devem ser orientados quanto à necessidade do uso da pulseira durante todo o período de internação, explicando seu propósito como sendo um indicador de segurança relacionada aos diversos processos de cuidado.

7) **Peça** ao paciente que declare (e, quando possível, soletre) seu nome completo e data de nascimento.

8) Uma estratégia de capacitação para a identificação correta do paciente deve ser instituída de forma contínua para todo o *staff* do serviço de saúde.

9) **Nunca** se dirija ao paciente já perguntando por um nome, porque ele pode não compreender e concordar por engano, havendo, também, a chance de outros pacientes internados homônimos.

10) **Nunca** suponha que o paciente está no leito correto ou que a informação com o nome acima do leito está correta.

A identificação correta do paciente deve ser considerada um indicador na gestão da qualidade. A construção de indicadores de processos e resultados é uma ferramenta para avaliação e término do cumprimento das diretrizes de identificação do paciente. Por meio desses recursos podemos avaliar a necessidade de adequações e novas intervenções, visando ao aperfeiçoamento da metodologia e definindo metas a serem cumpridas.

Exemplos de indicadores de processo e resultado:

1) Número de eventos adversos devido a falhas na identificação do paciente.

2) Taxa de erros de identificação comparados ao número de pacientes identificados corretamente.

3) Percentual de pacientes com pulseiras padronizadas em relação ao número de pacientes admitidos na instituição.

4) Percentual de pacientes com pulseira de identificação antes da admissão no centro cirúrgico em relação ao número de pacientes encaminhados ao centro cirúrgico.

5) Taxa de bolsas de sangue protocoladas com identificação correta em relação ao número de bolsas encaminhadas.

Concluindo, é categórico dizer que erros de identificação correta do paciente ocorrem em diversas proporções nos diversos processos do cuidado, diagnóstico e tratamento. Se desejamos e pretendemos garantir uma assistência segura e com qualidade, é primário nos certificarmos da identificação correta do paciente dentro de um protocolo estabelecido e executável. O que procuramos com isso? A resposta é simples. Gestão de qualidade e segurança do usuário na atenção à saúde. É saber de fato quem é o paciente para o qual se destina o cuidado.

REFERÊNCIAS

1) Consórcio Brasileiro de Acreditação; Joint Commission International. Padrões de Acreditação da Joint Commission Internacional para Hospitais. 4 ed. Consórcio Brasileiro de Acreditação de Sistemas e Serviços de Saúde, editor. Rio de Janeiro: CBA; 2011.

2) Agência Nacional de Vigilância Sanitária; Centro Colaborador para a Qualidade do Cuidado e Segurança do Paciente (Procalis); Fiocruz. Programa Nacional de Segurança do Paciente: protocolo de identificação do paciente. Maio 2013. 12p.

3) Rede Brasileira de Enfermagem e Segurança do Paciente. Estratégias para a segurança do paciente: manual para profissionais da saúde. Porto Alegre: EDIPUCRS; 2013. 132 p.

4) Tase TH, Lourenção DCA, Bianchini SM, Tronchin DMR. Identificação do paciente nas organizações de saúde: uma reflexão emergente. Rev. Gaúcha Enferm. 2013;34(2):196-200.

5) World Health Organization; The Joint Commission; Joint Commission International. WHO Collaborating Centre for Patient Safety Solutions. Aide Memoire. Solution 2. Patient Safety Solutions. Maio 2007;1.

6) National Health Service Wales. 1000 Lives Plus. Tools for improvement: Reducing patient identification errors. 2012. 32p.

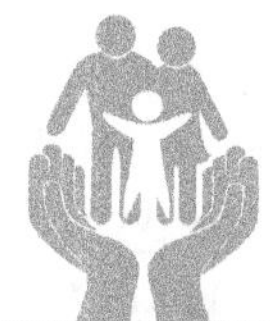

EVENTOS ADVERSOS RELACIONADOS À COMUNICAÇÃO NO AMBIENTE DOS SERVIÇOS DE SAÚDE

Segundo o *Dicionário Houaiss*, comunicação é "o ato ou o efeito de comunicar(-se), transmitir uma mensagem e, eventualmente, receber uma outra mensagem como resposta", além de tratar-se da própria informação transmitida ou do ato de conversar.

Exposto dessa maneira, o ato de comunicar-se parece bem simples, bastando que duas ou mais pessoas troquem mensagens entre si sobre determinado tema para que tudo entre elas fique bem compreendido e ajustado. No entanto, é preciso lembrar que toda e qualquer comunicação é constituída por duas partes igualmente importantes: a informação, propriamente dita, e seu aspecto emocional, em que se encontra subjacente aquilo que o indivíduo realmente quer comunicar, e como se sente a respeito da informação compartilhada. Para que exista o completo entendimento da mensagem enviada/recebida, os interlocutores precisam estar atentos a esses dois aspectos, o que nem sempre é fácil ou mesmo possível.

Todos já se depararam com conversas em que a sensação predominante é a de que os envolvidos falam idiomas diferentes e são incapazes de se compreender efetivamente, e isso se nos detivermos apenas em analisar situações envolvendo a linguagem falada. Se avançarmos para a escrita, para a linguagem de sinais, para os *emoticons* e abreviações utilizadas nas conversas de internet, percebemos que as possibilidades de equívocos e mal-entendidos na comunicação interpessoal se multiplicam, sem mesmo chegarmos a considerar os aspectos inconscientes envolvidos e que podem distorcer completamente a maneira como o conteúdo é efetivamente recebido, processado e entendido.

Caso ainda persista alguma dúvida quanto ao potencial de erro envolvido na comunicação interpessoal, basta nos reportarmos à brincadeira infantil do "telefone sem fio", na qual de um grupo de crianças dispostas lado a lado, em círculo, escolhe-se um indivíduo para que principie a brincadeira falando no ouvido do companheiro mais próximo uma palavra qualquer sem que os demais companheiros possam escutar e o outro a repete para a pessoa seguinte, sucessivamente, até que a palavra retorne até os ouvidos da criança que deu início à sequência. Usualmente, nesse percurso entre um indivíduo e outro até que a informação retorne a sua origem, a palavra dita é completamente distorcida e se transmuta em outra completamente distinta. É uma situação em que "lambari" pode acabar retornando como "isqueiro", provocando surpresa e risadas, quando as crianças percebem que cada uma ouviu uma palavra diferente da primeira e foi responsável por distorcer um pouquinho sua sonoridade e sentido até modificar totalmente o vocábulo inicial. Trata-se de uma brincadeira singela, mas que, em sua simplicidade, é uma evidência marcante dos tropeços possíveis no processo de comunicação.

Não fosse tudo isso já suficiente para causar desentendimentos e confusão, sabemos que a comunicação efetiva não se faz apenas pela palavra verbalizada ou escrita, mas também pela chamada linguagem não verbal, em um quantitativo distribuído da seguinte maneira: 7% dos pensamentos são transmitidos por palavras, 38% pelo ritmo, entonação da voz e pausas, os chamados sinais para linguísticos, e 55% pelos sinais do corpo. Para que se compreenda, efetivamente, o que o outro quer compartilhar (raiz da palavra comunicar), necessitamos ser um pouco semelhantes ao detetive Sherlock Holmes, que, com a observação minuciosa, era capaz de decifrar os mais complexos enigmas.

Falhas na comunicação podem criar um verdadeiro "campo minado" dentro de um processo, por si só naturalmente complexo, que é o da assistência à saúde em seus diversos níveis, e devem ser combatidas. Neste capítulo, apontaremos os principais equívocos na comunicação interpessoal que podem afetar a segurança assistencial e descrever maneiras de minimizar tais eventos.

A Joint Comission demonstrou, estatisticamente e de forma inequívoca, o impacto dos desacertos de comunicação nos erros assistenciais da área da

Saúde por meio de um programa de registro e avaliação dos chamados eventos-sentinela. Na análise de 2.966 eventos, em todas as categorias, ocorridos no período de 1995 até 2004, cerca de 70% envolviam como causa-raiz falhas na comunicação.

Erros de comunicação nos serviços de saúde podem determinar o impacto indevido e profundo tanto na qualidade quanto na segurança da assistência ao paciente, havendo um consequente aumento da morbimortalidade dos indivíduos, causando sofrimento imensurável, bem como a elevação dos custos assistenciais e prejuízo, por vezes irreparável, para a imagem institucional.

Cabe também ressaltar a ocorrência de um dano secundário considerável e nem sempre avaliado com isenção e objetividade e que contém a possibilidade de desdobramentos dramáticos: a criação das chamadas "segundas vítimas", denominação dada por Albert Wu para os profissionais responsáveis por causar erros graves e que levam a danos terríveis ou fatais. Usualmente, conforme demonstrado em diversos trabalhos científicos, tratam-se de bons profissionais, porém sujeitos a trabalhar em um sistema caótico, complexo e não preparado de forma a prevenir lapsos inevitáveis no dia a dia, mas que, em vez disso, se agarram com firmeza à crença de que um erro é uma falha moral de um indivíduo ou de um grupo. Essa ordem de coisas acaba por gerar pacientes irritados e inclinados a procurar culpados, profissionais desmoralizados e deprimidos ao ponto de porem fim às próprias vidas e, principalmente, não determina qualquer mobilização institucional que torne o cuidado à saúde mais seguro.

Feitas essas considerações, creio que fica evidente para todos como pode ser danoso se nós, profissionais de saúde, não trabalharmos arduamente, de forma integrada e continuada, para minimizar os possíveis erros de comunicação em nosso trabalho e, consequentemente, gerarmos um sistema de assistência que tenha como um de seus pilares a segurança assistencial ao paciente.

A partir de agora, definiremos quais são os principais momentos e situações em que uma equipe de saúde se encontra mais vulnerável para a ocorrência de "ruídos" no que concerne a uma comunicação interpessoal adequada e que podem impactar de forma prejudicial na segurança ao paciente; iremos propor, sequencialmente, maneiras de minorar ou impedir essas ocorrências.

Não nos esqueçamos de que nos últimos 50 anos houve um aumento exponencial da complexidade da assistência à saúde: novos tratamentos e tecnologias, ampliação do conhecimento sobre as patologias etc. Esses e outros fatores

tornaram necessário que profissionais de formações muito distintas (fisiote-
rapeutas, fonoaudiólogos, farmacêuticos, odontólogos, psicólogos, terapeutas
ocupacionais, assistentes sociais etc.) fossem agregados ao já conhecido binômio "médico-enfermeiro", de forma a constituir uma equipe que deve trabalhar
de maneira interdisciplinar e coordenada. Os desafios a serem enfrentados para
que a comunicação entre todos os atores ocorra de forma tranquila e efetiva não
é algo desprezível.

Diante de tal ordem de coisas, a discussão de certos conceitos, como **gradiente de autoridade** e **hierarquia**, é fundamental. O **gradiente de autoridade**
é a denominação que se dá para a distância psicológica entre um trabalhador
e seu supervisor, e a inclinação geral desse gradiente é denominada **hierarquia** da organização. Historicamente, a área da Saúde é caracterizada por uma
hierarquia forte e um gradiente de autoridade muito grande, principalmente
entre o profissional médico e os demais integrantes da equipe de saúde. Em
uma disposição como essa é bastante difícil que os outros profissionais tenham
segurança para expor livremente opiniões que contradigam a do médico, e também é pouco provável que este leve em consideração tais opiniões para nortear
sua tomada de decisão. Isso se torna particularmente nocivo quando envolve
situações de risco para o paciente e que foram percebidas pela equipe, mas não
efetivamente comunicadas ao médico.

Podemos nos reportar à aviação para tentarmos compreender, de maneira
mais transparente, os conceitos citados acima: como a questão da hierarquia e
do gradiente de autoridade podem impactar negativamente e até causar uma
fatalidade se não forem bem trabalhados institucionalmente?

No final da década de 1970 até princípio da década de 1980 ocorreram
diversos desastres aéreos cuja razão primordial estava atrelada ao gradiente de
autoridade; o maior deles causou a morte de 583 pessoas, sendo, até hoje, a
maior colisão de tráfego aéreo de todos os tempos. O acidente em Tenerife,
ocorrido entre o KLM 747 e o Pan Am 747, teve como uma de suas causas-raiz
falhas de comunicação.

O comandante Van Zanten, do KLM 747, interpretou de forma incorreta
uma transmissão da torre de rádio e julgou que a pista estava livre para deco-
lagem; seu engenheiro de voo ainda perguntou por duas vezes se estava livre
também pelo voo da Pan Am. Van Zaten respondeu enfático "Está" e partiu com
seu avião para a colisão fatal.

A análise desse e de outros acidentes aéreos ocorridos naquela época permitiu aos responsáveis pela segurança na aviação perceberem que uma cultura na qual indivíduos da equipe não se sintam confortáveis para expor suas dúvidas e inquietações para seu líder produz situações de insegurança extrema e potencial risco de fatalidade. Com isso, foram tomadas medidas para reforçar o treinamento de trabalho em equipe e comunicação denominado "Gerenciamento de Recursos da Tripulação", em que se estimula os profissionais da aviação a externar suas preocupações e os pilotos são preparados para criar um ambiente que favoreça ao profissional subalterno manifestar-se sem constrangimento. Dessa abordagem seguiram-se 40 anos de sucesso em termos de segurança e diminuição de acidentes na aviação comercial atribuídos diretamente à institucionalização da cultura da segurança.

Vocês conseguem imaginar uma situação análoga ocorrendo em nossos centros cirúrgicos, por exemplo? Acredite, é possível. Os treinamentos e culturas atualmente consagrados na aviação comercial foram resultados de uma estratégia bem desenhada e implantada, e que em seu nascedouro sofreu resistência por parte dos pilotos, que, ironicamente, denominavam os treinamentos de Gerenciamento de Recursos de Tripulação "escolas de charme", mas acabaram por reconhecer a contribuição para o aumento na segurança do voo. Hoje, trata-se de algo inquestionável e que pode ser adaptado para uso nas instituições de saúde com o mesmo impacto positivo. Para tanto, faz-se necessário que exista um entendimento institucional, em seus diversos níveis hierárquicos, da importância de uma política de qualidade e segurança, não só como um discurso vazio, mas como uma das metas prioritárias a serem atingidas por todo o grupo. Obviamente precisamos compreender que o número de profissionais envolvidos na operação de manejo de uma aeronave (piloto, copiloto e engenheiro de voo) são em menor número e compartilham muitos treinamentos assemelhados, ganho salarial e prestígio, além de que seu compromisso não é só com a segurança alheia, mas com a própria; por outro lado, nas equipes de saúde temos uma multiplicidade de profissões, níveis de escolaridade, salário e treinamentos específicos, que, certamente, requerem mais tempo e esforço para a implantação de programas de segurança. Devemos considerar, ainda, que, muitas vezes, esses indivíduos trabalham em vários locais diferentes e com cargas horárias excessivas, que os tornam mais propensos a erros, o que é uma dificuldade adicional na hora de se propor treinamentos que, preferencialmente, devem ser feitos no mesmo turno de sua jornada de trabalho, o que nem sempre é possível devido ao volume excessivo de trabalho.

Outra questão importante a ser abordada é a de equipes fixas em contraponto às variáveis. Aparentemente, as pessoas se sentem mais seguras trabalhando com colegas conhecidos em situações estressantes nas quais imprevistos possam exigir uma ação rápida e coordenada (centros cirúrgicos, unidades de terapia intensiva); por outro lado, alguns observadores entendem que equipes fixas podem ocasionar situações de relaxamento no seguimento das normas, além de criar uma hierarquia interna própria e sofrer do chamado "espírito de matilha", no caso de receberem críticas externas. Há também o fato de que alguns setores poderiam se beneficiar de maior flexibilidade na formação das equipes (enfermarias).

Na área médica existe um balanceamento dessas duas estratégias, com o uso de equipes fixas em locais de alto desempenho, como centros cirúrgicos e unidades de terapia intensiva, e maior flexibilidade em áreas de menor complexidade, como as enfermarias, onde se dá prioridade à criação de unidades assistenciais geográficas, de forma a melhorar a coordenação do cuidado, além de se efetivar uma atenção adequada ao paciente de forma individual.

A estruturação de tais unidades impacta positivamente na melhoria da comunicação interna da equipe e amplia a segurança no cuidado, principalmente quando associada às reuniões de grupo estruturadas, aos cronogramas e à agenda clara. Essa é a maneira atual mais factível de se aproveitar o que existe de favorável no trabalho com equipes fixas ou volantes, um "caminho do meio", no qual é possível transitar com segurança, pois precisamos considerar as dificuldades logísticas e de política interna de se garantir equipes fixas dentro da sala cirúrgica e da unidade de terapia intensiva e unidades geográficas de atenção nas enfermarias.

Seja para equipes fixas ou aleatórias, unidades fechadas ou abertas, existem estratégias simples que podem ser utilizadas para aprimorar a comunicação interpessoal com sucesso: uso de *checklist*; uso da técnica de *debriefing*; aparelhar os profissionais de saúde de todos os níveis hierárquicos para que possam efetivamente se **expressar com liberdade**, até mesmo em situações de desacordo com seus superiores; e incentivar a **dupla checagem**.

CHECKLIST

Existe um livro bastante interessante e objetivo que deve ser lido por qualquer profissional interessado em oferecer ou coordenar uma atenção à saúde com maior qualidade e segurança: trata-se do *The Checklist Manifesto*, do cirurgião Atul Gawande, que apresenta uma nova visão das listas de checagem. Estas devem ser vistas como ferramentas de apoio à instauração de procedimentos adequados, muito mais que simples formas de verificação de realização de tarefas, pois favorecem o crescimento da atenção da equipe aos momentos em que os erros costumam ser mais frequentes ou de maior impacto para o paciente, minimizando eventuais melindres pessoais na hora em que são propostas certas tarefas e aumentando o foco dos envolvidos na segurança e na qualidade da assistência em detrimento de vaidades e desejos dos membros da equipe.

DEBRIEFING

A técnica de *debriefing* é muito utilizada em operações militares e na aviação, e trata-se, simplesmente, de uma reunião feita posteriormente à realização de qualquer missão ou voo, em que todos os membros da equipe podem se expressar livremente a respeito dos erros e acertos ocorridos durante a intervenção. Além de reforçar o espírito de grupo e de colaboração dos envolvidos, essas sessões funcionam como "lanternas na popa", em um momento de tranquilidade, no qual todos podem refletir para fazer avaliações críticas de suas condutas, de forma a qualificar o trabalho e melhorar o desempenho do grupo e de seus indivíduos. O acolhimento da opinião de todos reforça a comunicação interpessoal, oferecendo, também, uma demonstração objetiva de que todos são passíveis de cometer erros que precisam ser encarados e corrigidos para que não se repitam no futuro.

MODELOS PARA FACILITAR A COMUNICAÇÃO

Existem técnicas bastante eficazes que permitem aos diversos profissionais trazerem seus questionamentos e opiniões ao líder da equipe ou diretamente ao médico responsável pelo paciente, com o cuidado de ressaltar os aspectos fundamentais do caso e estabelecer uma comunicação produtiva. Uma dessas técnicas é o Sbar, abreviação para: situação, *background* (histórico do paciente), avaliação e recomendações. Essa ferramenta permite que o profissional treinado seja guiado por meio de uma estrutura que lhe possibilite comunicar o que é indispensável e essencial à tomada de decisão e, consequente, para o enfrentamento do problema de cada paciente, sem se perder em divagações ou deixar de fora dados fundamentais do caso.

A proposta do Sbar apareceu em um primeiro momento para facilitar a comunicação entre enfermagem e médicos, por se haver percebido que tais categorias, pela própria natureza de suas funções e de seus treinamentos, têm formas diversas de se comunicar. A Enfermagem, usualmente, pela prática do cuidado e da proximidade diária com o paciente, costuma transmitir o caso sob a forma de história e focada no momento atual e na evolução recente. O médico, por sua vez, apropria-se apenas dos dados principais da história contada sobre determinado indivíduo e busca realizar a conexão com outras situações estudadas ou vividas previamente, de forma a oferecer uma conduta no momento presente, mas que está ancorada em reflexões pregressas.

Outra técnica que pode ser utilizada para melhorar a comunicação entre a equipe é o uso de três palavras-chave que implicam em níveis progressivos de preocupação com determinado paciente e que, consequentemente, requerem níveis progressivos de agilidade na resposta do profissional que se encontra acima no gradiente de hierarquia. Em uma ordem escalonada: "Estou **preocupado**", "Estou **desconfortável**" e "Esse é um assunto de **segurança**". As palavras "preocupado", "desconfortável" e "segurança" representam uma sinalização clara da resposta que se espera por parte de quem recebe a mensagem no que se refere ao grau de urgência com que deve ser produzida.

DUPLAS CHECAGENS

As duplas checagens já são realizadas normalmente nas diversas fases da produção e administração de hemoderivados, e essa necessidade é amplamente compreendida e aprovada pelos profissionais de saúde. Infelizmente, a extensão da cultura de dupla checagem para outras situações com risco potencial de quebra da segurança (o momento de preparo e administração de medicamentos, a diluição de doses, a entrega de dietas, histórico de alergia etc.) está apenas iniciando, mas precisamos incentivá-la de maneira firme para que se torne, em um breve período, tão consagrada e indiscutível como nos momentos de uma transfusão de concentrado de hemácias. Certamente, quando duas ou mais pessoas participam juntamente da verificação desse e de outros momentos-chave da assistência, a possibilidade de errar é reduzida significativamente. Uma forma tão simples e corriqueira de comunicação e que impacta na segurança assistencial deve ser incentivada e aplaudida.

Nenhuma comunicação interpessoal, no entanto, será efetiva se o grupo assistencial não consegue ter uma percepção do todo em determinada situação. Equipes eficientes são constituídas por pessoas capazes de responder adequadamente às crises instauradas, e isso deve ocorrer tanto no plano individual como no coletivo. Nessas situações, cada membro do time precisa manter certo distanciamento do episódio em andamento, de maneira a enxergar a situação em toda a sua complexidade e perceber quais são os passos a serem tomados e em que sequência, pois, do contrário, corre-se o risco de perder tempo precioso em manobras que pouco ajudam na efetiva solução do problema em detrimento de ações mais emergenciais e efetivas. Esse posicionamento é denominado **consciência situacional**. Um exemplo clássico se vê no atendimento ao politraumatizado, em que a visão de um membro fraturado pode se tornar o foco principal da atividade dos profissionais, quando, na verdade, a ação prioritária é liberar a via aérea da vítima. Para que o time assistencial consiga ministrar um atendimento adequado, a equipe deve ser composta por indivíduos com forte consciência situacional.

Precisamos considerar outros aspectos além dos técnicos e emocionais que, certamente, influenciam a efetividade da comunicação entre os membros da equipe. Os indivíduos não existem descolados de seu ambiente, de sua situação social, política e, mesmo, econômica. Atualmente, o cenário mais amplo nos mostra um profissional de saúde sobrecarregado de responsabilidades e tarefas que se acumulam, correndo de um emprego a outro para garantir uma remuneração minimamente adequada, acuado, desmotivado, submetido ao estresse físico e emocional constante, trabalhando sob condições insatisfatórias, sem recursos, sendo obrigado à improvisação e submetido a pressão constante vinda de todos os lados (pacientes, superiores, sociedade). O cansaço, a angústia e o desalento esgotam não só as bases da saúde desses profissionais, mas também das instituições, e dificultam sobremaneira a comunicação entre os diversos atores, com os danos já sabidos para a qualidade e a segurança assistencial. É necessário que exista um entendimento mais profundo dessa situação, de maneira que cada instituição crie suas soluções particulares para lidar com ela, no intuito de que os membros da equipe se sintam pertencentes a uma estrutura, que apesar de exigente, é acolhedora.

Refletindo sobre tudo o que já foi dito e escrito, percebemos que há muito a ser feito para que possamos garantir qualidade e segurança plena para o paciente que nos procura, mas um aspecto muito positivo é o aparecimento dessa temática nas pautas de debate da Saúde, alicerçando a formação de uma massa crítica de indivíduos que começa a entender a urgência de dirigir seus esforços ao desenvolvimento de uma prática profissional mais qualificada e segura.

A responsabilidade de cada um de nós é a de nos apoderarmos de tais conceitos e conhecimentos, aplicá-los em nossa rotina de trabalho e propagá-los entre nossos colegas de maneira a alavancar essa transformação rumo a uma cultura da assistência à saúde segura que beneficiará a todos.

ESSENCIAL

Durante a interação entre os diversos processos assistenciais, principalmente no ambiente hospitalar, ocorre intensa troca de informações e, consequentemente, nesses instantes é que existem os maiores riscos de equívocos de comunicação.

Os processos básicos a serem avaliados e equipados com ferramentas que minimizem tais erros são: prescrição médica, dispensação e administração de medicamentos, ordens dadas de forma verbal, passagem de resultados de exame, gerenciamento da agenda cirúrgica, gerenciamento da administração de dietas, passagem de plantão, pedido de interconsultas e transferências internas e externas de pacientes.

REFERÊNCIAS

Agência Nacional de Vigilância Sanitária; Gerência de Vigilância e Monitoramento em Serviços de Saúde; Gerência Geral de Tecnologia em Serviços de Saúde. Assistência Segura: Uma Reflexão Teórica Aplicada a Prática. 2013.

Compton J, Copeland K, Flanders S, Cassity C, Spetman M, Xiao Y, Kennerly D. Implementing SBAR across a large multihospital health system. Joint Commission Journal on Quality and Patient Safety. 2012;38(6):261-268.

Donshin Y, Gopher D. Around the Patient Bed: Human Factors and Safety in Health Care. Cap. 13. Boca Raton, FL, EUA: CRC Press; 2013. p. 195-206.

Doyle AC. O cão dos Baskervilles. Bertrand Editora. 2010.

Gawande A. The Checklist Manifesto: How to Get Things Right. New York, NY: Metropolitan Books; 2009.

General Direction of Civil Aviation. Report in Tenerife Crash. Aircraft Accident Digest (ICAO Circular 153- AN/56). 1978. p. 22-68.

Gordon MB, Melvin P, Graham D, Fifer E, Chiang VW, Sectish TC, Landrigan CP. Unit-based care teams and the frequency and quality of physician-nurse communications. Archives of Pediatrics & Adolescent Medicine. 2011;165(5):424-428.

Houaiss A. Novo Dicionário Houaiss de Língua Portuguesa. Rio de Janeiro: Editora Objetiva; 2009.

Maldonado MT, Canella P. Recursos de Relacionamento para Profissionais de Saúde. A boa comunicação com clientes e seus familiares em consultórios, ambulatórios e hospitais. Ribeirão Preto (SP): Editora Novo Conceito; 2009.

Makary MA, Holzmueller CG, Sexton JB, Thompson DA, Martinez EA, Freischlag JA, Pronovost PJ. Operating room debriefings. Joint Commission Journal on Quality and Patient Safety. 2006;32(7):407-410.

Monroe M. SBAR: A Structured Human Factors Communication Technique. Health Beat. 2006;5(3).

Silva MJP. Comunicação tem remédio: a comunicação nas Relações Interpessoais em Saúde. São Paulo: Editora Gente; 1996.

Wachter RM. Segurança do Paciente. Rio de Janeiro: Editora Artmed; 2013. p. 147-157.

Weick KE. The Collapse of Sensemaking in Organizations: The Mann Gulch Disaster. Administrative Science Quarterly. 1993;38(4):628-652. Disponível em: <http://www.jstor.org/stable/2393339>.

Wu AW. Medical error: the second victim. The doctor who makes the mistake needs help too. BMJ: British Medical Journal. 2000;320(7237):726-727.

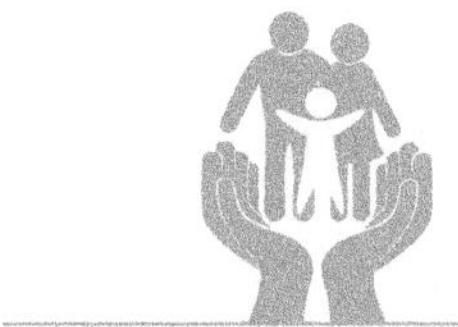

EVENTOS ADVERSOS RELACIONADOS A MEDICAMENTOS – FARMACOVIGILÂNCIA

INTRODUÇÃO

Os medicamentos são uma importante ferramenta terapêutica, que contribuem para a melhoria da qualidade e expectativa de vida da população. Entretanto, para que a farmacoterapia tenha êxito e produza os resultados esperados, é necessário que os medicamentos tenham qualidade, segurança, eficácia e que sejam prescritos e utilizados de maneira adequada. Dessa forma, tem-se dirigido uma crescente atenção aos temas relacionados com a segurança dos pacientes, dentre esses a segurança no uso dos medicamentos[1]. Vários estudos sobre o assunto têm sido publicados em diversos países, na tentativa de encontrar estratégias que assegurem menores riscos de iatrogenias potencialmente evitáveis aos pacientes hospitalizados.

Os medicamentos são componentes essenciais da assistência e cruciais no tratamento paliativo, sintomático e curativo de muitas doenças. Entretanto, podem causar efeitos indesejáveis e danosos. Essa dualidade, às vezes trágica, é significativa para a saúde pública e torna a farmacovigilância uma atividade indispensável à regulação sanitária em qualquer país.

A segurança do paciente relacionada aos medicamentos é destaque em inúmeros estudos. Contudo, a estimativa dos valores de prevalência e incidência dos danos ocasionados por medicamentos continua sendo um desafio, considerando a enorme quantidade de informações publicadas, a grande variabilidade de qualidade dos estudos e os resultados muitas vezes discrepantes[2-4].

Particularmente, eventos adversos associados a medicamentos aparecem entre as principais causas de danos aos pacientes hospitalizados. Estudos revelaram que 44 mil a 98 mil americanos morriam a cada ano nos EUA em consequência aos eventos adversos e que 7 mil mortes estavam relacionadas aos erros de medicação[5,6].

Atualmente, existe uma diversidade considerável de termos e definições ligados à segurança do paciente relacionada aos medicamentos, sendo os mais frequentes: eventos adversos a medicamentos, reações adversas a medicamentos, erros de medicação, intoxicação medicamentosa, medicamento inapropriado, medicamento desnecessário, redução abrupta de dose, não adesão ao tratamento e falha terapêutica. Várias definições e classificações têm sido propostas por diversos autores e instituições, entretanto, esses termos não são utilizados de maneira uniforme na literatura e as definições recomendadas para um único termo variam entre os autores[7-9].

EVENTO ADVERSO A MEDICAMENTO

Evento adverso a medicamento (EAM) é definido como qualquer dano causado ao paciente pela intervenção médica relacionada aos medicamentos, provocado pela utilização adequada, inadequada ou pela falta de acesso àqueles fármacos clinicamente necessários e que pode resultar em vários desfechos, incluindo o agravamento de um problema de saúde já existente, a ausência de melhora esperada no estado de saúde, o surgimento de uma nova patologia, a mudança de uma função orgânica ou uma resposta nociva devido ao uso de medicamento[7,10].

Os EAM podem ser evitáveis ou inevitáveis. Os eventos adversos evitáveis são aqueles associados a erros de medicação e não aconteceriam se o paciente recebesse a assistência medicamentosa de maneira adequada. Os inevitáveis são associados, geralmente, às reações adversas a medicamentos e não são resultados de erros, mas comprovam o risco inerente dos medicamentos. Um exemplo de erro evitável seria administração inadvertida de um medicamento ao qual o paciente é sabidamente alérgico. Por outro lado, um evento adverso não evitável seria a manifestação de reação alérgica após o uso de um fármaco em um paciente sem histórica de alergia a essa medicação[7].

Os eventos adversos a medicamentos potenciais são erros de medicação com potencial para causar eventos adversos, mas não ocasionaram, seja por não terem provocado qualquer efeito colateral, seja pela identificação da dose errada ou medicamento contraindicado e sua interceptação antes do procedimento ou por se ter percebido uma superdosagem precocemente, com tempo hábil para a administração de antídotos[11,12].

Estudos revelam que as principais falhas que levam a EAM evitáveis ocorrem na prescrição de medicamentos e na monitorização de pacientes. Entre os eventos tratáveis, um elevado percentual é atribuído à falha do médico em responder aos sintomas do paciente relacionados com a medicação e à falha do paciente em informar esses sintomas ao médico[13].

Dentre os principais eventos adversos medicamentosos inevitáveis, encontram-se as reações adversas a medicamento e os evitáveis são os erros de medicamento (EM). Os EM e as RAM estão entre as principais causas de morbimortalidade relacionada a medicações e, além de representarem um sério risco à saúde do paciente, também provocam aumento de custos nos serviços de saúde[14].

ERROS DE MEDICAMENTOS

Erro de medicação é qualquer evento evitável que pode causar dano ao paciente ou levar ao uso inadequado de um medicamento, não se levando em conta se o medicamento está sob o controle de profissionais de saúde, do próprio paciente ou de um consumidor. Tais erros podem estar associados à prática profissional, aos problemas de comunicação – entre estes, prescrição, rotulagem do produto, embalagens e nomenclaturas –, à preparação, à dispensação, à distribuição, à administração, à educação, ao monitoramento e ao uso propriamente dito dos medicamentos. O erro de medicação, habitualmente, é de responsabilidade multiprofissional e as circunstâncias envolvidas são multifatoriais, não se limitando a uma categoria profissional específica[7,9,15].

Esses eventos têm se destacado em pesquisas científicas e se tornado um assunto de relevância crescente entre profissionais de saúde a partir do relatório publicado pelo Instituto de Medicina (Institute of Medicine – IOM), dos Estados Unidos, em 1999, *Errar é humano: construindo um sistema de saúde mais seguro (To Err is Human: Building a Safer Health System*, em Inglês)[16].

A prescrição e a administração dos medicamentos parecem estar associadas ao maior número de erros de medicação, independentemente de levar ou não a um dano ao paciente[17]. A administração de medicamentos é uma atividade complexa. Estudos observacionais têm reportado que essa atividade consome até 40% do tempo da enfermagem[18,19]. Taxas de erros de medicação variam amplamente, de 0,01% a 20%, e são diferentes entre as instituições. Há relatos de que entre os erros de medicamentos, cerca de 30% ocorreram durante a administração e não foram interceptados[20].

Sabe-se que quando as incidências de erros de medicação são sistematicamente mensuradas, encontram-se níveis altos e, muitas vezes, inesperados. Além disso, ressalta-se que cada etapa do processo de utilização de medicamentos – prescrição, dispensação, administração, monitoramento – é caracterizada por vários e graves problemas relacionados à segurança e são necessários melhores e maiores estudos para evidenciar as falhas e definir medidas de prevenção[21].

A prescrição é, essencialmente, um instrumento de comunicação entre o médico, farmacêutico, enfermagem, cuidador e paciente. Para ser considerada adequada, além da clareza, deve seguir critérios da Organização Mundial da Saúde (OMS) para prescrição racional, sendo apropriada, segura, efetiva e econômica. Essas características contribuem para maiores chances de sucesso da terapia aplicada e segurança do paciente[22].

O ato de medicar pacientes depende de ações humanas, portanto, o risco de ocorrência de erros é inquestionável. Entretanto, um sistema de medicação bem estruturado deverá promover condições que ajudem na minimização e prevenção dos erros. Assim, a implementação de normas, regras, ações e processos com a finalidade de auxiliar os profissionais envolvidos nesse procedimento é fundamental para garantir a administração segura dos pacientes.

Diversas classificações taxonômicas dos erros de medicação são encontradas na literatura. O quadro 1 apresenta a classificação proposta pelo Institute for Safe Medication Practices (ISMP), da Espanha, após sugestões feitas à versão anterior[23].

Quadro 1: Tipos de erros de medicação

1. Medicamento errado
1.1. Prescrição inadequada do medicamento
1.1.1 Medicamento não indicado/não apropriado para o diagnóstico que se pretende tratar
1.1.2 História prévia de alergia ou reação adversa similar
1.1.3 Medicamento inadequado para o paciente por causa da idade, situação clínica etc.
1.1.4 Medicamento contraindicado
1.1.5 Interação medicamento-medicamento
1.1.6 Interação medicamento-alimento
1.1.7 Duplicidade terapêutica
1.1.8 Medicamento desnecessário.
1.2. Transcrição/dispensação/administração de um medicamento diferente do prescrito

2. Omissão de dose ou do medicamento
2.1. Falta de prescrição de um medicamento necessário
2.2. Omissão na transcrição
2.3. Omissão na dispensação
2.4. Omissão na administração

3. Dose errada
3.1. Dose maior
3.2. Dose menor
3.3. Dose extra

4. Frequência de administração errada

5. Forma farmacêutica errada

6. Erro de preparo, manipulação e/ou acondicionamento

7. Técnica de administração errada

8. Via de administração errada

9. Velocidade de administração errada

10. Horário errado de administração

11. Paciente errado

12. Duração do tratamento errada
12.1. Duração maior
12.2. Duração menor

13. Monitorização insuficiente do tratamento
13.1. Falta de revisão clínica
13.2. Falta de controles analíticos

14. Medicamento deteriorado

15. Falta de adesão do paciente

16. Outros tipos

17. Não se aplica

Fonte: OTERO et al., 2008.

Entre as principais causas de erros de medicação estão: a falta de conhecimento sobre os medicamentos, ausência de informação sobre os pacientes, violação de regras, deslizes e lapsos de memória, erros de transcrição, falhas na interação com outros serviços, erros na conferência das doses, problemas relacionados aos dispositivos de infusão de medicamentos, inadequado monitoramento do paciente, problemas no armazenamento e dispensação, erros de preparo e falta de padronização dos medicamentos[24].

Algumas medicações apresentam um elevado risco de produzir lesão grave nos pacientes quando ocorre falha em seu processo de utilização. Esses fármacos são denominados Medicamentos Potencialmente Perigosos (MPP)[25]. Falhas envolvendo essas medicações têm o potencial de causar lesões permanentes ou fatais. Essa característica faz com que elas mereçam atenção especial durante o planejamento de medidas de prevenção e redução dos erros de medicação.

Algumas medidas para promoção de práticas seguras do uso de medicamentos de alto risco são listadas abaixo:

• **Introdução de barreiras que minimizem a possibilidade de ocorrência dos erros –** o uso de seringas especiais para administração de soluções orais com conexões que não se adaptem em sistemas de administração de medicamentos intravenosos. Não manter ampolas de cloreto de potássio concentrado estocadas em unidades de internação, para evitar administração acidental. Identificá-las com etiquetas de alerta, sinalizando que sua administração sem diluição pode ser fatal.

• **Adotar protocolos e padronizar a comunicação sobre os tratamentos –** elaborar protocolos claros e bem detalhados para a utilização dos MPP, mantendo uniformes os processos e minimizando sua complexidade e variabilidade no sistema. Estabelecer normas de prescrição, evitando o uso de abreviações e prescrições ambíguas. Estabelecer protocolos especiais para o uso dos quimioterápicos. Buscar a padronização de medicamentos e doses, reduzindo a dependência da memorização.

• **Fornecer e melhorar o acesso à informação –** capacitar os profissionais de saúde envolvidos no processo de utilização de medicamentos. Divulgar a lista de MPP disponíveis na instituição. Fornecer informações técnicas sobre os medicamentos, como as doses máximas permitidas. Adotar rotinas de orientação de pacientes para melhorar a segurança dos tratamentos.

• **Revisar continuamente a padronização de MPP –** promover revisão contínua das especialidades de MPP padronizadas, para evitar erros decorrentes de semelhança de nomes, rótulos e embalagens. Aplicar medidas corretivas ao identificar situações de risco, como retirar o medicamento da padronização ou substituí-lo, armazená-lo em local diferente ou utilizar etiqueta de alerta.

• Diminuir o número de alternativas terapêuticas – reduzir o número de apresentações farmacêuticas de MPP na padronização; manter poucas apresentações, preferencialmente as de menor concentração.

• Centralizar os processos considerados com maior risco de erros – centralizar o preparo de intravenosos contendo MPP na farmácia hospitalar, evitando o maior número de interrupções, erros de cálculo de dose e falta de padronização nas técnicas de preparo, que podem ocorrer nas unidades assistenciais.

• Usar procedimentos de dupla conferência dos medicamentos – identificar os processos de maior risco no hospital e empregar a dupla conferência independente, na qual um profissional revisa o trabalho realizado por outro. Limitar a dupla conferência às etapas mais propensas a erros, como programação de bombas de infusão, conferência de doses pediátricas e dos idosos, preparo, dispensação e administração de quimioterápicos etc. Empregar o uso de código de barras que permite dupla conferência automática.

• Incorporar alertas automáticos nos sistemas informatizados – implantar sistema de prescrição eletrônica como medida de prevenção de erros. Disponibilizar bases de informações integradas nos programas de prescrição e dispensação para alertar sobre situações de risco no momento de prescrição e dispensação. Incluir limites de dose, interações medicamentosas e história prévia de alergia do paciente.

• Monitorar o desempenho das estratégias de prevenção de erros – analisar os resultados das medidas de prevenção, por meio de dados objetivos representados por indicadores medidos ao longo da execução dos processos. Identificar os pontos críticos do processo e direcionar para os programas de prevenção. Pode-se adotar indicadores como o número de prescrições com erros e o número de medicamentos dispensados com erros.

REAÇÃO ADVERSA A MEDICAMENTO

Reação adversa a medicamento (RAM) é definida como qualquer efeito prejudicial ou indesejável, não intencional, resultante da administração de um medicamento em doses normalmente utilizadas no homem para profilaxia, diagnóstico e tratamento de doenças ou modificações de funções fisiológicas[26].

A taxa de reações adversas a medicamentos apresentada pelos pacientes tem sido um valioso indicador no gerenciamento da qualidade. As RAM constituem um problema importante na prática do profissional da área da Saúde. Sabe-se que essas reações são causas significativas de hospitalização, de aumento do tempo de permanência hospitalar e, até mesmo, de óbito. Além disso, elas afetam negativamente a qualidade de vida do paciente, influenciam na perda de confiança no tratamento, aumentam custos e podem ser confundidas com sintomas da própria doença[27]. É importante considerar que a ocorrência de reações adversas se constitui em fator intrínseco ao uso do próprio medicamento.

O primeiro episódio de reação adversa a um agente terapêutico que culminou em óbito foi descrito em 1848. Tratou-se de episódio não esperado de possível fibrilação ventricular, que ocorreu durante uma anestesia com clorofórmio, em uma adolescente de 15 anos, submetida a um procedimento cirúrgico de pequena complexidade. Dessa forma, desde 1893, a segurança dos procedimentos anestésicos começou a merecer uma atenção diferenciada no Reino Unido, pelo jornal *The Lancet*, por meio de publicações de relatos dos óbitos relacionados aos anestésicos. Essas publicações representaram uma iniciativa precursora do sistema de relato de suspeita de reação adversas[28].

ORIGEM DAS REAÇÕES ADVERSAS A MEDICAMENTOS

A classificação das reações adversas a medicamentos conforme seu mecanismo de produção não é fácil de ser estabelecida, pois considerações relevantes sobre mecanismos farmacocinéticos ou farmacodinâmicos (do tipo lesão anatômica, bioquímica, funcional, da localização da lesão, do subgrupo da população afetada) podem se sobrepor. Uma das classificações que pode auxiliar no entendimento dos principais mecanismos propõe os mecanismos expostos abaixo[29]:

- **Superdosagem relativa** – ocorre quando um fármaco é administrado em doses terapêuticas, entretanto suas concentrações são superiores às habituais, como ocorre na intoxicação digitálica em pacientes cardiopatas ao usar doses usuais de digoxina.

- **Efeitos colaterais** – inerentes à própria ação farmacológica do medicamento, porém, o aparecimento é indesejável em um momento determinado de sua aplicação. Expressa um efeito farmacológico menos intenso em relação sua ação principal, como ocorre com o surgimento de broncoespasmo produzido pelos bloqueadores beta-adrenérgicos.

- **Efeitos secundários** – acontecem não devido à ação farmacológica principal do medicamento, mas como consequência do efeito esperado. Um exemplo seria a deposição da tetraciclina, um antimicrobiano, nos dentes e ossos de pacientes pediátricos, causando a descoloração do esmalte dos dentes nesses indivíduos.

- **Idiossincrasia** – reações nocivas, às vezes fatais, que ocorrem em uma minoria dos indivíduos. É uma sensibilidade peculiar a determinado produto, motivada pela estrutura singular de algum sistema enzimático.

- **Hipersensibilidade alérgica** – é necessária a sensibilização prévia do indivíduo e a mediação de algum mecanismo imunitário. Não está relacionada à dose utilizada. Um exemplo seria a anafilaxia durante a utilização de algum medicamento, como as penicilinas.

- **Tolerância** – é um fenômeno pelo qual as administrações repetidas, contínuas ou crônicas de um medicamento na mesma dose, reduz, progressivamente, a intensidade dos efeitos farmacológicos, necessitando de aumento gradual da dose para manter os efeitos necessários.

CLASSIFICAÇÃO DAS REAÇÕES ADVERSAS A MEDICAMENTOS

Apesar do desconhecimento de todas as propriedades de um medicamento administrado, assim como o mecanismo produtor de reações adversas, uma classificação proposta divide essas reações em dois grupos[30,31]:

RAM Tipo A

Dose-dependente: são efeitos farmacológicos aumentados ou exagerados de um medicamento administrado em doses habituais. Podem ser resultado de efeito colateral, interação farmacológica, efeito citotóxico ou, simplesmente, a extensão de um efeito farmacológico por sobredose. A gravidade dessas reações é diretamente proporcional às doses administradas e pode ser prevenida ou tratada mediante um ajuste da dosagem.

RAM Tipo B

Dose-independente: são reações não esperadas, a partir das propriedades farmacológicas de um medicamento, administrado em doses habituais. Podem ter como origem as variantes farmacogenéticas ou imunoalérgicas dos pacientes, por exemplo, hipertermia maligna por anestésicos. Quase sempre são imprevisíveis e difíceis de evitar.

Posteriormente dois outros tipos de reações foram acrescentados[32]:

RAM Tipo C

São reações que estão ligadas ao tempo e à dose. Habitualmente, são doses cumulativas, como supressão adrenal por corticoides.

RAM Tipo D

São reações ligadas ao tempo, ocorrendo, geralmente, após certo período de utilização do medicamento, como teratogêneses e carcinogêneses.

CLASSIFICAÇÃO SEGUNDO A GRAVIDADE

Estão disponíveis quatro categorias segundo os dados da notificação[33]:

a) **Letal:** contribui direta ou indiretamente para a morte do paciente.

b) **Grave:** a reação afeta diretamente a vida do paciente, podendo conduzir a uma internação ou prolongá-la, como no tromboembolismo pulmonar e no choque anafilático.

c) Moderada: a reação interfere nas atividades habituais do paciente, resultando em incapacidade transitória sem sequelas, levando a faltas ao trabalho e busca por atendimento em serviços de saúde ou de urgência.

d) Leve: com sintomas facilmente tolerados, não necessitando antídotos, geralmente de curta duração, não interfere substancialmente na vida do paciente e não causa prolongamento da internação.

CLASSIFICAÇÃO SEGUNDO A FREQUÊNCIA

A OMS desenvolveu uma estimativa padrão de categorias de frequência das RAM e classificou-as em[34]:

a) Muito comum: quando apresenta incidência maior ou igual a 10%.

b) Comum: quando apresenta incidência maior ou igual a 1% e menor que 10%.

c) Incomum ou pouco frequente: a incidência é maior ou igual a 0,1% e menor que 1%.

d) Rara: incidência maior ou igual a 0,01% e menor que 0,1%

e) Muito rara: inferior a 0,01%.

CLASSIFICAÇÃO SEGUNDO A CAUSALIDADE

Para o estabelecimento da reação de causalidade, uma das formas utilizadas é a adoção de algoritmos, desenvolvidos para estabelecer uma relação entre a reação e o medicamento sob suspeita.

Um dos algoritmos utilizados por diversos autores é o proposto por Naranjo, que contempla a sequência temporal entre os fármacos suspeitos e o surgimento do quadro clínico, a plausibilidade da relação de causalidade, levando em conta a descrição prévia da reação na literatura ou as propriedades farmacológicas conhecidas do medicamento. Considera também o avanço da reação após a suspensão do medicamento, a eventual repetição do episódio descrito com a readministração do medicamento e a possibilidade de a reação ser uma manifestação da patologia de base do paciente[35].

A classificação da Organização Mundial de Saúde considera a relação causa-efeito, definindo os seguintes subgrupos: determinada ou definida, provável, possível, não relacionada ou duvidosa e condicional[36,37].

- **Determinada ou definida:** relação temporal entre a administração do medicamento e o aparecimento da sintomatologia. A sintomatologia desaparece ao suspender o medicamento e reaparece quando é administrado novamente. A sintomatologia não pode ser explicada pela doença de base do paciente, enfermidades associadas ou outras medicações.

- **Provável:** relação temporal entre a administração do medicamento e o aparecimento da sintomatologia. A sintomatologia desaparece ao suspender o medicamento, porém não há readministração do fármaco.

- **Possível:** relação temporal entre a administração do medicamento e o aparecimento da sintomatologia. A sintomatologia desaparece ao suspender o medicamento, entretanto pode ser explicada pela doença de base do paciente, enfermidades associadas ou por outros fármacos ou tratamentos concomitantes.

- **Não relacionada ou duvidosa:** não cumpre com os critérios anteriores para estabelecer uma relação de causalidade.

- **Condicional:** a sequência temporal é razoável e a reação não se explicaria pelo estado clínico do paciente, pois o quadro apresentado pelo indivíduo não é conhecido como efeito indesejável do fármaco implicado.

FATORES DE RISCO PARA DESENVOLVIMENTO DE RAM

Algumas pessoas apresentam uma predisposição maior para desenvolverem reação adversa devido à presença de alguns fatores de risco. São eles:

• Idade

Os idosos estão mais predispostos às reações adversas por inúmeros motivos, dentre eles: má adesão ao regime terapêutico, devido a esquecimento, incompreensão do regime terapêutico e terapia com múltiplos fármacos, e aumento das reações de hipersensibilidade[30]. Nesse grupo as doenças, em geral, são mais graves e os processos de absorção, distribuição, metabolismo e excreção sofreram modificações[29].

Nos idosos, a produção do suco gástrico é mais lenta e a irrigação intestinal está diminuída, o que reduz a absorção dos medicamentos que requerem transporte ativo. A distribuição das drogas se encontra alterada pela diminuição da massa muscular e o aumento do tecido adiposo, podendo ocorrer uma queda na concentração de albumina[38]. O metabolismo dos fármacos nesses pacientes também está reduzido, pois a irrigação hepática está diminuída, o que afeta os medicamentos que são metabolizados nesse órgão. A atividade das reações enzimáticas da fase I também reduz com o aumento da idade, caindo também a excreção, pois irrigação, filtração, secreção tubular e reabsorção diminuem[39].

Nos recém-nascidos o sistema hepático ainda está imaturo, principalmente os sistemas de oxidação, desaminação e sulfonação. Os neonatos podem ter a absorção modificada por causa da motilidade intestinal e secreção de ácidos menores. Esse grupo apresenta menos massa muscular e tecido adiposo em comparação com os adultos. A água corporal total representa 75% do peso corporal, o que afeta a distribuição dos medicamentos[38]. A excreção de medicações também está alterada, devido à imaturidade do sistema excretor[40].

As doses dos medicamentos usados em pediatria necessitam ser cuidadosamente calculadas utilizando o peso corporal exato da criança. A efetividade e a segurança dos fármacos devem ser avaliadas para diminuir a chance de reações adversas nesse grupo[41].

• Sexo

A literatura tem evidenciado uma chance maior entre as mulheres de apresentar reações adversas[40]. O sexo feminino está associado com 20% a 50% das reações adversas encontradas[42].

Alguns fatores talvez possam explicar o fato de a mulher ser mais suscetível às reações adversas, como o uso frequente de medicamentos para controle da dismenorreia e de contraceptivos e a maior concentração de tecido adiposo. Possivelmente ainda exista um determinante hormonal que possa alterar o metabolismo, fato que pode predispor o surgimento de reações adversas[38].

• Polimedicação ou polifarmácia

O uso concomitante de múltiplos fármacos aumenta significativamente o risco de aparecimento de reações adversas, pelo risco de interações medicamentosas que possam desencadear alguma reação[43]. A incidência de RAM aumenta bastante com o número de medicamentos concomitantes. Pacientes com uso de mais de dez medicamentos estão sob risco maior[44].

• Patologias associadas

A concomitância de outras patologias associadas à doença de base pode alterar a resposta aos medicamentos. A presença de patologias crônicas, imunodeficiências, doenças malignas e infecções virais é um fator de risco para RAM[45]. Pacientes portadores de insuficiência renal necessitam de uma seleção adequada de medicamentos e consequentes ajustes de doses. Na insuficiência renal ocorre um aumento do volume de água corporal, elevando, assim, o volume de distribuição dos medicamentos hidrossolúveis. O acúmulo do fármaco pode levar a saturação enzimática e aumentar o risco de toxicidade. Os pacientes com insuficiência hepática também necessitam de ajustes de doses dos fármacos metabolizados nesse órgão[46].

FARMACOVIGILÂNCIA

A tragédia causada pela talidomida, na qual milhares de crianças nasceram com malformação congênita, como resultado da exposição *in* útero a um medicamento indicado para gestantes, foi um elemento fundamental para o surgimento dos primeiros esforços internacionais para abordar a questão da segurança dos medicamentos, na década de 1960.

Em face aos enormes prejuízos causados aos pacientes e aumento dos custos assistenciais, fez-se necessária a implantação de medidas contínuas para detectar e prevenir os eventos adversos medicamentosos. Com o intuito de assegurar a qualidade assistencial e a redução dos custos associados aos EAM, organizações internacionais, como a OMS, a Food Drug Administration (FDA) e a Joint Commission on Acreditation of Healthcare Organizations (JCHO) têm alertado sobre a necessidade e estimulado os hospitais a monitorarem ativamente as reações adversas medicamentosas[47]. No Brasil, a partir de 2010, a Agência Nacional de Segurança Sanitária (Anvisa) vem exigindo o gerenciamento de riscos associados a medicamentos em todos os serviços de saúde[48]. A identificação de EAM é considerada uma informação extremamente relevante para estimar a segurança da utilização dos fármacos sob controle da Vigilância Sanitária, conferindo a qualidade do cuidado oferecido ao paciente[49].

A farmacovigilância compreende atividades relativas à detecção, avaliação, compreensão e prevenção dos efeitos adversos ou quaisquer problemas relacionados ao uso de medicamentos[50]. Assim, passa a ter uma abrangência maior, envolvendo não apenas as reações adversas, mas todo e qualquer evento adverso relacionado às medicações.

Com o objetivo de estabelecer suas características farmacológicas, antes da comercialização, os fármacos são submetidos a uma série de estudos realizados em animais e humanos. Entretanto, há efeitos adversos infrequentes, desconhecidos ou inesperados, que não podem ser avaliados totalmente até que o medicamento seja utilizado de modo sistemático na prática clínica. Os ensaios clínicos aos quais os medicamentos são submetidos não são capazes de detectar reações adversas de ocorrência rara, bem como aquelas associadas ao uso crônico do fármaco, além do caráter restritivo dos ensaios clínicos quanto à seleção dos pacientes (idade, patologias passíveis de alterar o efeito dos fármacos e outras condições, como gravidez). Assim, é imprescindível submeter as medicações a uma vigilância após sua comercialização, objetivando delimitar com mais segurança a sua utilização[51].

A criação de um sistema de farmacovigilancia possibilita, entre outras funções, conhecer o perfil de reações adversas (principalmente as graves) dos medicamentos usados na terapêutica, possibilitando uma utilização melhor do arsenal farmacológico disponível e a prevenção de muitas reações adversas.

A eficácia dos programas de farmacovigilância depende do envolvimento de uma equipe multiprofissional, sendo o hospital o lugar mais adequado para seu desenvolvimento.

Dentre os principais objetivos de um programa de farmacovigilância podemos encontrar:

- Detecção precoce dos eventos adversos;

- Descrever novas reações adversas a medicamentos (RAM) e avaliar seu significado clínico;

- Estabelecer a frequência das RAM;

- Determinar fatores que predispõem ao surgimento da RAM;

- Desenvolver programa de formação e informação sobre RAM;

- Adotar medidas destinadas ao tratamento e possível prevenção de RAM.

Dessa forma, ao planejar um programa de farmacovigilância, deve-se incluir um mecanismo de retroalimentação capaz de proporcionar informações e formação de toda a equipe envolvida na assistência, assegurando, assim, uma cooperação desses profissionais.

Existem vários métodos de farmacogilância, com vantagens e desvantagens, e sua escolha dependerá do tipo de investigação que se pretende realizar.

PRINCIPAIS MÉTODOS DE FARMACOVIGILÂNCIA

Notificação espontânea: esse sistema pode ser definido como aquele em que o profissional de saúde tem liberdade para comunicar a ocorrência de um acontecimento que pode ser, em sua opinião, devido a um efeito adverso provocado por medicamento. Tal sistema se constitui de um processo simples de obtenção de informações, sendo que, para a notificação, utiliza-se formulário próprio, no intuito de obter dados mínimos sobre o evento clínico descrito; o documento tem valor limitado se fornecer apenas informações sobre reações adversas de causalidade comprovada. Para a eficácia desse processo, faz-se necessário que haja um sistema de retroalimentação, ou seja, que os profissionais notificadores sejam informados dos resultados de seus comunicados.

Monitorização intensiva ou busca ativa: caracteriza-se por ser um método ativo de obtenção de informações clínicas. Tem em comum a definição *a priori* dos objetivos, que consistem no estudo de certa população, de um local estabelecido, registrando-se todos os eventos que ocorrem, apesar de não estarem aparentemente relacionados diretamente com os medicamentos. Podem ser usadas abordagens por determinado tipo de medicação (medicamentos novos, de baixo índice terapêutico, determinados grupos terapêuticos), por tipos de pacientes (subpopulações mais susceptíveis identificadas, por idade, sexo, patologias, características genéticas), por reação adversa (alterações hematológicas como agranulocitose, plaquetopenia, reações anafiláticas), por enfermaria (clínica médica, cirurgia, pediatria, psiquiatria, obstetrícia, oncologia), por exame de laboratório alterado (hipo ou hiperpotassemia, anemia hemolítica), entre outras. Trata-se um sistema intensivo de monitoração, com enfoque ativo e clínico, portanto, mais completo. Seu principal inconveniente está no custo.

ABRANGÊNCIA DA FARMACOVIGILÂNCIA

Inefetividade terapêutica

A inefetividade terapêutica consiste na ausência ou diminuição da resposta terapêutica esperada de um medicamento, sob as condições de uso prescritas ou indicadas em bula.

Reação adversa a medicamento

Considera-se qualquer resposta prejudicial ou indesejável, não intencional, a um medicamento, que ocorre nas doses usualmente empregadas no homem para profilaxia, diagnóstico, terapia da doença ou para a modificação de funções fisiológicas.

Queixa técnica

Suspeita de irregularidade sanitária, seja por um afastamento dos parâmetros de qualidade de um produto, exigidos no processo de registro, ou por outras práticas ilegais, como empresas clandestinas, produtos falsificados ou sem registro e venda de medicamentos a empresas sem autorização de funcionamento.

Erros de medicação

Qualquer evento evitável que pode causar ou levar a um uso inapropriado de medicamentos ou causar dano a um paciente, enquanto a medicação está sob o controle dos profissionais de saúde, pacientes ou consumidores.

Uso *off label*

Compreende o uso em situações divergentes da bula de um medicamento registrado na Anvisa. Pode incluir diferenças na indicação, faixa etária/peso, dose, frequência, apresentação ou via de administração.

Interação medicamentosa

Definida como a influência recíproca de um medicamento sobre outra substância. Assim, quando um fármaco é administrado isoladamente, produz determinado efeito, entretanto, quando é associado a outro medicamento, alimentos ou substâncias, pode ocorrer um efeito diferente do esperado, caracterizando uma interação.

CONSIDERAÇÕES FINAIS

Solicitam-se estudos minuciosos de eficácia e de segurança dos inúmeros fármacos desenvolvidos antes de serem disponibilizados para comercialização. Entretanto, nos deparamos, frequentemente, com relevantes eventos adversos associados a essas medicações, mesmo que sejam utilizadas de forma racional. Diante disso, a implantação de uma política de farmacovigilância é fundamental para garantir maior segurança dos usuários de medicamentos.

Sistemas regulatórios eficientes são de extrema necessidade para a proteção dos pacientes. Qualquer sistema de farmacovigilância eficaz sempre dependerá da participação ativa de todos os profissionais de saúde. Assim, torna-se fundamental conscientizar e capacitar esses profissionais quanto à importância da vigilância contínua e da notificação dos eventos adversos medicamentosos, sejam estes reações adversas ou os erros de medicações. Criar uma cultura que encoraje a divulgação dos erros, em vez de escondê-los, é algo muitíssimo necessário para garantir a eficácia de um sistema de farmacovigilância, e, assim, propiciar uma segurança maior na utilização dos medicamentos.

REFERÊNCIAS

1) Antoñanzas FV. Tratamiento de las enfermidades: ?una decisión económica? Revista Economia de la Salud. 2002;1:7-16.

2) Cano FG, Rozenfeld S. Adverse drug events in hospitals: a systematic review. Cadernos de Saúde Pública. 2009;25:S360-72.

3) Pintor-Marmol A. Terms used in patient safety related to medication: a literature review. Pharmacoepidemiol Drug Saf. 2012 Aug;21(8):799-809.

4) Leape LL, Berwick DM, Bates DW. What practices will most improve safety? Evidence-based medicine meets patient safety. JAMA. 2002 Jul 24-31;288(4)501-7.

5) World Health Organization. Global priorities for patient safety research: better knowledge for safer care. Geneva: WHO Document Production Sevices; 2009.

6) World Health Organization (WHO). Conceptual framework for the international classification for patient safety. 2009.

7) Fernandez-Llimos F, Faus MJ, Gastelurrutia MA, Baena MI, Martinez Martinez F. Evolución del concepto de problemas relacionados con medicamentos: resultados como el centro nuevo paradigma. Seguimiento Farmacoterapéutico. 2005;3(4):167-188.

8) Lisby M, Nielsen LP, Brock B, Mainz J. How are medication errors defined? A systematic literature review of definitions and characteristics. Int. J. Qual. Health Care. 2010 Dec;22(6):507-18.

9) World Alliance for patient safety. WHO Draft Guidelines for Adverse Event Reporting and Learning Systems. Geneva: WHO/EIP/SPO/QPS; 2005.

10) Aspeden P, Corrigan JM, Wolcott J, Erickson SM. Patient safety: achieving a new standard for care. Institute of Medicine, C. O. D. S. F. P. S. Washington, DC: National Academy Press; 2004. 550 p.

11) Committee of experts on management of safety and quality in health care. Glossary of terms related to patient and medication safety – approved terms. Council of Europe. 2005.

12) Gandhi TK, Weingart SN, Borus J, Seger AC, Peterson J. Adverse drug events in ambulatory care. N. Engl. J. Med. 2003;348:1553-64.

13) Ernst FR, Grizzle AJ. Drug-related morbidity and mortality: updating the cost-of-illness model. J. Am. Pharm. Assoc. (Wash). 2001 Mar-Apr;41(2):192-9.

14) National Coordinating Council for Medication Error Reporting and Prevention. About medication errors. Disponível em: <http://www.nccmerp.org/aboutMedErrors.html>.

15) Kohn LT, Corrigan JM, Donaldson MS, editors. To err is human: building a safer health system. 3 ed. Washington: National Academy of Institute of Sciences; 2000.

16) Keers RN, Williams SD, Cooke J, Ashcroft DM. Causes of a medication administration erros in hospital: a systematic review of quantitative and qualitative evidence. Drug Saf. 2013 Nov;36(11):1045-67.

17) Armitage G, Knapman H. Adverse events in drug administration: a literature review. J. Nurs. Manag. 2003;11(2):130-40.

18) Elganzouri ES, Standish CA, Androwich I. Medication Administration Time Study (MATS): Nursing staff performance of medication administration. J. Nurs. Adm. 2009 May;39(5):204-10.

19) Bates DW, Boyle DL, Vander Vliet MB, Schneider J, Leape L. Relationship between medication errors and adverse events. J. Gen. Intern. Med. 1995 Apr;10(4):199-205.

20) Aspden P, Wolcott J, Bootman JL, Cronenwett LR, Committee on Identifying and Preventing Medication Errors. Preventing medication errors. Quality Chasm Series (Hardcover). Washington, DC: National Academies Press; 2007.

21) Vries TPGM, Henning RH, Hogerzeol HV, Fresle DAG. Guia para a boa prescrição médica. Porto Alegre: ArtMed; 1998. p. 67-71.

22) Otero López MJ, Castaño Rodriguez B, Pérez Encinas M, Codina Jane C, Tamés Alonso MJ, Sánchez Muñoz T. Actualización de la clasificación de errores de medicación del grupo Ruiz-Jarabo 2000. Farm. Hosp. 2008 Jan-Feb;32(1):38-52.

23) Cohen MR. Medication errors. 2 ed. Washington, DC: American Pharmaceutical Association; 2006.

24) Institute for Safe Medication Practices. ISMP's list of high-alert medications. Huntingdon Valley (PA): ISMP; 2008. Disponível em: <http://www.ismp.org/Tools/highalertmedications.pdf>.

25) World Health Organization (WHO). Pharmacovigilance: the Science and activities relating to the detection, assessment, understanding and prevention of adverse effects or any other drug-related problems. 2002. Disponível em: <http://www.who-umc.org/defs.html>.

26) Classen DC, Pestotnik SL, Evans RS, Lloyd JF, Burke JP. Adverse drug events in hospitalized patients: excess length of stay, extra costs, and attributable mortality. JAMA. 1997 Jan 22-29;277(4):301-6.

27) Routledge P. 150 years of pharmacovigillance. Lancet. 1998 Apr 18;351(9110):1200-1.

28) Hanlon JT, Ruby CM, Shelton PS, Pulliam CC. Geriatrics In: Joseph T, Dipiro; Robert L. Talbert; Gary C. Yee; Gary R. Matzke; Barbara G. Wells; L. Michael Posey. Pharmacotherapy: a Pathophysiologic Approach. 4 ed. New Jersey, USA: Appleton & Lange; 1999. p. 52-61.

29) Romano-Lieber NS, Teixeira JJV, Farhat FCLG et al. A literature review on pharmacists' interventions in the use of medication by elderly patients. Cadernos de Saúde Pública. 2002;18(6):1499-1507.

30) Rawlins MD, Thompson JW. Mechanisms of adverse drug reactions. In: Davis DM, ed. Textbook of adverse drug reactions. 4 ed. Oxford University Press. 1991. p. 16-38.

31) Edwards IR, Aronson JK. Adverse drug reactions: definitions, diagnosis, and management. Lancet. 2000 Oct 7;356(9237):1255-9.

32) Valsecia M. Farmacovigilancia y mecanismos de reacciones adversas a medicamentos. Disponível em: <http://www.kinesio.med.edu.ar/catedras/farmacologia/temas_temas/volume5/13_farmacovigi.pdf>.

33) World Health Organization (WHO). Program for international drug monitoring. Disponível em: <http://www.who-umc.org/whoprog.html>.

34) Naranjo CA, Busto U, Sellers EM et al. A method for estimating the probability of a adverse drug reactions. Clin. Pharmacol. Ther. 1981 Aug;30(2):239-45.

35) Nebeker JR, Barach P, Samore MH. Clarifying adverse drug events: a clinician's guide to terminology, documentation, and reporting. Ann. Intern. Med. 2004 May 18;140(10):795-801.

36) Juntti-Patinen L, Neuvonen PJ. Drug-related deaths in a university central hospital. Eur. J. Clin. Pharmacol. 2002 Oct;58(7):479-82.

37) Gomes MJVM, Reis AMM. Ciências farmacêuticas – uma abordagem em farmácia hospitalar. 1 ed. São Paulo: Editora Atheneu; 2001. p. 125-146.

38) Cusack BJ. Pharmacokinetics in older persons. Am. J. Geriatr. Pharmacother. 2004 Dec;2(4):274-302.

39) Pfaffenbach G, Carvalho OM, Bergsten-Mendes G. Reações adversas a medicamentos como determinantes da admissão hospitalar. Revista da Associação Médica Brasileira. 2002;48:237-41.

40) Drawdy S. Problems for pediatric patients: what are we doing to prevent medication errors? Drugs &Therapy Bulletin. 2006;20(3):1-2.

41) Wiffen P, Gill M, Edwards J, Moore A. Adverse drug reactions in hospital patients. Bandolier-evidence-based Health Care. 2002. Disponível em: <http://www.ebandolier.com>.

42) Marcellino K, Kelly WN. Potential risks and prevention, part 3: drug-induced threats to life. Am. J. Health Syst. Pharma. 2001 Aug 1;58(15):1399-405.

43) Sellers EM. Farmacologia Clínica Geriátrica. In: Kalant H, Roschlau WHE. Princípios de farmacologia médica. Rio de janeiro: Guanabara Koogan; 1991. p. 567-574.

44) Kidon MI, See Y. Adverse drug reactions in singaporean children. Singapore Med. J. 2004 Dec;45(12):574-7.

45) Maher JF. Alterações farmacocinéticas na insuficiência renal e na diálise. In: Chernow B. Farmacologia. Farmacologia em terapia intensiva. Rio de Janeiro: Revinter; 1993. p. 29-50.

46) World Health Organization (WHO). Department of essential drugs and medicines. The Uppsala Monitoring Centre. The importance of pharmacovigilance: safety monitoring of medicinal products. Genebra: World Health Organization; 2002.

47) Brasil. Agência Nacional de Vigilância Sanitária. Manual Segurança do Paciente e Qualidade em Serviços de Saúde: uma reflexão teórica aplicada a pratica. Brasília: Anvisa; 2013.

48) Roque KE, Melo ECP. Adaptação dos critérios de avaliação de eventos adversos a medicamentos para uso em um hospital público no estado do Rio de Janeiro. Rev. Bras. Epidemiol. Dez 2010;13(4):607-19.

49) Vasen W, Fiorentino RML. Farmacovigilancia: una herramienta poco utilizada. Revista Medicina. 2006;66(3):257-62.

50) Dias MF. Introdução à Farmacovigilância. In: Storpirtis S, Mori ALPM, Yochiy A, Ribeiro E, Porta V. Farmácia clínica e atenção farmacêutica. Rio de Janeiro: Guanabara Koogan; 2008. p. 46-63.

CAPÍTULO 10

Por Adriana Cristina Oliveira e Camila Sarmento Gama

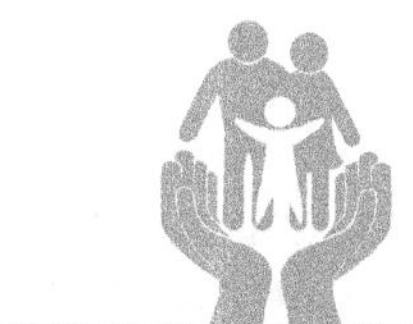

EVENTOS ADVERSOS RELACIONADOS A PROCEDIMENTOS CIRÚRGICOS – CIRURGIA SEGURA

O declínio na taxa de mortalidade no Brasil, a partir de 1940, possivelmente um resultado de melhorias na saúde pública, previdência social, infraestrutura urbana, regulamentação do trabalho e avanços na indústria química/farmacêutica, contribuiu para o aumento da expectativa de vida do brasileiro, que passou de 41,5 anos em 1930/1940 para 72,1 anos em 2005 (gráfico 1)[1].

Gráfico 1: esperança de vida ao nascer, segundo as grandes regiões do Brasil – 1930/2005

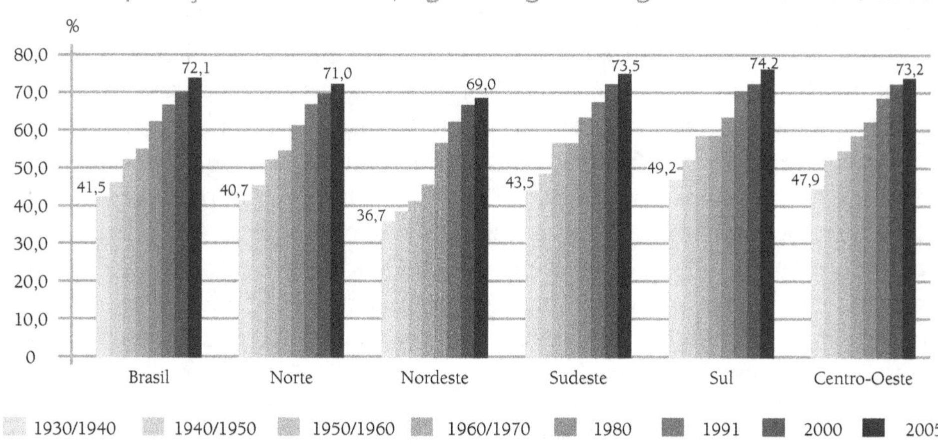

Fontes: Instituto Brasileiro de Geografia e Estatística. Indicadores sociodemográficos e de saúde no Brasil. Rio de Janeiro. 2009. 152p.

Essa transição demográfica tem se repetido em diversos países desenvolvidos e em desenvolvimento. Paralelamente, tem se observado um crescimento em doenças cardiovasculares, neoplasias e traumas decorrentes de violência, passíveis de diagnóstico e tratamento por meio de intervenções cirúrgicas que são cada vez mais comuns[2,3].

Estima-se que sejam realizadas 187 a 281 milhões de cirurgias de grande porte anualmente[3], tendo o aperfeiçoamento das técnicas cirúrgicas nos últimos anos contribuído expressivamente para esse montante[4].

Concomitantemente a esses avanços aumentaram também as ocorrências de erros capazes de provocar danos ao paciente, levando-o a incapacidade ou morte. As complicações decorrentes de procedimentos cirúrgicos variam entre 3% e 16% e a taxa de mortalidade entre 0,4% e 0,8%, podendo chegar entre 5% e 10% nos países em desenvolvimento[5].

Os erros não intencionais decorrentes da assistência à saúde dos pacientes, definidos como incidentes indesejáveis, evitáveis e que podem resultar em dano físico, social e/ou psicológico do indivíduo, são denominados eventos adversos (EA)[6]. Estima-se que uma em cada dez admissões hospitalares resulta na ocorrência de, pelo menos, um evento adverso[7]. Desse total, mais da metade é decorrente de cuidados cirúrgicos e aproximadamente 50% são considerados evitáveis[4,6].

Estudos de revisão retrospectiva de prontuários, registros e notificações de ocorrências, análises de indicadores de bancos de dados institucionais permitiram conhecer os eventos mais frequentes na assistência em saúde[2]. Identificou-se que dentre os EA comuns em pacientes cirúrgicos estão as infecções relacionadas ou não à ferida operatória, hemorragias e problemas com a colocação de prótese[6]. Observou-se também falhas na comunicação entre profissionais, complicações anestésicas, sepse pós-operatória, realização de cirurgias em pacientes trocados ou em regiões anatômicas erradas (lateralidade) e o esquecimento de materiais cirúrgicos no organismo do paciente (retenção de corpos estranhos). Esses três últimos geralmente são erros graves, que podem causar incapacidades ou o óbito, sendo frequentemente considerados como eventos que nunca poderiam ocorrer (*never events*)[8].

A maioria dos EA em pacientes cirúrgicos tem sido registrada como de ocorrência ainda no centro cirúrgico, com estimativas de 78,1%[6], demonstrando a importância da adoção de medidas direcionadas à segurança do paciente no setor[9].

Além dos prejuízos físicos, emocionais e financeiros para os pacientes acometidos, os EA cirúrgicos elevam os custos da assistência hospitalar, tendo sido encontrado um aumento de $1.398 por paciente com complicações infecciosas, $7.789 por paciente com complicações cardiovasculares, $52.466 por paciente com complicações respiratórias e $1.810 por paciente com complicações tromboembólicas[10], e repercutem no prolongamento da estadia do paciente na instituição, chegando a um acréscimo médio de 14 dias no período de internação[6].

Dados alarmantes como esses já haviam evidenciado uma deficiência na qualidade da segurança do paciente e, em 1999, o Instituto de Medicina dos Estados Unidos publicou o documento *Errar é humano: construindo um sistema de saúde mais seguro*, discorrendo sobre a mortalidade anual de 44 mil a 98 mil pacientes nos hospitais americanos em decorrência dos danos causados pela assistência à saúde e a necessidade de intervenção imediata[9].

A publicação desse documento foi um marco para o assunto e contribuiu para disseminar essa preocupação em nível mundial. Assim, em 2002, na 55ª Assembleia Mundial da Saúde, foi adotada a resolução 55.18, *Qualidade da atenção: segurança do paciente*, que solicita maior atenção pelos Estados-membros ao problema da segurança do paciente e mobilização da comunidade científica para identificar os principais pontos críticos na atenção à saúde, visando minimizar falhas e promover a qualidade dos serviços e, consequentemente, a segurança dos pacientes[2].

Em 2004, dando continuidade aos esforços, durante a 57ª Assembleia Mundial da Saúde, foi promovida a criação da Aliança Mundial para a Segurança do Paciente (World Alliance for Patient Safety, em Inglês), para conduzir os programas de segurança do paciente em âmbito internacional[2]. Essa aliança focou suas ações em campanhas denominadas "Desafio global para a segurança do paciente", propondo iniciativas e soluções para o problema da assistência à saúde[11]. A proposta é formular, a cada dois anos, novos desafios com temas distintos para estimular e reafirmar o compromisso de melhoria dos cuidados prestados nos serviços de saúde[2].

Em 2007-2008, a Organização Mundial de Saúde (OMS) lançou o segundo desafio global, cujo tema foi "Cirurgias Seguras Salvam Vidas", a fim de reduzir a morbimortalidade decorrente das intervenções cirúrgicas[11]. Por meio desse desafio, buscou-se despertar e orientar os profissionais de saúde para evitar complicações em pacientes cirúrgicos, a partir de ações voltadas para a prevenção de infecções do sítio cirúrgico; anestesia segura; equipes cirúrgicas seguras; e indicadores da assistência cirúrgica[11].

O segundo desafio propôs a adoção de uma lista de verificação padrão, elaborada por especialistas, para auxiliar as equipes cirúrgicas a minimizarem erros e danos aos pacientes submetidos a intervenções operatórias. Na prática, a orientação é de que essa lista seja preenchida em todas as cirurgias, por um profissional selecionado (coordenador), para checar verbalmente o cumprimento dos itens estabelecidos com os demais profissionais de saúde envolvidos (cirurgiões, anestesistas e equipe de enfermagem) em três fases: antes da indução anestésica (entrada); após a indução anestésica e antes da incisão cirúrgica (pausa cirúrgica); e após o fechamento da ferida e antes da saída do paciente da sala operatória (saída)[11].

As ações realizadas em cada fase estão descritas a seguir e apresentadas na figura 1.

• **Entrada:** revisão verbal da lista com o paciente (quando possível), feita pelo coordenador, sobre sua identificação, procedimento, local anatômico e a entrega de seu consentimento para a execução da cirurgia. Confirmação visual da demarcação do sítio cirúrgico (se adequado) e a presença de um oxímetro de pulso em bom funcionamento no paciente. Revisão, com o anestesiologista, sobre o risco de perda sanguínea do paciente, dificuldades nas vias aéreas, reação alérgica e a execução de uma verificação completa de segurança anestésica[11].

• **Pausa cirúrgica:** apresentação de cada membro da equipe pelo nome e função. Realização de uma pausa imediatamente antes da incisão para confirmar os pontos: cirurgia certa, no paciente certo, no sítio cirúrgico certo. Revisão, de uns com os outros, dos pontos críticos de seus planejamentos para a cirurgia, usando os itens da lista como norteadores. Confirmação da administração da profilaxia antimicrobiana nos 60 minutos anteriores e exposição de imagens, quando necessárias[11].

• **Saída:** revisão, pela equipe, da cirurgia realizada, finalização da contagem de compressas, instrumentais e identificação de qualquer amostra cirúrgica obtida. Revisão da ocorrência de qualquer mau funcionamento de equipamentos, de questões a serem resolvidas, de planos e preocupações a respeito da abordagem pós-operatória e da recuperação antes da retirada do paciente da sala operatória[11].

Antes da indicação anestésica	Antes da incisão cirúrgica	Antes de o paciente sair da sala de operações
Identificação	**Confirmação**	**Registro**
□ **Paciente confirmou** Identidade Sítio cirúrgico Procedimento Consentimento □ **Sítio demarcado/não se aplica** □ **Verificação de segurança anestésica concluída** □ **Oxímetro de pulso no paciente e em funcionamento** **O paciente possui:** **Alergia conhecida** □ Sim □ Não **Via aérea difícil/risco de aspiração?** □ Não □ Sim, e equipamento/assistência disponíveis **Risco de perda sanguínea > 500ml (7ml/kg em crianças)?** □ Não □ Sim, e acesso endovenoso adequado e planejamento para fluidos	□ **Confirmar que todos os membros da equipe se apresentaram pelo nome e função** □ **Cirurgião, anestesiologista e a equipe de enfermagem confirmam verbalmente:** • Identificação do paciente • Sítio cirúrgico • Procedimento **Eventos críticos previstos** □ **Revisão do cirurgião** Quais são as etapas críticas ou inesperadas; duração da operação; perda sanguínea prevista? □ **Revisão da equipe de anestesiologia:** Há alguma preocupação específica em relação ao paciente? □ **Revisão da equipe de enfermagem:** Materiais necessários (ex.: instrumentais, próteses) estão presentes e dentro do prazo de esterilização? Há questões relacionadas a equipamentos ou quaisquer preocupações? **A profilaxia antimicrobiana foi realizada nos últimos 60 minutos?** □ Sim □ Não se aplica **As imagens essenciais estão disponíveis** □ Sim □ Não se aplica	O profissional da equipe de enfermagem ou da equipe médica confirma verbalmente com a equipe: □ **Registro completo do procedimento intra-operatório, incluindo procedimento executado.** □ **Se as contagens de instrumentais cirúrgicos, compressas e agulhas estão corretas (ou não se aplicam).** □ **Como a amostra para anatomia patológica está identificada (incluindo o nome do paciente).** □ **Se há algum problema com equipamento para ser resolvido.** □ **O cirurgião, o anestesiologista e a equipe de enfermagem revisam preocupações essenciais para a recuperação e o manejo do paciente (especificar critérios mínimos a serem observados. Ex.: dor).**

Esta lista de verificação não tem a intenção de ser abrangente. Acréscimos e modificações para adaptação à prática local são recomendados.

Fonte: Organização Mundial da Saúde. Segundo desafio global para a segurança do paciente: cirurgias seguras salvam vidas. Genebra. 2009. 216 p.

Cabe ao coordenador, além de conduzir a checagem da lista, interromper seu avanço em caso de não conformidade com as ações propostas[11].

De acordo com a OMS, a lista pode ser adaptada a diferentes realidades e especialidades cirúrgicas, de forma a atender particularidades de cada instituição, além de favorecer a maior adesão em diversos serviços de saúde[11].

Os resultados decorrentes da implementação da lista de verificação de segurança cirúrgica têm apresentado impactos positivos na queda significativa da mortalidade e complicações em pacientes submetidos tanto a cirurgias eletivas quanto às de urgência[12,13].

Este capítulo tem seu foco nos eventos adversos cirúrgicos que inspiraram a elaboração dessa lista, denotando medidas a serem adotadas objetivando a excelência do cuidado prestado e a segurança do paciente na sala operatória.

Nesse aspecto, alguns dos principais eventos adversos do paciente cirúrgico serão abordados nos tópicos a seguir.

FALHAS DE COMUNICAÇÃO

A comunicação é definida como a transmissão de mensagens, que podem ser verbais ou não verbais, de um emissor para um receptor, por meio da utilização de um canal (ondas sonoras, papel, *bytes* etc.)[14]. A ausência de comunicação ou sua deficiência pode comprometer o entendimento da mensagem a ser transmitida, resultando em um processo comunicativo falho[15].

Na área da Saúde, a falha na comunicação tem sido associada à ocorrência de vários EA, sendo reconhecida como a causa-raiz de 63% de todos os eventos-sentinelas revistos pelo órgão americano The Joint Commission de 2004 a 2013[16]. Esse panorama é reproduzido no ambiente cirúrgico, em que até 70% dos EA são decorrentes da falha de comunicação[17].

O reconhecimento mundial desse problema culminou na elaboração e implementação do protocolo de cirurgia segura que tem demonstrado redução na ocorrência de EA e melhoria da comunicação entre os profissionais nesse cenário. Contudo, na prática, sua disseminação e adesão ainda são um problema, sendo que sua má utilização pode resultar em uma falsa ideia de estabilidade, passível de comprometer a segurança do paciente[18].

Algumas barreiras à implementação da lista de verificação cirúrgica relacionadas às atitudes individuais dos profissionais foram identificadas, como a resistência dos cirurgiões à mudança de hábitos, o desconforto quanto à apresentação dos membros participantes durante a pausa cirúrgica e o diferencial da hierarquia interpessoal[19]. Em contrapartida, evidenciou-se que o sucesso da implementação da lista depende da aceitação, do treinamento, de liderança, do empenho de todos os profissionais envolvidos, que incluem desde a equipe aos gestores do centro cirúrgico, e da cultura organizacional[18,19].

Diariamente, as equipes cirúrgica, anestésica e de enfermagem vivenciam a incerteza própria da cirurgia e da condição do paciente, a manipulação de equipamentos sofisticados e a rápida transferência de informações[15]. O trabalho dessas equipes envolve habilidades técnicas, como a manipulação de aparelhos, e habilidades não técnicas, como a tomada de decisão e o compartilhamento da situação corrente[17]. Assim, idealmente, pequenas tarefas devem ser desenvolvidas de forma sincronizada, em conjunto, visando à qualidade da assistência prestada ao paciente[15].

No entanto, o que tem se observado é que essas equipes possuem práticas multidisciplinares em vez de práticas interdisciplinares, trabalhando separadamente e não como uma unidade. Além disso, os diferenciais hierárquicos e de status existentes podem incidir no nível de compartilhamento de informações entre os indivíduos e interação entre eles. Esse modelo de equipe tem focado na competência técnica e desempenho dos membros, com pouca ênfase em comportamentos interpessoais, como comunicação efetiva e liderança[15,17].

Evidências têm demonstrado a importância dos comportamentos interpessoais, sendo a liderança dos cirurgiões uma habilidade associada à redução de incidentes nos centros cirúrgicos e o trabalho em equipe, a organização e o gerenciamento dos anestesistas tidos como habilidades fundamentais para a recuperação de um incidente intraoperatório[18].

As consequências das falhas de comunicação nos centros cirúrgicos incluem desde ineficiências, atrasos, aumento da carga de trabalho a reações alérgicas, erros na administração de drogas, queimaduras por eletrocautérios, cirurgias no lugar errado, paciente errado ou procedimento errado[20].

Muitos dos eventos adversos cirúrgicos que inspiraram a criação da lista de verificação de segurança cirúrgica podem ter como causa a falha na comunicação, demonstrando a necessidade de aprimorar essa habilidade entre os profissionais envolvidos. Assim, para atender a essa necessidade, têm sido desenvolvidas intervenções por meio do treinamento das equipes, baseados nos princípios da aviação, cujo principal objetivo é organizar um grupo de indivíduos para pensar e agir, de fato, como equipe, visando unicamente à segurança[17].

Os treinamentos buscam eliminar obstáculos para o alcance da coesão da equipe. Seu desempenho depende do contexto clínico, da disponibilidade de recursos e cultura organizacional. Os treinamentos têm sido bem-sucedidos, melhorando a comunicação e coesão das equipes, sendo uma estratégia adicional à implementação da lista de verificação de segurança cirúrgica[17].

IDENTIFICAÇÃO CORRETA DO PACIENTE E DO LOCAL CIRÚRGICO A SER OPERADO

As cirurgias no local ou paciente errado ocorrem em, aproximadamente, um em cada 50 mil a 100 mil procedimentos nos Estados Unidos, equivalendo a 1.500 a 2.500 EA anuais desse tipo, sendo que dois terços deles poderiam ser evitados por meio da adesão a protocolos de verificação[21,22].

Esses incidentes atraem, frequentemente, a atenção da mídia, que veicula essas informações aos usuários, deixando-os preocupados com as condições de segurança das instituições assistenciais e sem confiança nos profissionais e sistemas de saúde[11].

A identificação incorreta do paciente pode iniciar no momento de admissão na instituição assistencial, com equívocos no cadastro, como nomes com grafia diferente, homônimos, erros no registro da data de nascimento de pacientes, dentre outros. Outra questão que merece atenção, aumentando a possibilidade de falhas de identificação se refere à denominação do paciente, após admissão, pelo número de seu leito, por sua condição patológica ou pela equipe assistencial[2,23].

Além disso, o uso de documentos de outras pessoas pelos pacientes para acessar o serviço, fornecimento de informações imprecisas pelo usuário quanto a seu nome e a falta de padronização de identificação dos serviços de saúde também contribuem para a questão da falha na identificação[2].

Entre 2003 e 2005, a Agência de Segurança do Paciente do Reino Unido registrou 236 incidentes *near misses* (aquele que não atingiu o paciente) relacionados à ausência de pulseira de identificação ou informação incorreta no objeto[24].

A fim de reduzir os incidentes com a identificação inadequada do paciente, sugere-se a utilização de pulseiras com, pelo menos, dois dados identificadores, como o nome e a data de nascimento do usuário, juntamente com a prática de conferência da identificação no recebimento do paciente para realização de exames ou procedimentos[24].

Embora não seja de uso comum, existe tecnologia para auxiliar nesse reconhecimento do paciente, como o código de barras, a identificação biométrica ou por radiofrequência. Algumas delas foram evidenciadas como custo-efetivas[23,25,26]. A biometria pode ser considerada quando o paciente está em coma ou com alguma comorbidade que dificulte a colocação de pulseiras, como queimaduras e outras condições dermatológicas[23]. No entanto, dependendo do tipo de tecnologia empregada, como o código de barras, ainda é importante a utilização de pulseiras, posto que as informações serão discriminadas nelas[24].

Para minimizar falhas que possam vir a causar algum EA em pacientes cirúrgicos, devido à ausência ou erro de identificação, o ideal é que as diferentes instituições de saúde padronizem a utilização de pulseiras, conforme recomendado pela OMS e outros órgãos, com a utilização de, pelo menos, dois identificadores, realizem treinamentos da equipe de cirurgia para que adquiram o hábito de verificar a identidade do paciente antes de submetê-lo a qualquer procedimento e eduquem os próprios pacientes quanto à importância de sua correta identificação[23,24].

Quanto aos procedimentos cirúrgicos em locais errados, estes ocorrem com maior frequência em determinadas especialidades, como a Ortopedia, e em procedimentos que envolvem lateralidade. Em um estudo realizado com ortopedistas, 40,8% deles relataram ter vivenciado cirurgia em paciente errado ou sítio anatômico incorreto[8]. Um relatório feito no período de 1985 a 1995, nos Estados Unidos, identificou o acionamento de seguros por 225 pacientes que passaram por procedimentos ortopédicos em local errado e 106 em outras especialidades cirúrgicas. A média de gastos com o pagamento desses EA foi de $48.087 para pacientes ortopédicos e $76.167 para os eventos adversos ocorridos em procedimentos de outras especialidades[27].

A falha de comunicação, problemas de liderança, ausência de imagens radiográficas ou etiquetagem errada nas imagens têm sido apontado como fatores facilitadores para essas falhas[8,11,28].

Na década de 1990, iniciou-se um movimento na tentativa de minimizar o equívoco de cirurgias em sítios errados, que consistiu em adotar a demarcação do local a ser operado. A marcação, que deve ser feita preferencialmente pelo cirurgião, com caneta permanente, assinalando visivelmente o local e sem ambiguidades nos símbolos, tem demonstrado efetividade, com a redução do número de cirurgias em sítios incorretos[28]. Sugere-se, para a demarcação de lateralidade, a convenção do local, evitando a marcação com um "X" ou cruz, pois são símbolos ambíguos que podem ser mal interpretados, passando a ideia de que não se deve operar o local assinalado. Dessa forma, o ideal é que a marcação seja feita com uma seta, iniciais ou assinatura do cirurgião[11,27]. Em cirurgias espinhais, o equívoco pode ser evitado pela realização de um raio-X intraoperatório, que auxilia na marcação exata da vértebra a ser operada[27].

Outras medidas adotadas para aumentar a segurança do paciente nesse quesito incluem a checagem, pelos profissionais da enfermagem e anestesiologia, do local de operação; a assinatura de um termo de consentimento ao paciente acordado e alerta, com linguagem clara e esclarecimento do local e procedimento a ser realizado e sua confirmação pelo paciente; e a conscientização do paciente quanto a seu importante papel para evitar cirurgias erradas e no local errado[11].

EVENTOS ADVERSOS MEDICAMENTOSOS

Estima-se que esses eventos adversos medicamentosos sejam responsáveis por 180 mil óbitos de pacientes americanos e gastos extras de US$3,5 bilhões anualmente[11,29].

As falhas podem ocorrer por fatores humanos ou do sistema. A desatenção, fadiga, problemas de comunicação e pressa têm contribuído para o erro humano[30]. A tendência tem sido procurar por um indivíduo responsável pelo equívoco, o que, geralmente, desencadeia sentimentos de vergonha e/ou culpa, desestimulando uma cultura de notificação e aprendizado com os erros. No entanto, as condições do sistema deveriam ser consideradas como a estrutura organizacional, seus recursos, gerenciamento e processos. Nesse caso, seria aceito que o ser humano é passível de falhas, focando na condição sob as quais estes são submetidos, predispondo-os aos erros[31,32].

De acordo com a OMS, a reação adversa a medicamentos é definida como qualquer resposta nociva, não intencional, que pode ocorrer em doses usadas para profilaxia, diagnóstico ou terapia[33]. As reações podem ser previstas com base no conhecimento dos efeitos da droga sobre o organismo ou imprevisíveis e incomuns que ocorrem em determinados indivíduos, como as reações alérgicas[34].

Já o erro de medicação é um evento evitável resultante do uso inadequado da droga, podendo causar dano ao paciente, quando o medicamento está sob o controle do profissional de saúde, paciente ou consumidor. Pode ocorrer na prescrição, distribuição e administração do fármaco[32].

Os eventos adversos medicamentosos incluem a reação adversa a medicamentos e os erros de medicação[34].

Os erros de prescrição podem ocorrer por desconhecimento do paciente, da droga (contraindicações e interações) ou ambos, e também ser decorrentes de comunicação falha, transcrição imprecisa ou ilegível ou erro de cálculo de dosagem[32].

Por sua vez, os erros de dispensação podem ser causados por confusão no nome da droga, falha de identificação de uma escrita ambígua ou ilegível ou ausência de um controle de checagem realizado por outro indivíduo. Uma forma de minimizar os equívocos na dispensação é o emprego de um sistema de verificação e treinamento dos profissionais envolvidos[32].

E os erros de administração ocorrer por equívoco na via, paciente, dose, momento e drogas, sendo fundamental utilizar a regra dos nove certos a fim de evitar essa falha assistencial[32,35].

1) Paciente

2) Medicação

3) Dose

4) Via

5) Momento

6) Registro

7) Conhecimento da ação

8) Apresentação farmacêutica

9) Monitoramento do efeito

Embora as informações relacionadas a falhas medicamentosas no centro cirúrgico sejam poucas, algumas evidências sugerem que os erros de administração de drogas por anestesiologistas são relativamente comuns, podendo ocorrer em um a cada 130-450 pacientes[29,36]. Um estudo realizado com 687 anestesiologistas identificou que 85% deles vivenciaram, pelo menos, um erro medicamentoso ou um *near miss*. A troca de seringas e a falha na identificação do rótulo foram os elementos contribuintes[29-31].

A cultura de culpar um indivíduo pelo erro dificulta o conhecimento real do problema, uma vez que dificilmente o responsável informará sua falha[31]. Esse fato foi evidenciado em um estudo no qual metade dos participantes informaram que relatariam a falha caso existisse um sistema de notificação[29].

De acordo com um projeto da Sociedade Americana de Anestesiologistas, esses erros na administração de drogas resultaram em sérios problemas, incluindo a morte em 24% dos casos e morbidade em 34%[37].

As reações adversas às drogas também ocorrem na anestesiologia, incluindo alergias e reações anafiláticas. Elas podem acontecer quando a droga certa é administrada no paciente que não possui história prévia de alergia ou administração inadvertida da droga sabidamente causadora de resposta alérgica no indivíduo[11,32].

Estima-se que as reações anafiláticas a anestésicos ocorram em um para 10 mil a um para 20 mil casos, sendo as seguintes causas normalmente responsáveis por essas reações: bloqueadores neuromusculares, látex, antibióticos, coloides, hipnóticos e opioides. Os sinais indicativos geralmente começam a surgir imediatamente após a administração endovenosa da droga e incluem colapso cardiovascular, broncoespasmo, angioedema e exantema. É imprescindível o manejo rápido e adequado desse quadro que ameaça a vida do paciente[11].

Algumas medidas têm sido adotadas para reduzir as falhas medicamentosas, como a revisão das normas para a rotulagem de ampolas e frascos de medicamentos, a utilização de rótulos coloridos e seringas de cores e tamanhos diferentes que sejam padronizados a todas instituições, o desenvolvimento de sistemas de código de barras e a verificação de drogas na sala de operatória[31,36,37]. A lista de verificação cirúrgica da OMS também contribui para minimizar esse problema, com a checagem dos itens, como a identidade do paciente e o conhecimento de alergia medicamentosa[11].

GRANDES PERDAS SANGUÍNEAS

A perda de um grande volume de sangue é uma complicação significativa para os pacientes cirúrgicos, pois contribui para a morbimortalidade dos indivíduos. Isso torna o controle da hemorragia por meio da ressuscitação apropriada com fluidos um cuidado essencial no transoperatório[11].

Esse incidente depende do procedimento cirúrgico, tendo sido encontrada uma variabilidade grande entre pacientes que fizeram a mesma operação com o mesmo cirurgião e usando o mesmo sistema de suporte, chegando a um coeficiente de variação de 63% a 114%[38]. Geralmente, cesarianas, cirurgias vasculares de grande porte e dissecções complicadas envolvem grande perda sanguínea, sendo a prevenção essencial[11].

Entre os elementos que predizem a necessidade de hemotransfusão encontram-se: cirurgia de urgência, choque cardiogênico, baixo índice de massa corporal, disfunção grave de ventrículo esquerdo, idade superior a 74 anos, sexo feminino, hematócrito e hemoglobina baixos no pré-operatório, comorbidades (como diabetes *mellitus* dependente de insulina e doença vascular periférica), creatinina > 1,8mg/dl e albumina < 4g/dl, reoperações, tempo de protrombina baixo no pré-operatório e tempo de circulação extracorpórea[39].

A previsão de perda de um grande volume de sangue é um elemento importante e a equipe deve estar preparada para sua identificação, gravidade e causa. Para tal, a monitorização do estado dos fluidos e dos dados hemodinâmicos, como a frequência do pulso e a pressão sanguínea, deve ser adaptada à situação e inserida na rotina do setor, bem como a pronta resposta necessária, com o estabelecimento de acesso venoso adequado, a garantia de suprimentos de fluidos para a ressuscitação, a confirmação da disponibilidade de hemoderivados e a coordenação da ressuscitação[11].

A identificação da classificação do choque hipovolêmico é importante para a tomada de decisões pela equipe. Os sinais e as condutas se modificam de acordo com o volume de perda sanguínea, como se vê na figura 2.

Figura 2: classificação do choque hipovolêmico associado à perda sanguínea aguda em adultos

	Classe I	Classe II	Classe III	Classe IV
Perda sanguínea	< 750ml	750-1500ml	1500-2000ml	> 2000ml
% do volume sanguíneo perdido	15%	15-30%	30-40%	> 40%
Frequência do pulso	< 100	> 100	> 120	> 140
Pressão sanguínea	Normal	Normal a diminuída	Diminuída	Marcadamente diminuída
Estado mental	Normal a discretamente ansioso	Moderadamente ansioso	Ansioso e confuso	Confuso ou letárgico
Débito urinário	Normal	Reduzido	Mínimo	Nulo
Reposição de fluidos	Cristaloides	Cristaloides	Cristaloides e sangue	Cristaloides e sangue

Fonte: Organização Mundial da Saúde. Segundo desafio global para a segurança do paciente: cirurgias seguras salvam vidas. Genebra. 2009. 216 p

A reposição de sangue é necessária, em alguns casos, e objetiva manter a oferta de oxigênio aos tecidos e volume sanguíneo. Porém, implica em alguns riscos, como a transmissão de doenças veiculadas por esse meio, o desencadeamento de infecção do sítio cirúrgico (ISC) e reações transfusionais hemolíticas e não hemolíticas[39,40]. Em vista disso, algumas medidas têm sido empregadas em certas especialidades cirúrgicas a fim de minimizar a perda sanguínea e a necessidade de transfusão, como a manutenção da normotermia do paciente, a utilização de drogas antifibrinolíticas, o preparo pré-operatório, a partir da administração de eritropoietina ou ferro, e a coleta de sangue autólogo antes do procedimento cirúrgico, entre outras[39,40].

Essa situação exige uma comunicação clara entre as equipes envolvidas para melhor condução da assistência ao paciente. Antes da indução anestésica, a equipe de anestesiologia deve levantar a possibilidade de perda sanguínea e, em caso de risco, se preparar adequadamente para tal. O desconhecimento dessa situação também deve ser comunicado pelo anestesiologista à equipe cirúrgica. A OMS também recomenda que, antes da incisão cirúrgica, a equipe discuta essa possibilidade, tomando as providências cabíveis para o manejo do quadro[11].

RETENÇÃO DE CORPOS ESTRANHOS

O esquecimento de materiais no paciente cirúrgico, denominado retenção de corpos estranhos, é um evento adverso raro e grave, sendo incluído dentro da lista de *never events*. Sua ocorrência é variável na literatura, com estimativas que variam de um para 1.000 cirurgias a um para 18.760 procedimentos[41].

A retenção de corpos estranhos tem repercutido no aumento dos custos hospitalares e da morbimortalidade em pacientes cirúrgicos, podendo desencadear infecção (43%), perfuração intestinal (7%), fístula ou obstrução (15%), a necessidade de reoperação para remoção do objeto (69%-83%) e até o óbito (0%-2%)[41,42]. Sua ocorrência é um importante indicativo de qualidade[43].

Certos fatores de risco têm contribuído para a retenção de corpos estranhos, como cirurgia de emergência, mudança imprevista na cirurgia, maior índice de massa corporal, operações com o envolvimento de múltiplas equipes cirúrgicas e equívoco na contagem dos materiais[41,42].

Visando à redução da incidência desse EA, os *guidelines* têm proposto a contagem cirúrgica sistemática dos materiais e instrumentos antes, durante e após o procedimento cirúrgico. Esse processo de contagem deve ser monitorado pelo instrumentador no controle da disposição dos instrumentais na mesa. Ainda assim, a contagem de instrumental efetiva não tem sido fácil, por causa de dúvidas, como "quem fará a contagem"? "Em que momento"? "A contagem pode representar um atraso na desocupação da sala e, com isso, impactar no tempo de ocupação para a próxima cirurgia", dentre outras questões.

No entanto, as respostas para esses questionamentos só podem ser alcançadas pela análise de cada situação, que deve ser discutida entre a equipe multiprofissional, e da compreensão do impacto da retenção de corpo estranho para o paciente e para a instituição, a fim de se chegar a um balizamento da melhor condução, de acordo com a dinâmica, porte e disposição dos membros em contribuir para o sucesso do programa nesse item específico.

Por outro lado, na possibilidade da retenção de corpo estranho, a realização de radiografias deve ser conduzida para que decisões possam ser imediatamente tomadas pela equipe, e, nesses casos, há que se ter clareza da relevante participação da equipe multiprofissional nessas ocorrências[11,43,44].

As contagens cirúrgicas de cada serviço devem seguir um padrão detalhando quando e quem deve executá-las, quais materiais devem ser contados e como as contagens devem ser documentadas. Procedimentos de baixo risco, como a cistoscopia e a cirurgia de catarata, podem ser isentos dos protocolos de contagem, mas devem ser exceções[11].

Deve-se fazer contagem completa de compressas, perfurocortantes, itens pequenos, como adesivos, grampos, pedaços de broca, e instrumentais cirúrgicos, registrando devidamente quando as cavidades peritoneal, retroperitoneal, pélvica e torácica forem penetradas e em qualquer procedimento no qual esses itens possam ficar retidos no paciente. O total dos itens contados deve ser mantido ao longo da cirurgia. Em caso de adição de algum item durante a cirurgia, que faça parte do protocolo de contagem, este deve ser contabilizado e registrado assim que entrar no campo estéril e, até o final do procedimento, nenhum item incluído poderá ser retirado da sala operatória[11].

A contagem total dos itens deve ser feita por duas pessoas, de forma audível e simultânea, ou por um aparelho automático, quando disponível. Em caso de interrupção, deve ser reiniciada. E se ocorrer de mudança de pessoal, a informação e a responsabilidade devem ser transferidas a outro profissional[11].

Embora seja muito útil e empregada mundialmente, a técnica de contagem sujeita ao erro humano, sendo sua sensibilidade de 77,2%, sua especificidade de 99,2% e seu valor preditivo positivo de 1,6%. A discrepância na contagem pode ocorrer com facilidade, posto que o centro cirúrgico é um local de pressão pelo tempo, distração e interrupções inesperadas[45]. Nesse caso, todo serviço deve ter uma norma para nortear as condutas a serem tomadas, como a recontagem dos materiais, a busca pelo item desaparecido na sala, paciente e, até mesmo, a realização de radiografias[11]. O aumento de sua ocorrência tem sido associado à duração da cirurgia, o atraso nos procedimentos e o número de equipes de enfermagem envolvidas. Estima-se um custo adicional de até U$24 milhões por ano, nos Estados Unidos, com a discrepância da contagem[45]. Um estudo identificou que em 88% dos casos de retenção de compressas e instrumentais, o profissional responsável acreditava que sua contagem estava correta[41].

A fim de minimizar essa falha, alguns métodos tecnológicos têm sido adotados, como o uso de compressas com código de barras ou com etiquetas de identificação por radiofrequência, aumentando a exatidão da contagem e a detecção de objetos retidos inadvertidamente[44,46].

Um estudo mostrou um aumento de três vezes na detecção de compressas perdidas ou mal contadas com a utilização do sistema de código de barra[46]. O custo desses métodos é variável, sendo de US$13 por caso para compressas com código de barra a US$75 para compressas etiquetadas por radiofrequência[11].

A comunicação clara e eficiente entre os profissionais envolvidos é fundamental para o sucesso na contagem dos materiais cirúrgicos. Normalmente, a tarefa de rastreamento desses materiais durante o ato operacional é delegada à equipe de enfermagem ou instrumentação. Porém, como a equipe inteira é responsabilizada em caso de ocorrência de retenção de corpos estranhos, torna-se crucial a mudança de comportamento e da cultura organizacional com o envolvimento de todos os profissionais atuantes além da equipe de enfermagem, como as equipes anestésicas e cirúrgicas, que podem auxiliar a verificação por meio da avaliação do ambiente e da ferida antes de seu fechamento, respectivamente. O trabalho em equipe multidisciplinar pode ser decisivo para a segurança do paciente[11,44].

INFECÇÃO DO SÍTIO CIRÚRGICO

As infecções do sítio cirúrgico são as complicações mais comuns em pacientes que se submetem a cirurgias, correspondendo a 38% das infecções nessa população[40].

No Brasil, elas ocupam o terceiro lugar entre o conjunto das infecções relacionadas à assistência à saúde (Iras), sendo encontradas em 14% a 16% dos pacientes hospitalizados[40,47]. Nos Estados Unidos, as infecções do local cirúrgico são, em geral, o segundo grande grupo de Iras que mais atingem os pacientes, podendo alcançar 500 mil casos, repercutindo, em média, em 3,7 milhões de dias extras de internação hospitalar e mais de 1,6 bilhão de dólares de custos adicionais às contas hospitalares, além de prejuízos físicos, emocionais e financeiros para os pacientes acometidos[5].

Tais estimativas, sejam de custo ou de posição ocupada pelas ISC, podem variar em virtude dos diferentes tipos de hospital, do perfil do paciente, dos métodos de coleta de dados, do sistema de vigilância utilizado e da influência da alta precoce do paciente, impedindo que muitas das infecções não recebam diagnóstico adequado, sendo frequentemente subestimadas[48].

A ocorrência da ISC depende da contaminação da ferida cirúrgica durante o procedimento e está relacionada com a patogenicidade e o inóculo do micro-organismo envolvido, bem como a capacidade imune do hospedeiro. Reconhecidamente, no transoperatório, quanto mais precoce ocorrer a introdução de micro-organismos na cavidade aberta e manipulada, e conforme o volume dos micro-organismos, maior será a chance de o paciente desenvolver uma ISC, principalmente se seu sistema imune estiver debilitado[40,48].

Com base em sua patogênese, o risco de o paciente desenvolver ISC aumenta por causa da contaminação endógena, por exemplo, pela manipulação cirúrgica de órgãos naturalmente colonizados por micro-organismos, como o intestino, que pode contaminar tecidos estéreis subjacentes; pela contaminação exógena por micro-organismos provenientes do ambiente, pele do paciente ou mãos do cirurgião; e pela imunossupressão do paciente, que, nessa condição, fica vulnerável ao desenvolvimento de ISC por menor que seja a carga microbiana envolvida em sua colonização[40,48].

Múltiplos fatores de risco podem contribuir para o desencadeamento da ISC, considerando o patógeno, o paciente e o procedimento cirúrgico. Os aspectos associados ao patógeno incluem a carga microbiana envolvida, sua patogenicidade e sua infectividade. Aqueles relacionados ao paciente podem ser expressos pelos extremos de idade, doenças preexistentes, período de internação pré-operatória, situação nutricional, descontrole glicêmico, tabagismo, obesidade, imunossupressão, infecções remanescentes e a ocorrência de transfusão perioperatória de hemoderivados. Quanto ao procedimento cirúrgico, na fase transoperatória, podem ser descritos: a remoção de pelos, preparo da área operatória, antissepsia das mãos do cirurgião, profilaxia antimicrobiana, técnica cirúrgica, tempo prolongado de cirurgia e problemas na oxigenação e normotermia do paciente[5,40,49].

Embora a ISC seja multifatorial, a equipe cirúrgica assume papel fundamental na prevenção dos fatores relacionados ao procedimento cirúrgico durante o pré e o transoperatório, seja no tocante ao número de pessoas na sala de cirurgia, ao trânsito e à conversa excessiva de profissionais dentro da sala de operação no momento do procedimento cirúrgico, movimentação das portas, sistema de ventilação, decisão pelo momento e tipo da profilaxia antimicrobiana, paramentação, preparo adequado da pele do paciente (área operatória) e das mãos da equipe cirúrgica (degermação), entre outros[40,49].

A profilaxia antimicrobiana cirúrgica se destaca como um dos métodos disponíveis mais importantes para prevenir a ISC[5,49], tendo o objetivo de reduzir a carga microbiana do sítio cirúrgico no intraoperatório[40]. Seu uso diminui a taxa de ISC consideravelmente. No entanto, ela não é recomendada para todas as intervenções cirúrgicas, pois os gastos envolvidos são altos e os eventos adversos podem ser severos, além da possibilidade de resistência pelos patógenos e colite por *C. difficile*[49].

Esse cuidado também é benéfico para os procedimentos com altas taxas de infecção, como aqueles considerados potencial ou totalmente contaminados e em algumas cirurgias limpas, cujas consequências de uma ISC podem ser graves, como as cardíacas abertas, as substituições articulares, a prótese vascular e as craniotomias. A utilização de antimicrobianos em procedimentos infectados é considerada uma terapêutica, e não uma profilaxia[11,40,49,50].

A não adesão a *guidelines* de profilaxia antimicrobiana é comum[51] e induz a erros na utilização do antimicrobiano, que pode ocorrer em diferentes fases, como: prescrição, transcrição, dispensa e administração. Contudo, a maioria dos equívocos ocorre na administração, estimando-se que metade, ou mais, dos antimicrobianos no perioperatório é administrada inadvertidamente, seja na escolha do agente, na dosagem ou no tempo de profilaxia[51].

Essa taxa de adesão tem variado entre os países: na Itália, 55,2% das escolhas antimicrobianas são inapropriadas[52], ao passo que na Austrália observou-se alto índice de prescrições adequadas – 97% para cirurgias cardíacas e ortopédicas e 89% para as colorretais[53].

De maneira geral, preconiza-se que os agentes antimicrobianos usados na profilaxia devem ser distintos daqueles comumente selecionados como primeira linha de tratamento de infecções adquiridas, apesar de não haver evidências que sustentem essa máxima[11].

As alergias aos β-lactâmicos não contraindicam a profilaxia antimicrobiana, sugerindo-se, nessas ocasiões, a substituição por vancomicina, clindamicina ou teicoplanina para a cobertura de gram-positivos. Em caso da presença de alergia em cirurgias de cólon, recomenda-se a associação de clindamicina ou metronidazol com um aminoglicosídeo ou uma fluoroquinolona, ou mesmo de sulfametoxazol e trimetoprima, ou a associação de clindamicina com aztreonam[11,40].

Aconselha-se, para a maioria dos agentes, que a profilaxia antimicrobiana deva ser administrada nos 60 minutos que antecederam a cirurgia e entre 120 minutos para fluoroquinolonas e vancomicina[50,51], visando garantir a concentração ideal sérica e tissular no momento da incisão e antes da contaminação[11,40,50].

O tempo de administração de antibióticos tem se relacionado à menor taxa de ISC quando a droga esteve presente no soro ao final do procedimento, quando foram encontrados níveis mais elevados no tecido atrial durante o bombeamento em cirurgias cardíacas abertas e quando a medicação foi administrada dentro dos 60 minutos que antecedem a incisão[54].

Dessa forma, para garantir a concentração sérica no momento adequado, é fundamental que a via de administração seja a endovenosa, que é a mais rápida para o início da ação das drogas[11,40].

Em procedimentos prolongados e/ou com hemorragia intensa (> 1.500ml), todavia, deve-se pensar em repetições no intraoperatório de agentes profiláticos de meia vida mais curta, a fim de manter o nível sérico e tissular bactericida.

Para antimicrobianos de meia-vida < 1 hora, sugere-se nova dose a cada duas horas após a primeira administração e para aqueles com a meia-vida > 1 hora, a cada três a quatro horas[40,49].

Diante da relevância da profilaxia antimicrobiana na redução das taxas de ISC, EA comum no paciente cirúrgico, esse item foi considerado na lista de verificação de segurança cirúrgica durante a fase "pausa cirúrgica", sendo imprescindível a adoção dessa medida pelos profissionais envolvidos, visando à segurança do paciente.

INDICADORES DE QUALIDADE ASSISTENCIAL EM PROCEDIMENTOS CIRÚRGICOS

As evidências de incidentes, nos centros cirúrgicos, potencialmente danosos aos pacientes, juntamente com a necessidade de avaliação sobre a segurança da assistência nesse ambiente, motivaram a adoção de indicadores de qualidade assistencial em procedimentos cirúrgicos pelas instituições de saúde[11].

Essa identificação das falhas e do sucesso auxilia na busca por melhores práticas e na manutenção e disseminação de medidas bem-sucedidas, além de fornecer subsídios para a tomada de decisões de gestores[54]. Embora seja difícil monitorar todos os EA, é fundamental que a instituição estabeleça quais serão monitorados e mantenha uma vigilância constante.

Os indicadores utilizados para monitorar os EA relativos aos pacientes cirúrgicos são: cirurgias em sítio errado, complicações anestésicas, corpo estranho deixado no corpo do paciente durante o procedimento, deiscência de ferida operatória, desordem fisiológica e metabólica pós-operatória, embolia pulmonar ou trombose venosa profunda no pós-operatório, falência respiratória pós-operatória, hemorragia ou hematoma pós-operatório, infecção do sítio cirúrgico, óbitos de pacientes cirúrgicos com graves complicações tratáveis e sepse pós-operatória, além de indicadores relacionados a eventos obstétricos[11].

A lista de verificação de segurança cirúrgica, inspirada em EA decorrentes de procedimentos operatórios, é uma tentativa de mitigar práticas inseguras. O investimento na implementação dessa lista de forma efetiva visa minimizar a ocorrência de incidentes e, assim, contribuir com a excelência da qualidade da assistência prestada ao paciente cirúrgico.

REFERÊNCIAS

1) Instituto Brasileiro de Geografia e Estatística. Indicadores sociodemográficos e de saúde no Brasil. Rio de Janeiro. 2009. 152p.

2) Agência Nacional de Vigilância Sanitária. Assistência segura: uma reflexão teórica aplicada à prática. 2013. 172p.

3) Weiser TG, Regenbogen SE, Thompson K, Haynes AB, Lipsitz SR, Berry WR et al. An estimation of the global volume of surgery: a modeling strategy based on available data. Lancet. 2008;372(9633):139-44.

4) Brasil; Ministério da Saúde; Agência Nacional de Vigilância Sanitária; Fundação Oswaldo Cruz. Protocolo para cirurgia segura. 2013. 12p.

5) Anderson DJ. Surgical site infections. Infect Dis. Clin. of North Am. 2011;25(1):135-53.

6) Moura MLO, Mendes W. Avaliação de eventos adversos cirúrgicos em hospitais no Rio de Janeiro. Rev. Bras. Epidemiol. 2012;15(3):523-35.

7) Wilson RM, Michel P, Olsen S, Gibberd RW, Vincent C, El-Assady R et al. Patient safety in developing countries: retrospective estimation of scale and nature of harm to patients in hospital. BMJ [Internet]. 2012;344(e832) [acessado em: 25 jan 2015]. Disponível em: <http://www.bmj.com/content/344/bmj.e832>.

8) Motta Filho GR, Silva LFN, Ferracini AM, Bähr GL. Protocolo de cirurgia segura da OMS: o grau de conhecimento dos ortopedistas brasileiros. Rev. Bras. Ortop. 2013;48(6):554-62.

9) Kohn LY, Corrigan JM, Donaldson MS; Committee on Quality of Health Care in America. To err is human: Building a Safer Health System. Washington DC: National Academy Press; 2000. 8p.

10) Dimick JB, Chen SL, Taheri PA, Henderson WG, Khuri SF, Campbell DA. Hospital costs associated with surgical complications: a report from the private-sector National Surgical Quality Improvement Program. J. Am. Coll. Surg. 2004;199(4):531-7.

11) Organização Mundial da Saúde. Segundo desafio global para a segurança do paciente: cirurgias seguras salvam vidas. Geneva. 2009. 216p.

12) Haynes AB, Weiser TG, Berry WR, Lipsitz SR, Breizat AHS, Dellinger P et al. A surgical safety checklist to reduce morbidity and mortality in a global population. N. Engl. J. Med. 2009;360(5):491-9.

13) Weiser TG, Haynes AB, Dziekan G, Berry WR, Lipsitz SR, Gawande AA et al. Effect of a 19-item surgical safety checklist during urgent operations in a global patient population. Ann. Surg. 2010;251(5):976 -80.

14) Abaurre MLM, Pontara M. A dimensão discursiva da linguagem. In: Gramática. Texto: análise e construção de sentido volume único. São Paulo: Moderna; 2006.

15) Gillespie BM, Chaboyer W, Longbottom P, Wallis M. The impact of organizational and individual factors on team communication in surgery: A qualitative study. Int. J. Nurs. Stud. 2010 Jun;47(6):732-41.

16) The Joint Commission. Sentinel Event Data: Root Causes by Event Type, 2004-2013 [Internet]. 2013 [acessado em: 20 fev 2015]. Disponível em: <http://www.jointcommission.org/assets/1/18/Root_Causes_by_Event_Type_2004-2Q2013.pdf>.

17) Gillespie BM, Chaboyer W, Murray P. Enhancing communication in surgery through team training interventions: A systematic literature review. AORN J. 2010;92(6):642-57.

18) Siu J, Maran N, Paterson-Brown S. Observation of behavioral markers of nontechnical skills in the operating room and their relationship to intra-operative incidents. Surgeon. 2014.

19) Treadwell JR, Lucas S, Tsou AY. Surgical checklists: a systematic review of impacts and implementation. BMJ Qual. Saf. 2014;23:299-318.

20) Braaf S, Manias E, Riley R. The role of documents and documentation in communication failure across the perioperative pathway. A literature review. Int. J. Nurs. Stud. 2011 Aug;48(8):1024-38.

21) NHS England. National Health Service. Patient Safety Domain Team. The never events list 2013/14 update [Internet]. 2014 [acessado em: 30 nov 2014]. Disponível em: <http://www.england.nhs.uk/wp-content/uploads/2013/12/nev-ev-list-1314-clar.pdf>.

22) Seiden SC, Barach P. Wrong-side/wrong-site, wrong-procedure and wrong-patient adverse events: are they preventable? Arch. Surg. 2006;141(9):931-9.

23) World Heatlh Organization; Joint Commission International. Solution 2. Patient identification. WHO Collaborating Centre for Patient Safety Solutions. Patient Safety Solution. May 2007;1.

24) National Patient Safety Agency. Safer practice notice. Wristbands for hospital inpatients improve safety [Internet]. 2005 [acessado em: 28 jan 2015]. Disponível em: <http://www.nrls.npsa.nhs.uk/resources/patient-safety-topics/patient-admission-transfer-discharge/?entryid45=59799>.

25) National Patient Safety Agency. Right patient-right care: improving patient safety through better manual and technology based systems for identification and matching of patients with care [Internet]. Londres. 2004 [acessado em: 20 jan 2015]. Disponível em: <www.npsa.nhs.uk>.

26) Kaufman MB. Bar coding helps improve patient safety [Internet]. 2008 [acessado em: 28 jan 2015]. Disponível em: <http://formularyjournal.modernmedicine.com/formulary-journal/news/clinical/clinical-pharmacology/bar-coding-helps-improve-patient-safety?page=full>.

27) McNamara SA. Preventive measures for wrong site, wrong person, and wrong procedure error in the perioperative setting. Perioperative Nursing Clinics. 2008;3(4):383-93.

28) Makary MA, Mukherjee A, Sexton JB, Syin D, Goodrich E, Hartmann E et al. Operating Room Briefings and Wrong-Site Surgery. J. Am. Coll. Surg. 2007;204(2):236-43.

29) Orser BA, Chen RJB, Yee DA. Medication errors in anesthetic practice: a survey of 687 practitioners. Can. J. Anaesth. 2001 Feb;48(2):139-46.

30) Abeysekera A, Bergman IJ, Kluger MT, Short TG. Drug error in an aesthetic practice: a review of 896 reports from the Australian Incident Monitoring Study database. Anaesthesia. 2005 Mar;60(3):220-7.

31) Fasting S, Gisvold SE. Adverse drug errors in anesthesia, and the impact of colored syringe labels. Can. J. Anaesth. 2000 Nov;47(11):1060-7.

32) Murianni L, Marano C. Building a Safer NHS for Patient. Improving Medication Safety. Ital. J. Public Health. 2005;2(3-4):96-9.

33) World Heatlh Organization. International drug monitoring – the role of the hospital. A WHO report. Drug Intelligence and Clinical Pharmacy. 1969. 24p.

34) Harper PC, Strong MN. Adverse drug reactions: simple steps to ensure meaningful and useful reporting. The IHS Provider. 2011;36(9):197-200.

35) Silva LD, Camerini FG. Análise da administração de medicamentos intravenosos em hospital da rede sentinela. Texto & Contexto Enferm. 2012;21(3):633-41.

36) Orser BA, Hyland S, Sheppard I, Wilson CR. Review article: improving drug safety for patients undergoing anesthesia and surgery. Can. J. Anaesth. 2013 Feb;60(2):127-35.

37) Bowdle TA. Drug administration errors from the ASA closed claims project. ASA Newsl. 2003;67(6):11-3.

38) Mathai KM, Kang JD, Donaldson WF, Lee JY, Buffington CW. Prediction of blood loss during surgery on the lumbar spine with the patient supported prone on the Jackson table. Spine J. 2012 Dec;12(12):1103-10.

39) Souza HJB, Moitinho RF. Estratégias para redução do uso de hemoderivados em cirurgia cardiovascular. Rev. Bras. Cir. Cardiovasc. 2008;23(1):53-9.

40) Mangram AJ, Horan TC, Pearson ML, Silver LC, Jarvis WR; The Hospital Infection Control Practices Advisory Committee. Guideline for prevention of surgical site infection. Infect Control Hosp. Epidemiol. 1999;20(4):247-78.

41) Gawande AA, Studdert DM, Orav EJ, Brennan TA, Zinner MJ. Risk factors for retained instruments and sponges after surgery. N. Engl. J. Med. 2003;348(3):229-35.

42) Lincourt AE, Harrell A, Cristiano J, Sechrist C, Kercher K, Heniford BT. Retained foreign bodies after surgery. J. Surg. Res. 2007 Apr;138(2):170-4.

43) Reece M, Troeleman ND, McGowan JE, Furuno J.P. Reducing the incidence of retained surgical instrument fragments. AORN J. 2011;94(3):301-4.

44) Goldberg JL, Feldman DL. Implementing AORN recommended practices for prevention of retained surgical items. AORN J. 2012;95(2):205-16.

45) Egorova NN, Moskowitz A, Gelijns A, Weinberg A, Curty J, Rabin-Fastman B et al. Managing the prevention of retained surgical instruments what is the value of counting? Ann. Surg. 2008;247(1):13-8.

46) Greenberg CC, Diaz-Flores R, Lipisitz SR, Regenbogen SE, Mulholland L, Mearn F et al. Bar-coding surgical sponges to improve safety a randomized controlled trial. Ann. Surg. 2008;247(4):612-6.

47) Agência Nacional de Vigilância Sanitária; Ministério da Saúde. Sítio Cirúrgico. Critérios Nacionais de Infecções relacionadas à assistência à saúde. Brasília: Ministério da Saúde; 2009. 19p.

48) National Institute for Health and Clinical Excellence. Surgical Site Infection: prevention and treatment of surgical site infection. 2008. 168p.

49) Alexander JW, Solomkin JS, Edwards MJ. Updated recommendations for control of surgical site infection. Ann. Surg. 2011;253(6):1082-93.

50) Bratzler DW, Dellinger P, Olsen KM, Perl TM, Auwaerter PG, Bolon MK et al. Clinical practice guidelines for antimicrobial prophylaxis in surgery. Am. J. Healh-Syst Pharm. 2013;70(3):195-283.

51) Bratzler DW, Houck PM, Richards C, Steele L, Dellinger EP, Fry DE et al. Use of antimicrobial prophylaxis for major surgery: baseline results from the national Surgical Infection Prevention Project. Arch. Surg. 2005;140(2):174-82.

52) Durando P, Bassetti M, Orengo G, Crimi P, Battistini A, Bellina D et al. Adherence to international and national recommendations for the prevention of surgical site infections in Italy: Results from an observational prospective study in elective surgery. Am. J. Infect. Control. 2012;40(10):969-72.

53) Friedman ND, Styles K, Gray AM, Low J, Athan E. Compliance with surgical antibiotic prophylaxis at an Australian teaching hospital. Am. J. Infect. Control. 2013;41(1):71-4.

54) Dellinger EP. Adherence to Surgical Care Improvement Project measures: the whole is greater than the parts. Future Microbiol. 2010;5(12):1781-5.

55) Jericó MC, Perroca MG, Penha VC. Mensuração de indicadores de qualidade em centro cirúrgico: tempo de limpeza e intervalo entre cirurgias. Rev. Latinoam. Enferm. 2011;19(5):1-8.

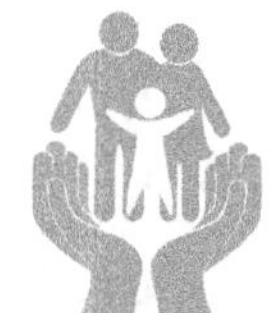

EVENTOS ADVERSOS RELACIONADOS A QUEDAS DE PACIENTES

A Sociedade Brasileira de Geriatria e Gerontologia define a queda como o deslocamento não intencional do corpo para um nível inferior à posição inicial, com incapacidade de correção em tempo hábil, provocada por circunstâncias multifatoriais que comprometam a estabilidade. Entretanto, a maioria das definições estabelece o caráter "súbito", "inesperado" e "não intencional" de um evento que resulta na ida do paciente ao chão ou a um nível mais baixo com relação à posição inicial ou, ainda, considerando-se qualquer altura. A Joint Commission International inclui em sua definição de queda a presença ou não de dano. A definição de queda pela Organização Mundial da Saúde (OMS) é "vir a inadvertidamente ficar no solo ou em outro nível inferior excluindo mudanças de posição intencionais para se apoiar em móveis, paredes ou outros objetos".

Condizente com as diferentes definições dessa terminologia, o pensamento de que é incomum a ocorrência de quedas de pacientes em nossos serviços de cuidados a saúde deve ser considerada um equívoco. Minha experiência na vigilância desse evento demonstra justamente o contrário. Percebo que a incidência de quedas de pacientes nas instituições de saúde, sobretudo quando não possuem diretrizes e programas implementados de prevenção de quedas, é comum, seja em unidades de pacientes internados ou corredores de pronto-socorro, onde, frequentemente, identificamos pacientes sobre macas em péssimas condições de conservação e, muitas vezes, sem grades de proteção.

É importante compreendermos que a queda é um evento frequente e limitante, devendo ser considerado um marcador de fragilidade e declínio na saúde associado a um elevado índice de morbidade, mortalidade e incapacidades, em especial na população idosa e neonatal. Evitar a queda é uma conduta de boa prática, tanto em estabelecimentos hospitalares quanto em instituições de atenção primária, secundária e de longa permanência, sendo considerado um dos indicadores de qualidade de assistência.

Diversos fatores de risco e múltiplas causas interagem como agentes determinantes e predisponentes, tanto para quedas acidentais quanto para as recorrentes, estabelecendo aos profissionais de saúde o imenso desafio de identificar e agir sobre os fatores de risco modificáveis e tratar os elementos etiológicos e as comorbidades presentes.

Inerente ao cuidado com o paciente, devemos estar alertas aos fatores estruturais e ambientais com que convivemos nos serviços de saúde, pois, de fato, podem ser agentes de riscos significativos. Não é raro notificarmos quedas de pacientes devido a pisos molhados e desníveis, tropeços em equipamentos e objetos deixados ao chão, da maca ou leito, cadeira de rodas, trocador de fraldas, banheira higiênica, berço e incubadoras e até vaso sanitário, independentemente da presença do acompanhante.

O acompanhante deve ser, sempre, um importante aliado e, quando presente, deve ser educado quanto às medidas fundamentais de prevenção de quedas. Um dos eventos adversos relacionados à queda vivenciado em minha prática como coordenador de um Núcleo de Segurança do Paciente em uma instituição de saúde de atenção materno-infantil de referência em Belo Horizonte (MG), foi após a amamentação de um recém-nascido pela mãe internada na Unidade de Gestação de Alto Risco (Ugar), em plena recuperação de um parto cesárea de alto risco. Mãe e recém-nascido se encontravam juntos no leito e em determinado momento de distração da mãe, a criança apresentou queda do leito. Decorrente do evento, o recém-nascido manifestou cianose, vômito, hipoatividade e queda de saturação, sendo encaminhado à Unidade de Terapia Intensiva Neonatal (Utin), onde permaneceu monitorado e em observação durante quatro dias. O dano foi considerado moderado. No processo de investigação e avaliação da causa-raiz identificamos que a Ugar não possuía berço ou incubadora para recém-nascidos, e nas situações em que o binômio permanecia na referida unidade, ambos ficavam no leito da mãe, situação desconfortável e de risco para a queda ou acidentes como estrangulamento do recém-nascido pela mãe ao dormir. Diante do evento, recomendamos à gerência da unidade que providenciasse um berço para o serviço utilizar nas situações em questão. Associada ao incidente, orientações à equipe multidisciplinar foram reforçadas para atenção no cuidado por ocasião de ambos estarem juntos.

Outro evento ocorrido na mesma instituição, que proporcionou intervenções educativas e corretivas, foi a queda de outro recém-nascido na sala cirúrgica obstétrica, onde se encontrava com a mãe, minutos após a realização do parto cesárea. Como processo de humanização, a criança foi entregue para o contato com a mãe e permaneceu com ela. Em um descuido da mãe, ora emocionada e vivenciando o estresse do parto, o recém-nascido escorregou de suas mãos e caiu ao chão. Imediatamente foi prestada assistência sem qualquer repercussão clínica aparente. Entretanto, o neonato necessitou permanecer na instituição para exames complementares e observação na Unidade Neonatal de Cuidados Intermediários (Ucin). O dano foi considerado leve a moderado.

No processo de investigação, identificamos que, após o nascimento do recém-nascido e os primeiros cuidados do pediatra, o neonato foi entregue à mãe, conforme protocolo institucional. Contudo, nenhum profissional ficou ao lado da mãe, disponível a atender a qualquer necessidade do binômio. Como intervenção do Núcleo de Segurança do Paciente, recomendou-se que sempre houvesse um profissional assistencial ao lado do binômio durante sua permanência na maca, prevenindo, assim, a ocorrência do evento adverso.

Analisando profundamente esses casos, percebemos que muitas falhas e fraquezas nos processos de trabalho levaram à prestação de um cuidado inseguro. Na investigação desses incidentes, e aprendendo com eles, buscamos formas de prevenir e minimizar a recorrência desses erros no futuro.

Direcionando para o impacto institucional, a queda de um paciente pode aumentar o tempo de permanência hospitalar conforme percebemos nos eventos citados, além dos custos assistenciais e possíveis repercussões na mídia sobre a credibilidade e a segurança da instituição de saúde. Fato é que, cada vez mais, o usuário dos serviços de saúde procura seus direitos constitucionais por meio de processos jurídicos frente ao comprometimento na saúde do beneficiário do sistema.

Ao contextualizar exemplos de fatores de riscos para quedas e situações corriqueiras vivenciadas nos serviços de saúde, pode-se dizer que a maioria das quedas nas instituições de saúde são mais atribuídas a doenças e características do paciente do que a riscos ligados ao ambiente hospitalar. Entretanto, é importante enfatizar que a falha das instituições em não implementar medidas preventivas é uma importante lacuna na redução efetiva desse evento adverso.

Os pacientes internados são intimamente vulneráveis a queda, devido a problemas médicos agudos, como delírio, acidente vascular encefálico, infecções sistêmicas, doenças cardiovasculares e musculoesqueléticas, além de reações adversas causadas por medicamentos, especialmente os que agem sobre o sistema nervoso central, como sedativos e tranquilizantes. Pequenos estudos descritivos identificaram que medicamentos como a digoxina, antiepiléticos, diuréticos, hipotensivos e betabloqueadores também aumentam o risco das quedas. Além disso, procedimentos terapêuticos e o próprio ambiente hospitalar desconhecido podem acentuar as adversidades, como a demência, a incontinência e os problemas de equilíbrio, força, mobilidade, visão e a própria reabilitação.

A alteração do estado mental é considerada um fator de risco de queda mais comum identificado em adultos e um dos mais difíceis de lidar. A atenção, a orientação e a memória estão entre as principais funções cognitivas responsáveis pelo equilíbrio e postura. Quando limitadas por alguma modificação neurológica ou pelo próprio envelhecimento, elas comprometem a adaptação ao ambiente, o julgamento e a realização de atividades que possam oferecer perigo de queda. Diante disso, a avaliação neurológica dos pacientes é fundamental para identificar as alterações ligadas ao risco aumentado de queda e estabelecer as medidas de prevenção mais adequadas à condição de cada um.

Uma das condutas empregadas pelos profissionais de enfermagem na assistência aos pacientes neurológicos agitados e com risco de queda é a contenção física no leito. Na convivência hospitalar, percebo que é uma prática utilizada nas unidades de terapia intensiva, psiquiatria, nos pacientes com alteração do estado mental e com alto risco de violência. Sua utilização é discutida entre os profissionais de saúde e, frequentemente, questionada pelos familiares. Questões como a dignidade do paciente e o impacto psicológico da contenção são assiduamente abordadas, visto que não existem estudos consistentes que mostrem os reais benefícios, bem como os riscos desta conduta, e essas intervenções ainda não são totalmente confiáveis na solução do problema.

O uso dessa técnica de restrição física do paciente no leito não deve ser uma prática isolada no manejo do paciente com agitação psicomotora. Devemos, isto sim, permitir que se realize uma abordagem verbal de maneira segura e consistente. No instante em que priorizamos o direito do indivíduo a uma assistência humanizada e um cuidado mais seguro, precisamos encontrar alternativas menos restritivas para o paciente agitado. Enquanto isso não acontece e, finalizando o contexto, parece que realizar a contenção física no leito é uma medida capaz de garantir a integridade física e a segurança do paciente nos momentos em que outros recursos utilizados não demonstram sucesso.

Um dos exemplos comuns de risco aumentado para queda de paciente nos serviços de saúde é o início do uso precoce de sedativos, que pode levar o paciente ao desequilíbrio postural, como vertigem, sonolência, tontura e confusão mental. No caso da ocorrência de queda, o paciente deve ser avaliado e atendido imediatamente para minimizar as consequências dos possíveis danos. O evento deve ser notificado ao Núcleo de Segurança do Paciente (NSP) para uma posterior investigação e identificação dos fatores que contribuíram para a ocorrência da queda. Seu desfecho deve ser utilizado como fonte de aprendizado para reavaliação e adequação do processo de cuidado mais seguro, minimizando a recorrência desse evento.

A idade avançada é um outro importante fator de risco para quedas e lesões, fato evidenciado pela associação com as mudanças do processo fisiológico do envelhecimento, que permitem antever quedas, como os problemas na mobilidade física, incluindo instabilidade postural e alteração da marcha, e diminuição da capacidade funcional, cognitiva e visual. Além disso, as doenças crônico-degenerativas e o uso concomitante de vários medicamentos são condições típicas nos idosos, o que também pode aumentar o risco de queda.

Estudos sobre eventos adversos no ambiente hospitalar mostram que as quedas representam um dos mais frequentes eventos nas instituições hospitalares, assumindo a primeira ou a segunda posição dentre os mais prevalentes. Mais de 70% das quedas em pacientes hospitalizados ocorrem no leito do paciente ou próximo a ele, especialmente durante a transferência de cama, cadeira ou cadeira de rodas, e 19% acontecem durante o trajeto de deambulação de ida e volta ao banheiro. Os índices de queda em hospitais variam de acordo com a característica da instituição, especialidade médica e perfil de usuário, podendo ir de 1,4 a 13 quedas a cada 1.000 pacientes por dia. A maioria das quedas resulta em lesões leves ou em nenhum tipo de dano, mas em 20% a 30% dos casos ocorrem lesões moderadas ou graves, como fraturas de fêmur e quadril, hematomas subdurais e sangramentos, que podem levar ao óbito.

Estima-se que, a cada ano, um milhão de quedas de pacientes ocorram em hospitais dos Estados Unidos, e taxas semelhantes são registradas na maior parte dos países desenvolvidos. Na Inglaterra e no País de Gales são registradas aproximadamente 280 mil quedas de pacientes anualmente em hospitais de cuidado agudo, hospitais comunitários e unidades de saúde mental. O verdadeiro número de quedas provavelmente é ainda maior, pois sabe-se que todos os sistemas de saúde apresentam problemas de subnotificação.

Acredita-se que um terço das pessoas com mais de 65 anos e metade das pessoas acima de 80 anos sofram, pelo menos, uma queda por ano. Em hospitais australianos, 38% de todos os incidentes com pacientes envolvem, ao menos, uma queda. Embora haja um grande número de estudos realizados e muitos artigos publicados sobre o assunto, a frequência de quedas de pacientes continua sendo um grande problema para os serviços de cuidados em saúde.

Investigações desenvolvidas com o objetivo de conhecer os fatores de risco têm apresentado informações relevantes sobre a caracterização do evento. Um desses estudos, que analisou as características de 183 pacientes que caíram e a forma como o evento se deu, apontou que a maioria das quedas (85%) aconteceu no quarto do paciente, com 79% desses estando sem assistência no momento do evento, e que metade das quedas esteve relacionada às atividades que envolviam as eliminações fisiológicas, no trajeto de ida e volta ao banheiro.

Outro estudo indicou que, aproximadamente, 80% dos pacientes que caíram estavam confusos, tinham alterações na marcha e tentavam ir ao banheiro sozinhos. As quedas do leito foram as mais frequentes (55%) em uma investigação nacional que caracterizou o evento adverso a partir de boletins de notificação. Em segundo lugar estavam as quedas da própria altura e da cadeira, com maior prevalência no período noturno (63,7%) e em pacientes do sexo masculino (57,5%).

A história pregressa do paciente no processo de anamnese é de fundamental importância na identificação de fatores de riscos que possam contribuir para queda.

Quadro 1: fatores de riscos para queda do paciente

• Extremos de idade: < 5 anos e > 65 anos.

• Depressão, ansiedade, declínio cognitivo.

• Patologias crônicas e condições de saúde: hipotensão postural, tontura, convulsão, síncope, desconforto com dor persistente, confusão mental, insônia, incontinência, osteoporose, fraqueza muscular, hipoglicemia, doenças degenerativas e neurológicas, deformidades e/ou amputação de membros inferiores e/ou superiores.

• Comprometimento sensorial: visão, audição, tato.

• Desequilíbrio corporal.

• Uso de medicamentos tranquilizantes, ansiolíticos, antipsicóticos, anti-histamínicos, diuréticos, laxativos, relaxantes musculares, hipoglicemiantes e vasodilatadores, entre outros.

• Obesidade mórbida.

• História prévia de queda.

Uma das ferramentas que otimizam a avaliação do risco de queda de forma rápida e simples são as escalas que estabelecem o grau de risco para a ocorrência do evento "queda", possibilitando adotar intervenções necessárias para evitar o dano. Entretanto, não existe um padrão universal, sendo que cada escala é proporcional ao tipo de paciente, seja recém-nascido, criança, adulto ou idoso. Algumas escalas são utilizadas com maior frequência, como as de Morse, de Downton, de Hendrich e a St. Thomas Risk Assessment Tool in the Falling Elderly (Stratify).

Essas escalas utilizam um escore, no qual a pontuação final indica o nível de risco a que o paciente está exposto. É importante ressaltar que qualquer escala deve ser ajustada para a realidade do serviço de saúde, considerando-se as características da instituição, do perfil dos pacientes e as estratégias de prevenção utilizadas para evitar a queda.

Baixo risco de queda	Alto risco de queda
Paciente acamado, restrito ao leito, dependente de ajuda, com ou sem fatores de risco para queda.	Paciente independente que movimenta e realiza suas atividades sem ajuda, entretanto possui, pelo menos, um fator de risco para queda.
Paciente independente e sem qualquer fator de risco para queda.	Paciente dependente de ajuda para realizar suas atividades. Anda com auxílio de pessoa ou dispositivos como muletas ou em cadeira de rodas.
	Paciente na maca aguardando atendimento ou realização de exames, com ou sem presença de fatores de risco para queda.

Indícios epidemiológicos mostram que programas multifacetados de prevenção de quedas entre pacientes internados, que contemplem a avaliação de risco do paciente e um ambiente de cuidado seguro, diminuem o risco relativo de quedas em até 30%. Um estudo realizado em hospital privado da cidade de São Paulo, em 2008, apresentou uma redução da taxa de queda de pacientes para 1,45 por 1.000 pacientes/dia após a implementação de um protocolo de gerenciamento de quedas, demonstrando a efetividade das diretrizes.

Em vista disso, devemos refletir e compreender que a prevenção de quedas é um dos elementos essenciais da segurança do paciente, e diretrizes bem estabelecidas ajudam a identificar e a reduzir os fatores de risco.

As medidas preventivas de queda do paciente a serem adotadas nos serviços de saúde devem ser orientadas por seu Núcleo de Segurança do Paciente, conforme determina a resolução do Ministério da Saúde nº 36, de 25 de julho de 2013, que institui ações para a segurança do paciente em serviços de saúde. Essas atividades – as quais podemos chamar de *bundle*, ou seja, um pacote de medidas preventivas que deve ser focado na criação de um ambiente de cuidado seguro – em conjunto tendem mais ao sucesso do que quando isoladas. Esse é um grande desafio.

* Estruturar pisos antiderrapantes nas unidades de internação e circulação de pacientes.

* Preservar iluminação adequada. Manter acessa a luz noturna do leito do paciente.

* Viabilizar corredores livres de obstáculos (exemplos: equipamentos de assistência, mobiliários).

* Manter a cama na posição baixa e com rodas travadas.

* Utilizar adesivos no prontuário do paciente e à porta do quarto ou leito, uso de pulseiras coloridas em um dos membros superiores do paciente.

* Usar vestimentas adequadas e seguras para movimentação e locomoção do paciente, como calçado com solado antiderrapante e vestuário curto.

* Adequar o leito para acomodação de acordo com a faixa etária e o estado clínico. Todos os leitos devem possuir grades eficientes para o uso. Avaliar a necessidade de utilizar protetor de grades para fechar as aberturas entre as grades.

* Educar pacientes e familiares com relação às medidas de prevenção sobre o risco de queda e de dano por queda (distribuição de informativos ou cartilhas).

* Orientar o paciente e familiares a realizarem mudanças de decúbito lentamente.

* Atentar para segurança dos banheiros, pois são ambientes com potenciais riscos de queda para os pacientes.

* Encorajar e orientar os pacientes a usar dispositivos auxiliares, como muletas e bengalas.

* Usar cadeiras com braços e altura adequada para que o paciente possa apoiar ao levantar ou sentar.

* Utilizar vídeos educativos em pontos estratégicos: recepção, salas de espera (centro cirúrgico, pronto atendimento).

* Alocar pacientes com histórico de queda próximo ao posto de enfermagem, sempre que possível.

* Na avaliação clínica, considerar as condições em que o paciente estiver em jejum por longo período como no pré e pós-operatório.

As medidas de prevenção de queda devem ser incorporadas pela equipe assistencial, bem como na prescrição diária de cuidados individualizados para cada paciente. A reavaliação do risco dos pacientes em caso de transferência de setor, mudança do quadro clínico, episódio de queda durante a internação devem ser registradas no prontuário do paciente para o seguimento da informação. A comunicação efetiva entre os profissionais, como na passagem de plantão, é de fundamental importância para o sucesso.

Outro fator de extrema importância é a corroboração efetiva da família no processo do cuidado para que esteja engajada nas ações preventivas, já que a responsabilidade da prevenção de quedas não é só dos profissionais de saúde, mas também dos cuidadores, acompanhantes e familiares. A participação do acompanhante é entendida na área da Saúde como um fator fundamental. Quando bem orientado sobre as causas e fatores de risco para queda ele passa a assumir a função de cuidador, integrando, de certa forma, os recursos humanos direcionados para a assistência, o que torna o papel da equipe uma parceria com o cuidador na busca da melhoria do cuidado do paciente.

Quadro 4: recomendações para acompanhantes e familiares de pacientes com risco de queda

• Conscientizar a família sobre a importância da presença de um acompanhante, quando necessário.

• Orientar a família sobre a necessidade de comunicar à enfermagem o período em que o paciente possa permanecer sem acompanhante.

• O paciente deve levantar do leito assistido por profissional da equipe de cuidado, mesmo na presença de acompanhante.

• Orientar para que o paciente não se levante subitamente devido ao risco de hipotensão postural e tontura.

• Na situação de hipotensão postural ao sair do leito, orientar o paciente a levantar-se progressivamente com ajuda do profissional da equipe de cuidado: elevar a cabeceira a 30 graus e sentar-se no leito com os pés apoiados no chão por cinco minutos.

• O acompanhante deve ser informado sobre os efeitos colaterais e as interações medicamentosas que podem surgir ou intensificar sintomas que aumentam o risco de queda, como vertigens, sonolência, alterações visuais, tonturas, mudanças de reflexos, entre outras.

• Em maternidades, a mãe não deve dormir com o recém-nascido na cama ou no colo.

• Em unidades neonatais, manter as rodas da incubadora e dos berços e portas da incubadora travadas.

• Em caso de uso de óculos e/ou aparelho auditivo pelo paciente, garantir sua utilização sempre que for sair do leito.

• O acompanhante deve ser informado diariamente se há condição de deambulação do paciente.

A notificação de quedas de pacientes e a avaliação de suas causas, não conformidades e informações relacionadas são medidas elementares para formatação de indicadores de desempenho no processo assistencial. Essas ferramentas proporcionam a oportunidade de analisar e debater os resultados com os colaboradores do cuidado e discutir, se necessário, a adoção de iniciativas para melhoria nos processos de trabalho e habilidades da assistência.

Os indicadores de processo envolvem o que se faz em um hospital: como forneço assistência, com que frequência realizo os procedimentos adequados para tratar uma determinada doença, se estou tratando um paciente com as medicações mais adequadas a sua condição e a proporção da ocorrência de certo evento associado a um ou mais fatores de riscos, dentre outros. O uso de indicadores deve ser considerado uma prática incorporada à atividade nos serviços de saúde, tendo repercussões positivas na gestão do cuidado e dos riscos e na qualidade da assistência.

• Risco de queda identificado na admissão.

• Período do dia em que ocorreu o evento.

• Local da queda.

• Como ocorreu a queda.

• Se o paciente estava sozinho ou com acompanhante.

• Fatores predisponentes ao risco.

• Morbidade presente.

• Medicações em uso.

• Condutas de enfermagem após a queda.

• Condutas médica após a queda.

• Causas da queda.

• Consequências da queda.

• Prorrogação no tempo de permanência do paciente, devido à queda.

A densidade de incidência de quedas (relação entre o número de quedas e o número de pacientes/dia, multiplicado por 1.000) é um sensível indicador de qualidade assistencial, sendo considerado um marcador importante para o desenvolvimento de estratégias de segurança e de intervenções.

1) Índice de quedas

$$\frac{\text{n}^\circ \text{ de eventos x 1.000}}{\text{n}^\circ \text{ de pacientes/dia}}$$

2) Proporção de pacientes com avaliação de risco de queda realizada na admissão.

3) Número de quedas por dano.

4) Número de quedas sem dano.

Espera-se que com a implementação de diretrizes para a sistematização, aprimoramento e consolidação das práticas para a prevenção de quedas nos serviços de saúde, possamos sensibilizar e conscientizar os profissionais da Saúde sobre os fatores de risco associados às quedas dos pacientes e às estratégias potenciais de prevenção, sendo um papel crucial na minimização da incidência desse evento.

REFERÊNCIAS

Sociedade Brasileira de Geriatria e Gerontologia. Projeto Diretrizes. Queda em Idosos: Prevenção. 2008.

Joint Commission International; Joint Commission on Accreditation of Healthcare Organizations. Metas internacionais de segurança do paciente. In: _____________. Padrões de acreditação da Joint Commission International para hospitais. Rio de Janeiro: Consórcio Brasileiro de Acreditação; 2008. p. 31-6.

Oliver D, Healey F, Haines TP. Preventing falls and fall-related injuries in hospitals. Clin. Geriatr. Med. 2010;26(4):645-92.

Dykes PC, Carroll DL, Hurley A, Lipsitz S, Benoit A, Chang F et al. Fall prevention in acute care hospitals: a randomized trial. JAMA. 2010;304(17):1912-8.

Hospital Israelita Albert Einstein. Protocolos, Guias e Manuais voltados à Segurança do Paciente. São Paulo. 2012.

Ministério da Saúde; Agência Nacional de Vigilância Sanitária; Fundação Oswaldo Cruz. Protocolo de Prevenção de Quedas. ProQualis. 2013. 14 p.

Boushon B, Nielsen G, Quigley P, Rutherford P, Taylor J, Shannon D, Rita S. How-to Guide: Reducing Patient Injuries from Falls. Cambridge, MA: Institute for Healthcare Improvement; 2012 [acessado em: 4 ao 2014]. 60 p. Disponível em: <www.ihi.org>.

Miake-Lye IM, Hempel S, Ganz DA, Shekelle PG. Inpatient fall prevention programs as a patient safety strategy: a systematic review. Ann. Intern. Med. 2013;158:390-6.

Sociedade Hospital Samaritano. Diretriz assistencial: prevenção, tratamento e gerenciamento de quedas. São Paulo. 2013.

Morse JM, Morse RM, Tylko SJ. Development of a scale to identify the fall-prone patient. Can. J. Aging. 1989;8:366-7.

Oliver D, Healey F, Haines TP. Preventing falls and fall-related injuries in hospitals. Clin. Geriatr. Med. 2010;26(4):645-92.

Fabricio SCC, Rodrigues RAP, Costa Junior ML. Causas e consequências de quedas de idosos atendidos em hospital público. Revista de Saúde Pública. São Paulo. 2004;38(1):93-9.

Siqueira FV et al. Prevalência de quedas em idosos e fatores associados. Revista de Saúde Pública. São Paulo. 2007;41:5.

Centro Brasileiro para o Cuidado à Saúde Baseado em Evidências: Centro Afiliado do Instituto Joanna Briggs. Beste Practive. Informativo sobre Práticas Baseadas em Evidências para Profissionais de Saúde. 1998;2(2).

Correa AD, Marques EAB, Martinez MC, Laurino PS, Leão ER, Chimentão DMN. Implantação de um protocolo para gerenciamento de quedas em hospital: resultados de quatro anos de seguimento. Rev. Esc. Enferm. USP. São Paulo. Fev 2012;46(1).

Ministério da Saúde. Portaria nº 529, de 1º de abril de 2013. Disponível em: <http://bvsms.saude.gov.br/bvs/saudelegis/gm/2013/prt0529_01_04_2013.html>.

Agência Nacional de Vigilância Sanitária. Resolução de Diretoria Colegiada – RDC nº 36, de 25 de julho de 2013. Disponível em: <http://bvsms.saude.gov.br/bvs/saudelegis/anvisa/2013/rdc0036_25_07_2013.html>.

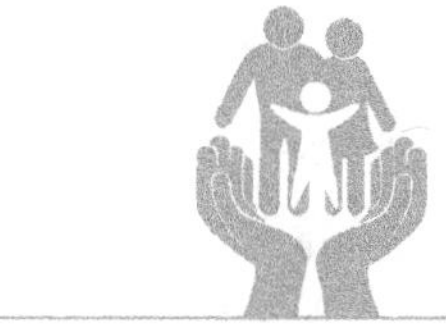

EVENTOS ADVERSOS RELACIONADOS A ÚLCERAS POR PRESSÃO

Um dos eventos adversos não raros nas instituições de saúde são as úlceras por pressão (UPP). Sua maior incidência é verificada em pacientes acamados e/ou com pouca mobilidade, como os cirúrgicos e recém-nascidos especialmente internados em unidades de terapia intensiva. Sua ocorrência é de grande importância, pois refletem negativamente na qualidade do cuidado, no aumento do tempo de internação e nos custos hospitalares, além de complicações infecciosas e/ou deformações na anatomia do paciente, afetando, em muitas situações, o emocional da família e a autoestima do paciente, além do desconforto e dor proporcionado por essas lesões.

Uma pausa para reflexão. Cabe uma ênfase à "dor no paciente com UPP". Independentemente da faixa etária do indivíduo ou de seu estado de saúde, a presença da dor pela existência da UPP, pela manipulação da ferida e pelos curativos necessários ao tratamento, não deve em hipótese alguma ser desvalorizada, pois, de fato, há implicações psicossociais, seja para o paciente, familiares e porque não, para os profissionais assistenciais. A dor deve ser vista como uma vivência sensorial, tátil e emocional desagradável, cuja situação é a existência de um tecido humano lesado e com um dano real ou potencialmente favorável.

Em documento publicado pela World Union Of Wound Healing Societies, seus autores elaboraram um atestado que define os princípios de boas práticas associadas à dor e à manipulação das UP, apresentados a seguir[4]:

- Estar ciente da dor provocada pela existência de ferida;

- Evitar manipulações desnecessárias;

- Explorar técnicas para minimizar a dor;

- Avaliar a pele e o tecido circundante em termos de presença de infeção ou necrose;

- Atentar-se à temperatura dos curativos/coberturas utilizados;

- Fornecer avaliação e monitorização contínua.

Apesar da consciência do profissional de saúde de que a UPP pode ser evitável, sabe-se que sua incidência nos estabelecimentos de saúde é elevada, sobretudo em instituições hospitalares e aquelas destinadas a pacientes de longa permanência. No entanto, temos poucos estudos sobre incidência e prevalência de UPP publicados no Brasil para uma análise melhor da relevância desse problema.

Acredita-se que 95% das úlceras por pressão podem ser evitadas se houver a identificação precoce do grau do risco[15]. Pode-se dizer que a prevenção da UPP incide em dois pilares: identificação dos pacientes de risco e implementação de estratégias de prevenção para os que apresentarem alto risco.

No Reino Unido, Posnett e Franks concluíram que cerca de 400 mil pessoas desenvolviam, anualmente, uma nova úlcera por pressão. Isso podia ser, em certos casos, evitado, gerando consequente redução não só das complicações e comorbilidades/comorbidades associadas, como também das despesas em saúde[15]. Entretanto, nem todas as úlceras por pressão são evitáveis, ou seja, existem situações em que a pressão do paciente não pode ser aliviada, e a perfusão não pode ser melhorada[16].

Segundo informações americanas da National Pressure Ulcer Advisory Panel (NPUAP), a prevalência de UPP em hospitais é de 15% e a incidência é de 7%. Já no Reino Unido, casos novos de UPP afetam de 4% a 10% dos pacientes admitidos em hospital[1]. De acordo com Sullivan e Schoelles, nos Estados Unidos, as complicações associadas às UP adquiridas em meio intra-hospitalar causam, por ano, quase 60 mil mortes e morbilidades/morbidades em um número significativo de pacientes[5].

Um estudo realizado em um hospital universitário na cidade de São Paulo, com pacientes considerados em risco internados em unidades médico-cirúrgicas, cuidado semi-intensivo e intensivo, encontrou incidências entre 29,63% e 42,64%, respectivamente[10]. Outro estudo feito na mesma cidade, em uma unidade de terapia intensiva de hospital privado, encontrou a incidência de 10,62%[17].

Os custos elevados decorrentes do tratamento de UPP levaram à necessidade de aperfeiçoar os cuidados e modernizar as práticas. Em estudo desenvolvido por McGuinness *et al*. Em um Serviço de Neurociência de um hospital nos Estados Unidos foi implementada, desde 2008, uma estratégia de cuidados que envolvia, entre outras ações: a aquisição de camas específicas; uma cultura de alternância de decúbitos dos pacientes de uma em uma hora ou de duas em duas horas; e a criação de uma equipe especializada sob o nome Skin and Wound Assessment Team (Swat), formada por enfermeiros especializados na área, que monitorizavam a existência de UPP. Os autores declararam que, diante as estratégias estabelecidas, perceberam uma importante redução da incidência de UPP adquiridas em meio hospitalar, no serviço em questão, de 48% em 2009, de 57% em 2010 e de 61% em 2011, e consequente queda dos custos por internação[6].

É importante ressaltar que as taxas de incidência e prevalência de UPP descritas no escopo científico apresentam diversidades percebidas na leitura desses estudos, em que algumas variáveis são destacadas, como as características dos pacientes e o nível de cuidado, diferenciando-se em cuidados de longa permanência, cuidados agudos e atenção domiciliar. Isso é demonstrado em dados americanos que apresentam taxas de prevalência de UPP entre 2,3% a 28% e taxas de incidência entre 2,2% a 23,9% em cuidados de longa permanência e taxas de prevalência em torno de 10% a 18% e de incidência entre 0,4% a 38% em cuidados agudos[1].

A ocorrência da UPP tem sido um grande desafio para os profissionais de saúde, em especial os colaboradores de enfermagem. A despeito da aplicação de várias estratégias para prevenção de UPP, como mudanças de posição, colchões específicos, condições de higiene do corpo e avaliação de risco por meio da aplicação de escalas já bem estabelecidas, muitas vezes, essas ações não são suficientes para prevenir o aparecimento da UPP.

É elogiável dizer que o Departamento de Saúde e Serviços Humanos dos Estados Unidos informa, em seu documento *Pessoas saudáveis 2010: Entendendo e Melhorando a Saúde*, que a redução da incidência das UPP é objetivo comum a todos os profissionais de saúde[13].

Corroborando com esse desafio, cabe um breve comentário. É necessário ressaltar que o aprendizado da grande parte dos profissionais de saúde, com ênfase na graduação, está centrado na ideia de que a ação de mudança de decúbito é a única ou principal medida para evitar a UPP, e obviamente, esse pensamento é um verdadeiro equívoco. Notificações de UPP demonstram a total transparência do despreparo e déficit de conhecimento desse tema pelos profissionais da assistência. Na análise de uma amostra de oito notificações de UPP em neonatos internados em unidades de terapia intensiva de uma instituição hospitalar de referência materno-infantil de Minas Gerais, verificou-se que todos os relatos sobre a causa das UPP eram inexpressivos. Ficou evidente que diretrizes pré-estabelecidas para prevenção de UPP não estavam sendo executadas da melhor forma possível. Registrou-se que 60% dos casos eram de origem precoce, com menos de 96 horas de internação hospitalar. A localização topográfica predominante era na região trocantérica e auricular. Além disso, 70% das lesões tinham o diagnóstico inicial acima do segundo estágio de UPP. Como podemos falar em sucesso, ironicamente, das medidas de prevenção implementadas pelos profissionais assistenciais nessa instituição? Será que foram executadas por colaboradores, de fato, capacitados? No processo investigativo percebeu-se que medidas básicas não estavam sendo executadas, por falta de conhecimento ou por descaso. Esse é o cenário que encontramos na maioria das instituições de saúde.

Neste capítulo, será contextualizada a mudança desse paradigma, com a abordagem de um breve contexto teórico científico baseado em evidências e ações necessárias para a formatação de diretrizes de prevenção de UP a serem implementadas na prática assistencial.

Na prática, vê-se, principalmente em indivíduos com fragilidade cutânea, como idosos e neonatos, a grande vulnerabilidade para ocorrência da UPP. Pelo fato de, muitas vezes, esses pacientes não demonstrarem sinais de desconforto e dor, a evolução se torna silenciosa e precoce. Medidas preventivas devem ser rigorosamente discutidas e implementadas na prática do cuidado do paciente internado, minimizando a ocorrência dessas lesões, enfatizando que é imprescindível a participação do acompanhante ou familiar do paciente.

De acordo com o National Pressure Ulcer Advisory Panel e o Institute for Healthcare Improvement, a úlcera por pressão é uma lesão localizada na pele e/ou tecido ou estrutura subjacente, geralmente sobre uma proeminência óssea, resultante de pressão isolada ou da combinação entre pressão e fricção e/ou cisalhamento. Inúmeros fatores contribuintes e elemento de confusão também podem estar associados às úlceras por pressão[2,3,12].

Nesse panorama, chegamos ao processo de anamnese do paciente, em que o cuidado com a UPP deve ser iniciado com uma rigorosa avaliação do paciente ao ingressar no sistema de saúde. A realização de um exame minucioso da pele se torna fundamental, sendo o momento em que podemos identificar possíveis alterações na integridade cutânea, ou seja, fatores intrínsecos e/ou extrínsecos associados à ocorrência de UPP. A evolução clínica e de enfermagem deve ser minuciosamente escrita no prontuário do paciente, seja diante da identificação de fatores importantes dignos de nota ou qualquer anormalidade no exame de pele. É importante enfatizar ao leitor que a evidência visual e registrada, sugere que a existência de uma UPP de estágio I é um fator de risco de fundamental importância para o desenvolvimento de uma UPP mais grave.

Ao conhecer e detectar os fatores de risco predominantes na gênese de UPP em pacientes hospitalizados e sua influência na percepção sensorial, mobilidade, atividade, umidade, nutrição, fricção e cisalhamento é possível elaborar e sistematizar ações preventivas de enfermagem e da equipe multidisciplinar.

Diversos fatores, sejam intrínsecos e/ou extrínsecos, podem estar relacionados à ocorrência das UPP, como se vê no quadro 1.

Quadro 1: fatores intrínsecos e extrínsecos associados à úlcera de pressão[2,11]

Fatores intrínsecos	Tolerância tecidual, alterações cutâneas pré-existentes, déficit nutricional, hipotensão e perfusão tecidual prejudicada, desidratação, idade avançada, mobilidade reduzida, sensibilidade reduzida, peso corpóreo alterado, drogas, diminuição do nível de consciência, dor, comorbidades múltiplas.
Fatores extrínsecos	Umidade, pressão (intensidade e duração) associada a dispositivos, fricção e cisalhamento.

A avaliação da UPP deve ser individualizada e criteriosa, para que seja direcionada às melhores diretrizes de prevenção, de acordo com as necessidades do paciente. A suspeita de lesão e o cenário das alterações da pele, ou seja, seu estágio, são os pilares para as condutas a serem implementadas.

A classificação das úlceras em estágios é uma fase de grande importância para definir o manejo das lesões. Sinais inflamatórios e/ou infecciosos, endurecimento e isquemia devem fazer parte sistemática do escopo de avaliação das UPP.

Úlceras que apresentam extensa região de necrose, para a qual existe indicação de debridamento, devem ser classificadas após o procedimento, quando será mais fidedigna a avaliação da profundidade do dano tecidual.

A suspeita de lesão profunda deve ser considerada diante da presença de sinais característicos, sendo difícil a identificação em pessoas com pele de tonalidade escura. A área localizada de pele intacta deve estar com coloração púrpura ou castanha ou com bolha sanguinolenta causada por dano no tecido mole, decorrente de pressão e/ou cisalhamento. Junto a esse achado, a região pode ser precedida por um tecido que se apresenta dolorido, endurecido, amolecido, esponjoso e mais quente ou frio comparativamente ao tecido adjacente.

Por meio do diagnóstico do estágio da UPP, podemos implantar estratégias individualizadas para os pacientes.

Diante desse contexto, a UPP pode ser classificada em quatro estágios, que variam de acordo com os tipos de tecidos acometidos.

Quadro 2: estágios e características das úlceras por pressão[2,3]

Estágio da UPP	Características da UPP
Estágio I	Pele intacta e com rubor. Pessoas de pele clara: eritema não branqueável após remoção da pressão. A área pode estar dolorosa, firme, suave, mais quente ou mais fria comparativamente com o tecido adjacente. Pessoas de pele escura: pode se apresentar como descoloração, manchas roxas ou azuladas.
Estágio II	Perda parcial da pele. Lesão aberta pouco profunda. Úlcera superficial com o leito de coloração vermelho pálida. Apresenta-se como abrasão, bolha (preenchida com exsudato seroso), intacta ou rompida, ou cratera rasa.
Estágio III	Perda da pele em sua espessura total envolvendo danos ou necrose do subcutâneo. A gordura subcutânea pode estar visível, sem exposição de osso, tendão ou fáscia muscular. Pode se apresentar como uma cratera profunda.
Estágio IV	Perda total de tecido com exposição e destruição óssea, de músculo, tendão ou articulações. As úlceras neste estágio podem ser causa de osteomielite ou osteíte.

É importante sempre destacar que a avaliação do paciente está diretamente relacionada à capacidade da análise inicial da lesão, em que a detecção precoce dos fatores de riscos associados vai direcionar a melhor opção das medidas preventivas a serem estabelecidas[14]. Uma das ferramentas validadas para avaliação de riscos são as escalas preditivas, como as de Braden, Norton, Knoll e Waterloo, sendo que a mais utilizada é a primeira[9]. Braden utiliza seis parâmetros para avaliar a percepção da lesão: sensorial, umidade, atividade, mobilidade, nutrição e fricção de cisalhamento. Adaptações a essa escala podem ser feitas pelas instituições de modo a facilitar seu preenchimento e de acordo com seus objetivos. Entretanto, para o sucesso na abordagem da UPP, a escala preditiva deve estar associada à avaliação clínica e multiprofissional, considerando comorbidades e condições do paciente.

Como adjuvante no processo de acompanhamento da evolução das UPP, podemos usufruir do suporte fotográfico. Pelo registro de fotografias da UPP podemos, historicamente, conduzir o avanço da lesão e analisar se as práticas de prevenção e/ou tratamento estão sendo eficazes. É importante que os registros fotográficos sejam incluídos na evolução do paciente, ou seja, em seu prontuário, para que a equipe multidisciplinar possa ter a percepção do progresso ou não das intervenções para cura da lesão.

Outra ferramenta interessante é incluir uma sinalização visual na capa do prontuário e/ou na porta ou leito do paciente, cujo objetivo é atentar a necessidade de o profissional da assistência avaliar periodicamente a pele do paciente, considerado de risco para UPP.

DIRETRIZES DE PREVENÇÃO DE UPP

As recomendações para prevenção de UPP devem ser aplicadas a todos os pacientes, independentemente da faixa etária. Indivíduos que se enquadram como apresentando risco de desenvolver UPP demandam inspeção diária de toda a superfície cutânea, sendo essa atitude considerada uma conduta crucial. Pacientes com esse perfil podem apresentar danos à integridade da pele em poucas horas de internação. Portanto, os fatores de risco identificados na fase de avaliação asseguram, de fato, informações para elaboração individualizada e adequada de um plano de cuidados.

O incentivo à prevenção de UPP deve estar pautado em evidências bem fundamentadas, proporcionando segurança ao profissional cuidador, quando executar recomendações. A seguir, estão descritas as principais recomendações do Institute for Healthcare Improvement e suas respectivas evidências.

Nível de evidência (NE)	Recomendação
NE A	Manter pacientes de risco em superfície de redistribuição de pressão. • Não é recomendável a utilização de materiais de pele de carneiro sintética, dispositivos recortados em forma de anel ou donut e luvas cheias de água.
NE C	Os calcâneos devem ser mantidos livres de pressão, com o auxílio de um travesseiro na região posterior da perna, permitindo que os joelhos apresentem ligeira flexão.
NE A	Realizar mudança de decúbito para reduzir a pressão exercida sobre áreas vulneráveis do corpo.
NE C	A frequência da mudança de decúbito será influenciada por variáveis relacionadas à característica do paciente.
NE A	A frequência da mudança de decúbito será influenciada por variáveis relacionadas às características das superfícies de apoio em uso.
NE C	Reposicionar o paciente de tal forma que a pressão seja aliviada ou redistribuída. Evitar posicionar o paciente diretamente sobre sondas e drenos e sobre proeminências ósseas com hiperemia não reativa.
NE C	O reposicionamento deve ser feito usando 30° na posição de Semi Fowler, e uma inclinação de 30° para posições laterais (alternadamente lado direito, dorsal e lado esquerdo), se o indivíduo tolerar estas posições e a sua condição clínica permitir.
NE C	Quando sentado, se os pés do paciente não chegam ao chão, coloque-os sobre um banquinho ou apoio para os pés. • Uma das situações clássicas vivenciadas na assistência é quando os pés do paciente sentado na cadeira de rodas não consegue apoiar no chão, e como consequência o corpo acaba deslizando para fora da

Escala de força de evidência para cada recomendação[2]:

NE A: A recomendação tem por base uma evidência científica direta, proveniente de estudos controlados, adequadamente desenhados e implementados, em úlceras por pressão em humanos (ou em humanos em risco de úlcera por pressão), que forneçem resultados estatísticos que sustentam de forma consistente a recomendação.

NE B: A recomendação tem por base evidência científica direta de estudos clínicos, adequadamente desenhados e implementados, em úlceras por pressão em humanos (ou em humanos em risco de úlceras por pressão), que forneçem resultados estatísticos que sustentam a recomendação de forma consistente.

NE C: A recomendação tem por base uma evidência indireta (i.e.,estudos em sujeitos humanos saudáveis, humanos com outro tipo de feridas crônicas, modelos animais) e/ou a opinião de peritos.

	cadeira. A altura do apoio para os pés deve ser escolhida de forma a fletir levemente a bacia para frente, posicionando as coxas em uma inclinação ligeiramente inferior à posição horizontal.
NE B	Restringir o tempo que o indivíduo passa sentado na cadeira sem alívio de pressão. • Quando um indivíduo está sentado em uma cadeira, o peso do corpo faz com que as tuberosidades isquiáticas fiquem sujeitas a um aumento de pressão. Quanto menor a área de carga, mais alta é a pressão e, consequentemente, sem alívio da pressão, a UPP surgirá muito rapidamente.
NE B	Utilizar hidratantes na pele seca e em áreas ressecadas, principalmente após banho pelo menos 1 vez ao dia.
NE B	Não massagear áreas de proeminências ósseas e/ou áreas hiperemiadas durante a hidratação da pele.
NE C	Proteger a pele da exposição à umidade excessiva por meio do uso de produtos-barreira de forma a reduzir o risco de lesão por pressão.
NE A	Avaliar junto ao profissional responsável (o nutricionista e/ou equipe médica) a necessidade de oferecer suplementos nutricionais, com alto teor protéico, além da dieta habitual, a indivíduos em risco nutricional e de úlcera por pressão. • Além da incontinência urinária e fecal, a equipe de enfermagem deve ter atenção a outras fontes de umidade, como, extravasamento de drenos sobre a pele, exsudato de feridas e suor que são potenciais irritantes para a pele. • A notificação de todos os indivíduos em risco nutricional e de desenvolvimento de úlcera por pressão para o nutricionista deve ser normatizada a fim de instituir medidas nutricionais específicas (avaliar a necessidade calórica, vitamínica, de minerais e demais nutrientes) para a prevenção de UP. • A presença de sinais clínicos de desnutrição ou que podem predispor a alterações no estado nutricional, como: edema, perda de peso, disfagia, inapetência, desidratação entre outros, deve ser registrada e comunicada ao nutricionista e ao médico assistente. Na vigência de baixa aceitação alimentar (< 60% das necessidades nutricionais entre cinco a sete dias), a equipe assistencial deve analisar a possibilidade de sondagem enteral.
NE C	Elevar a cabeceira da cama até, no máximo, 30 graus e evitar pressão direta nos trocânteres.

Utilizar forro móvel ou dispositivo mecânico de elevação para mover pacientes acamados durante transferência e mudança de decúbito, para evitar fricção ou forças de cisalhamento. Deve-se ainda verificar se nada foi esquecido sob o corpo do paciente, para evitar dano tecidual.

NE C

• Utilizar, quando necessário, quadro balcânico para estimular o paciente a movimentar-se na cama.

• Avaliar a necessidade do uso de materiais de curativos para proteger proeminências ósseas e evitar o desenvolvimento de úlcera por pressão por fricção.

Indicadores de qualidade/indicadores de processo e resultado

A incidência de UPP deve ser vista como um importante indicador de qualidade assistencial, possibilitando analisar os agravos em relação a sua distribuição e à eficácia das medidas preventivas. Os resultados possibilitam nortear as adequações necessárias ao processo de prevenção de UPP, subsidiando um planejamento e avaliação melhores das ações do cuidador.

Indicadores de processo/desempenho para os cuidados com úlcera de pressão

• Porcentagem de pacientes submetidos a avaliação de risco de UPP no processo admissional;

• Percentual de pacientes de risco recebendo cuidados preventivos apropriados para UPP (cabe ao executor definir quais variáveis serão consideradas como cuidados preventivos: inspeção diária da pele, controle da hidratação, nutrição otimizada com reposição de necessidades identificadas, utilização de superfícies de redistribuição de pressão etc.).

Indicadores de resultado para os cuidados com úlcera de pressão

• Incidência de úlceras de pressão por 1.000 pacientes/dia;

• Número de úlceras de pressão desenvolvidas no hospital por 100 admissões.

CONSIDERAÇÕES FINAIS

Sabe-se que apesar da alta incidência de UPP nos serviços de saúde, a maioria dessas lesões podem ser evitadas por meio da identificação precoce dos pacientes em risco e pela adequada implementação de medidas simples de prevenção baseadas em evidências. A junção da equipe multiprofissional no diagnóstico, nas intervenções preventivas e/ou curativas e no acompanhamento da evolução da UPP é imprescindível para o sucesso.

A prevenção da UPP deve ser vista como mais importante que as propostas de tratamento, visto que na prevenção, o custo é menor, o risco para o paciente é praticamente nulo e sua permanência na instituição de saúde se torna reduzida, pois entendemos, nesse contexto, que UPP aumenta o risco de o paciente adquirir uma infecção concomitante, elevando, assim, seu tempo de hospitalização.

Programar medidas de avaliação, gestão e prevenção das úlceras por pressão favorece, obviamente, a obtenção de ganhos em qualidade da assistência e segurança do paciente, além de minimizar os custos financeiros institucionais.

Diante desse cenário, pode-se concluir que a UPP requer cuidados embasados em protocolos e diretrizes clínicas e executados por equipe multiprofissional, com o propósito de reduzir custos do tratamento, minimizar o sofrimento dos pacientes internados e reduzir o impacto social e econômico.

REFERÊNCIAS

1) Ministério da Saúde; Agência Nacional de Vigilância Sanitária; Fundação Oswaldo Cruz. Protocolo para Prevenção de Úlcera por Pressão. 2013. 20p.

2) Institute for Healthcare Improvement. How-to-Guide: Prevent Pressure Ulcers. Cambridge, MA: Institute for Healthcare Improvement; 2011.

3) European Pressure Ulcer Advisory Panel and National Pressure Ulcer Advisory Panel. Prevention and treatment of pressure ulcers: quick reference guide. Washington, DC: National Pressure Ulcer Advisory Panel; 2009.

4) Pieper B, Langemo DE, Cuddigan J. Pressure ulcer pain: a systematic literature review and national pressure ulcer advisory panel white paper. Ostomy Wound Manage. 2009:16-31. Disponível em: <http://www.npuap.org/wp-content/uploads/2012/01/Pieper_2009_Feb1.pdf>.

5) Sullivan N, Schoelles K. Preventing in facility pressure ulcers as a patient safety strategy. Ann. Intern. Med. 2013. p. 410-416.

6) McGuinness J, Persaud-Roberts S, Marra S, Ramos J, Toscano D, Policastro L et al. How to reduce hospital-acquired pressure ulcers on a neuroscience unit with a skin and wound assessment team. Surg. Neurol. Int. 2012;3(1):138. Disponível em: <http://www. surgicalneurologyint.com/temp/SurgNeurolInt31138-3771742_102837.pdf>.

7) Souza P, Mendes W, organizadores. Segurança do Paciente: conhecendo os riscos nas organizações de saúde. Rio de Janeiro: Editora Fiocruz; 2014. 452 p.

8) Ministério da Saúde de Portugal. Direção Geral da Saúde. Úlceras por pressão. Lisboa: MS; DGS; 2011.

9) Ayello EA, Braden B. How and why to do pressure ulcer risk assessment. Advances in Skin & Wound Care. 2002;15(3):125-131.

10) Rogenski NMB, Santos VLCG. Estudo sobre a incidência de úlceras por pressão em um hospital universitário. Rev. Latino-americana de Enfermagem. Jul-ago 2005;13(4):474-80.

11) 5 Million Lives Campaign. Getting Started Kit: Prevent Pressure Ulcers How-to Guide. Cambridge, MA: Institute for Healthcare Improvement; 2008.

12) Black J, Baharestani MM, Cuddigan J et al. National Pressure Ulcer Advisory Panel´s updated pressure ulcer staging system. Adv. Skin Wound Care. 2007;20(5):270-274.

13) US Department of Health and Human Services. Healthy People 2010: Understanding and Improving Health. 2 ed. Washington, DC: US Government Printing Office; November 2000.

14) Pressure Ulcers in Adults: Prediction and Prevention. Clinical Practice Guideline Number 3. AHCPR Publication n. 92-0047. Rockville, MD: Agency for Healthcare Policy and Research; May 1992.

15) Posnett J, Franks P. The burden of chronic wounds in the UK. Nurs. Times. 2008. p. 44-5.

16) Black J, Edsberg LE, Baharestani MM, Langemo D, Goldberg M, McNichol L et al. Pressure ulcers: avoidable or unavoidable? Results of the National Pressure Ulcer Advisory Panel Consensus Conference. Ostomy Wound Manage. 2011;57(2):24-37. Disponível em: <http://www.npuap.org/wp-content/uploads/2012/01/A-UA-pr-ul1.pdf>.

17) Petrolino HMBS. Úlcera de pressão em pacientes de unidade de terapia intensiva: incidência, avaliação de risco e medidas de prevenção. São Paulo. 2002. 118 p.

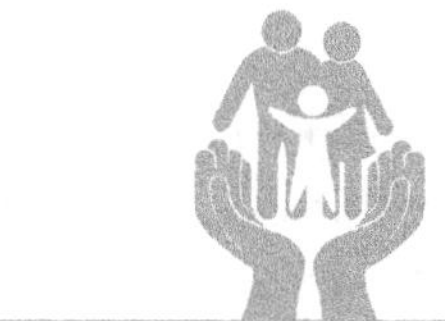

EVENTOS ADVERSOS RELACIONADOS ÀS INFECÇÕES EM SERVIÇOS DE SAÚDE

Historicamente, o contexto da prevenção e controle dos eventos adversos assistenciais infecciosos nos diversos níveis de cuidado em saúde contribuiu pioneiramente para o cenário da segurança do paciente. Considerada pelo usuário do sistema de saúde como um dos mais temíveis eventos adversos, a infecção relacionada à assistência à saúde (Iras) ou infecção associada aos cuidados de saúde (IACS), demonstra ser um dano amplamente certificado e preocupante. Entretanto, é possível minimizar sua ocorrência praticando intervenções direcionadas, bem estabelecidas e com foco em evidências e experiências de sucesso.

A abordagem moderna de segurança do paciente vem enfatizar a relevância do evento adverso infeccioso como um dos fenômenos que necessitam de um enfoque cada vez mais sistêmico, ou seja, monitorado, gerenciado e tratado como um dano indesejável, e de consciência de todos os colaboradores dos serviços de atenção à saúde. Cabe ressaltar que a prevenção e o controle das Iras são componentes importantes para a segurança do paciente. Minimizar as situações de risco evitáveis para ocorrência dessas infecções demanda uma grande estratégia direcionada para a mudança de hábitos culturais e comportamentais de todo o *staff* assistencial. É uma das funções dos profissionais dos serviços de controle de infecção, por meio de seus conhecimentos, habilidades e *expertise*, conduzir diretrizes efetivas que garantam a qualidade como um produto assistencial e, consequentemente, a segurança ao paciente. Culturalmente, por serem formadores de opinião coadjuvantes, apresentam sensibilidade para identificar os fatores contribuintes para a infecção e, a partir disso, desenvolver e implementar ações de melhorias por meio de um programa efetivo de prevenção e controle de infecção.

É relevante frisar que a propagação das diretrizes de prevenção e controle das Iras é responsabilidade das Comissões de Controle de Infecção Hospitalar (CCIH), regidas pela legislação do Ministério da Saúde nº 2616, de 1998. Todavia, deverá existir uma interface com as legislações pertinentes que priorizam os eventos relacionados às infecções em serviços de saúde como parte do escopo analítico do Núcleo de Segurança do Paciente, ou seja, uma mudança de paradigma.

Em uma análise pessoal referente às legislações que regulamentam as CCIH e os Núcleos de Segurança do Paciente são importantes o entendimento e a transparência de definições e responsabilidades dos membros executores. Conforme descreve a legislação 2616/1998, cabe aos profissionais da CCIH implementar, manter e avaliar um programa de controle de infecção hospitalar. Entretanto, a resolução nº 36 da Anvisa, de 25 de julho de 2013, que institui ações para a segurança do paciente em serviços de saúde, dispõe, no artigo 8º: "O Plano de Segurança do Paciente em Serviços de Saúde (PSP), elaborado pelo Núcleo de Segurança do Paciente, deve estabelecer estratégias e ações de gestão de risco, conforme as atividades desenvolvidas pelo serviço de saúde para: V – Higiene das mãos; XIII – Prevenção e controle de eventos adversos em serviços de saúde, incluindo as infecções relacionadas à assistência à saúde".

Portanto, ficam explícitos os conflitos de ações genéricas entre duas legislações, sendo comum nas discussões entre os profissionais de controle de infecção a incapacidade de ajustar essa duplicidade de ações, inclusive com questionamentos como: "É um retrabalho"? "É necessário unificar as comissões com apenas uma liderança"? "Como não gerar conflitos entre as comissões"? "Quem vai elaborar os indicadores epidemiológicos de infecção"? "A CCIH ficará responsabilizada por eventos adversos não infecciosos"? "A CCIH está perdendo espaço e autonomia construída historicamente"?

Retornando ao tema, podemos entender as Iras como sendo complicações infecciosas de certas doenças ou circunstâncias que modificam o estado de equilíbrio entre os mecanismos de defesa anti-infecciosa do hospedeiro e sua flora microbiana residente e transitória.

Tradicionalmente, a preocupação sobre a prevenção e controle das infecções só recebeu enfoque na assistência hospitalar. Nesse âmbito, o conceito de infecção hospitalar, conforme a portaria 2616/1998 do Ministério da Saúde, é definido como a infecção adquirida pós-admissão do paciente e que se manifeste durante a internação ou após a alta, quando puder ser relacionada com a internação ou procedimentos hospitalares. Contudo, a ampliação do cuidado distante do ambiente hospitalar necessita da atuação dos profissionais que possuam conhecimento específico em prevenção e controle de infecções em todos os níveis de atenção à saúde em que há continuidade da assistência.

HIGIENIZAÇÃO DAS MÃOS

É inquestionável o valor da higienização das mãos (HM) como um dos pilares de prevenção das Iras. Fato é que está contemplada como meta internacional número cinco de segurança do paciente: "Reduzir o risco de infecções associadas aos cuidados em saúde".

A prática ajustada à teoria de HM no momento certo e da maneira correta auxilia a reduzir a disseminação de micro-organismos no ambiente de saúde, bem como suas possíveis consequências, isto é, as infecções. Entretanto, apesar de ser uma iniciativa simples, de maior impacto e de menor custo para a prevenção, estudos observacionais demonstram um infeliz e baixo índice de adesão de toda a equipe.

Apesar da modernização do parque tecnológico, por meio de dispositivos facilitadores com novos produtos de higiene de mãos, o avanço na qualidade dos antissépticos e sabonetes e a inclusão de várias ferramentas lúdicas, ainda persiste uma decepcionante incapacidade em conseguimos sensibilizar os profissionais de saúde.

Minha grande angustia é dizer que, há mais de 170 anos, o médico húngaro Ignaz Philipp Semmelweis (1818-1865) comprovou cientificamente a importância da HM como medida crucial na prevenção de infecções. O pesquisador demonstrou a íntima relação da febre puerperal com a falta de cuidados médicos. Percebendo que os médicos que iam diretamente da sala de autópsia para a de obstetrícia tinham odor desagradável nas mãos, pressupôs: a febre puerperal que afetava grande número de parturientes seria causada por "partículas cadavéricas" transmitidas da sala de autópsia para a ala obstétrica por meio das mãos de estudantes e médicos. Assim, sugeriu que estudantes e médicos lavassem suas mãos com solução clorada após as autópsias e antes de examinar as pacientes da clínica obstétrica. No mês seguinte, a taxa de mortalidade caiu de 12,2% para 1,2%. Esse foi o primeiro estudo experimental sobre o tema, demonstrando, com transparência, que a adequada higienização das mãos podia prevenir infecções puerperais e evitar mortes maternas.

Atualmente, inventamos formas de convencer as pessoas a executar uma prática amparada há mais de 170 anos. Uma grande encrenca, leitores. Isso é um imenso desafio na conjuntura do valor do ato humano. O conceito é simples, mas não sua implementação.

A vivência prática demonstra a necessidade urgente de modificações na filosofia dos profissionais que manejam o cuidado em saúde. Planejamento na organização em todos os níveis da atenção à saúde, alavancando um forte comprometimento das lideranças são pilares essenciais na formatação da cultura de segurança.

INFECÇÕES RELACIONADAS À ASSISTÊNCIA À SAÚDE – IRAS

Quatro síndromes clínicas são consideradas responsáveis pela maioria das Iras, sendo classificadas como eventos adversos infecciosos importantes e graves, por conseguinte, prioridades para implementação de medidas de prevenção: infecção de sítio cirúrgico, pneumonia associada à ventilação mecânica, infecção da corrente sanguínea associada ao cateter vascular central e infecção do sistema urinário associada ao uso de sonda uretral. Tendo em vista que a maior incidência de Iras está relacionada a procedimentos cirúrgicos e dispositivos invasivos, ora citados, estes devem ser o foco das diretrizes preventivas de infecção e eventos adversos associados. Fato é que são fatores de risco passíveis de mudança e, por meio de intervenções bem estabelecidas, podemos minimizar sua ocorrência.

INFECÇÃO DE SÍTIO CIRÚRGICO

As infecções de sítio cirúrgico (ISC) são definidas como aquelas que ocorrem no sítio manipulado durante o procedimento cirúrgico, podendo ser de ferida operatória superficial, profunda ou de órgão ou cavidade. Estão entre as Iras mais frequentes no âmbito dos serviços de saúde, sendo uma das causas mais comuns de complicações cirúrgicas graves.

A ISC possui a terceira posição entre todas as infecções em serviços de saúde no Brasil e corresponde a 15% de todas as Iras e causa 37% das entradas de pacientes cirúrgicos em hospitais[1,2]. Estudos demonstram que dois terços das ISC são incisionais e um terço de órgão ou cavidade[2]. Em um estudo nacional de 1999, realizado pelo Ministério da Saúde, verificou-se a presença de ISC em 11% dos procedimentos cirúrgicos analisados. Já uma pesquisa conduzida pelo Centers for Disease Control and Prevention (CDC), abordando o período entre 1986 e 1996, mostrou que a ISC foi a Iras mais comum em pacientes cirúrgicos, surgindo em 38% de todas as infecções.

Os pacientes com infecção grave de sítio cirúrgico têm duas vezes mais chance de morte e de internação em unidade de terapia intensiva e cinco vezes mais probabilidade de serem readmitidos após a alta hospitalar[2].

A despeito desse cenário, sabemos que diretrizes baseadas em evidências para prevenção de ISC, quando adequadamente implementadas, garantem o sucesso para sua baixa incidência. Entretanto, apesar da validação do contexto científico, percebemos erros e diversas não conformidades no escopo do preparo cirúrgico do paciente, ora comprovadas em auditorias internas ora em relatos de colaboradores. Medidas simples de prevenção são violadas e omitidas com grande transparência, condenando os princípios básicos de conhecimento acadêmico e científico. Exemplos como manter a porta da sala cirúrgica aberta, número excessivo de profissionais nas salas cirúrgicas, utilização de adornos pela equipe cirúrgica, degermação das mãos de forma inadequada pelo cirurgião e assistentes e uso de máscara abaixo do nariz pelo anestesista são atos humanos que ferem as diretrizes de cirurgia segura e colocam o paciente em risco.

De fato, a preocupação é grande quando se discute os princípios da cirurgia segura. A mudança do paradigma da equipe para a interface da cirurgia segura é um problema considerável nos estabelecimentos de saúde. A elevada incidência de complicações cirúrgicas, principalmente a ISC, e a deficiência na sistematização dos processos assistenciais são focos dessa discussão.

A teoria está, muitas vezes, distante da prática. Um exemplo clássico é a antibioticoprofixia cirúrgica, em que os antimicrobianos fornecidos para o pré-operatório são, muitas vezes, administrados cedo demais, tarde demais ou de maneira errada, e o pior é a persistência do erro, sem que o time cirúrgico adote uma conduta padronizada, com base no consenso científico.

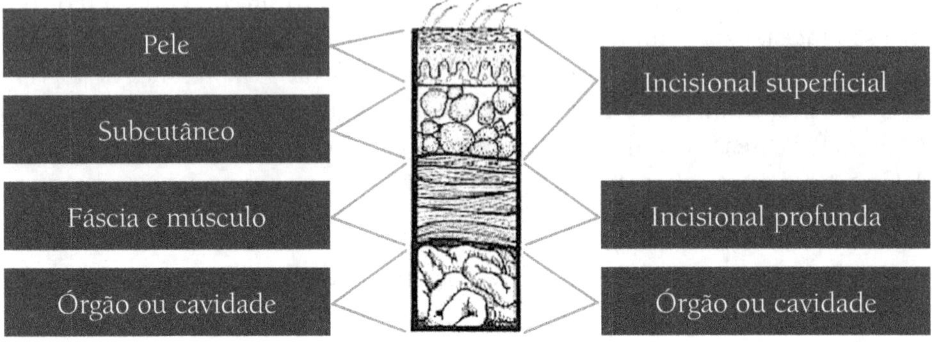

Fonte: adaptada de Mangram AJ et al. Infect Control Hosp Epidemiol. 1999;20(4):247-278

Como toda infecção, sua etapa preventiva está sujeita a diversos fatores, como condições estruturais e organizacionais dos serviços de saúde, capacidade técnica do cirurgião e seus assistentes e fatores intrínsecos do paciente, sendo esta uma variável importante para avaliação de indicadores epidemiológicos de ISC.

É notório que a ISC repercute no prolongamento da internação do paciente, no aumento dos custos das instituições de saúde e, principalmente, no agravamento do paciente, que pode desenvolver sequelas ou, até, chegar a óbito. O conhecimento da prevalência dessas infecções é um valioso indicador de qualidade dos estabelecimentos de saúde e para os cirurgiões, devendo ser obrigatória a realização de sua análise crítica, procurando-se atingir, sempre, metas pré-estabelecidas. Vale ressaltar que é direito do usuário do sistema de saúde conhecer os indicadores de infecção do estabelecimento em que será atendido.

Uma das principais finalidades de um centro cirúrgico (CC) é proporcionar a segurança do procedimento operatório a ser realizado no paciente. O mau gerenciamento de seu ambiente pode ser um sério fator de risco. Um planejamento efetivo e padronizado da estrutura e ambiente de um CC, ou sala operatória, deve ser conduzido de forma sistêmica, em que todos os colaboradores executem suas ações de acordo com os protocolos institucionais. A higienização e a manutenção periódica das repartições do CC são essenciais.

Obviamente, a implementação do programa de cirurgia segura torna-se o pilar na prevenção de eventos adversos associados aos procedimentos. Entretanto, no contexto infeccioso, alguns pontos devem ser considerados como importantes diretrizes preventivas de infecção de sítio cirúrgico:

• Superfícies das salas operatórias limpas – devem ser minuciosamente limpas após os procedimentos contaminados ou infectados e ao final de cada dia de cirurgias;

• Utilização obrigatória do uniforme pela equipe cirúrgica – máscaras que cubram a boca e o nariz, coberturas para o cabelo, como gorros, capotes cirúrgicos estéreis e luvas estéreis;

• Garantia da certificação da esterilização dos instrumentais cirúrgicos, por meio de métodos e indicadores de verificação da esterilidade;

• Antibioticoprofilaxia – deve ser utilizada em todos os procedimentos cirúrgicos nos quais o risco de infecção justifique a utilização pelas significativas complicações ocasionadas. Devem ser administrados dentro de uma hora antes da incisão ou de acordo com a meia-vida do antimicrobiano. Deve-se considerar a repetição da profilaxia se o procedimento durar um tempo maior do previsto ou se houver evidência de sangramento transoperatório excessivo. A evidência aceita é, como regra geral, manter antimicrobiano em doses séricas adequadas até o término da cirurgia. O prolongamento deverá ser discutido e avaliados os riscos e benefícios dessa conduta, como em casos de cirurgias com próteses, especialmente, ortopédicas.

Uma das práticas discutidas no universo do centro cirúrgico é o uso de protetores de calçados, como o propé, para transitar no ambiente cirúrgico. É considerada uma prática ainda utilizada por algumas instituições de saúde, porém, não há evidência e relação da contaminação do piso com a redução de ISC, portanto, entende-se como rotina que persiste mais por mito e medidas de controle de pessoas no CC.

PNEUMONIA ASSOCIADA À VENTILAÇÃO MECÂNICA – PAV

As PAV acontecem em 28% dos pacientes hospitalizados que são submetidos à ventilação mecânica (VM), seja por tubo endotraqueal ou traqueostomia. Sabemos que o risco de PAV é diretamente proporcional ao tempo de VM. Entretanto, outros fatores são fundamentais para a evolução dessa patologia infecciosa, como a falta de cuidados específicos descritos no *bundle* de prevenção de pneumonia associada à ventilação mecânica, sugeridos pelo Institutes for Healthcare Improvement (IHI), como se vê na tabela 1.

Essa pneumonia é uma infecção previsível, e compete à equipe assistencial minimizar sua ocorrência. Estima-se que o risco do desenvolvimento de PAV aumente 3% por dia de VM nos primeiros cinco dias, 2% por dia entre o sexto e décimo dia e 1% por dia após o décimo dia de VM. A consequência é a elevada taxa de mortalidade de pacientes com essa doença, que varia de 20% a 60%[3].

O pacote de medidas de intervenção preventiva da PAV, conhecido como *bundle*, possui ações que, quando implementadas em conjunto, diminuem a incidência dessa pneumonia, objetivam a auditoria e evitam que o processo seja negligenciado no decorrer da assistência. Contudo, esse pacote necessita ser agregado a outras medidas gerais. Percebe-se, na prática, uma dificuldade de implementação do *bundle* em sua integra. O fato é que o pacote é mérito de toda a equipe multidisciplinar e por meio dele se mensuram as falhas na assistência, o que dificulta o sucesso das intervenções. É importante ressaltar a análise crítica de vários especialistas, que destoam sobre a acurácia e a eficácia das ações do *bundle*, ante a dificuldade e a desconfiança quanto ao triunfo de sua implementação e a difícil mensuração de seus resultados. Fato complementar é o baixo conhecimento que os colaboradores têm sobre o pacote, levando à pouca aplicação correta na prática do cuidado.

Diante desse contexto, ferramentas de validação de processos e avaliação da efetividade do *bundle* devem ser recomendadas. A auditoria de processos e elaboração de indicadores com quesitos pactuados entre a Comissão de Controle de Infecção e a unidade de internação são peças fundamentais para informar se as diretrizes previamente estabelecidas estão alinhadas na construção de resultados bem-sucedidos.

Tabela 1: medidas do *bundle* sugeridas pelo Institutes for Healthcare Improvement

1) Manter os pacientes com a cabeceira elevada entre 30 graus e 45 graus.
2) Avaliar diariamente a sedação e diminuir, sempre que possível.
3) Fazer profilaxia da úlcera de estresse.
4) Realizar higiene oral com antissépticos (clorexidina veículo oral).
5) Fazer profilaxia da trombose venosa profunda.

Outras medidas preventivas para PAV merecem destaque:

Circuito respiratório

Sabe-se que a troca do circuito do respirador mecânico não influencia na incidência de PAV. Entretanto, é essencial que a equipe assistencial verifique periodicamente o posicionamento do circuito, de modo a evitar a formação de condensado. Essa medida impede o acesso do condensado ao filtro, que resulta em saturação de seus componentes, e às vias aéreas do paciente. Ressalva deve ser feita à troca do circuito apenas nas situações de sujidade ou mau funcionamento.

Umidificadores das vias respiratórias

Quanto ao uso dos umidificadores passivos ou filtros trocadores de calor e umidade – HME, modernidades tecnológicas em foco, não existe segurança e consenso científico quanto à superioridade de seu benefício na prevenção de PAV, no tempo de internação e na mortalidade, quando comparado aos umidificadores ativos (umidificadores aquecidos). Obviamente, o manejo do umidificador passivo se torna atraente diante da facilidade de manipulação e a ausência de condensados nos circuitos, sendo preferido pelos colaboradores e favorecendo uma boa prática. É importante salientar que água e condensados formados podem ser fontes de micro-organismos patogênicos, inclusive multirresistentes. Recomenda-se a troca dos umidificadores passivos em não menos que 48 horas[5].

Sistema de aspiração de secreções de vias respiratórias

Outro ponto de discussão entre os especialistas é a existência ou não de benefícios na redução da incidência de PAV, quando comparamos o uso do sistema de aspiração fechado e o sistema aberto. Algumas vantagens direcionam para o sistema fechado, em vista da manutenção da pressão positiva das vias aéreas, como sendo mais seguro na assistência em pacientes infectados por bactérias multirresistentes ou por doenças transmissíveis pelo ar, como a tuberculose pulmonar ou laríngea. Entretanto, são necessários mais estudos para avaliação do custo e do benefício entre os sistemas.

Extubação não programada e reintubação

A reintubação está ligada ao crescimento do risco de PAV em virtude do risco de aspiração de secreção e de patógenos da orofaringe para as vias aéreas inferiores. Sabe-se que o aumento de PAV é proporcional ao tempo de ventilação mecânica, sendo indicada a remoção do tubo endotraqueal o mais breve possível, de acordo com as condições clínicas do paciente. Uso da ventilação não invasiva, protocolos de sedação bem estabelecidos e a monitorização da frequência de extubações acidentais são procedimentos que devem ser adotados para reduzir o tempo de entubação.

Inaladores e nebulizadores

Inaladores e nebulizadores

O inalador deve ser trocado a cada procedimento. Rotinas de substituição de inaladores de 24 a 48 horas, quando utilizados no mesmo paciente, muito comuns nas instituições de saúde, não possuem embasamento científico. Após o uso, deve-se submeter o objeto à limpeza e, no mínimo, à desinfecção química de nível intermediário, conforme norma estabelecida pela instituição e validada pela Serviço de Controle de Infecção Hospitalar. Os líquidos a serem utilizados para inalação devem ser estéreis. Ante as dificuldades nesse gerenciamento, recomenda-se as medicações em aerossol em dose única.

Essas recomendações estão embasadas, principalmente, na possibilidade de transmissão de *Legionella spp.* pelo resíduo de líquido acumulado nos inaladores entre os procedimentos[6].

O cuidado com nebulizadores está diretamente relacionado à manipulação do dispositivo e da água utilizada. Assim, nebulizadores, tendas e reservatórios em uso no mesmo paciente devem sofrer, diariamente, o processo de limpeza e desinfecção de nível intermediário ou, quando for o caso, após o uso entre pacientes[2,6].

INFECÇÃO DA CORRENTE SANGUÍNEA ASSOCIADA AO CATETER VASCULAR CENTRAL

A infecção de corrente sanguínea associada ao cateter venoso central (ICS-CVC) é, sem dúvida, um evento adverso infeccioso que compromete a segurança do paciente. Um dos maiores estudos brasileiros (*Brazilian SCOPE*), que contemplou 16 hospitais brasileiros, envolvendo 2.563 pacientes com ICS (2007-2010), constatou dados interessantes para nossa realidade, como: (a) 58,5% dos isolados foram por bactérias gram-negativas; (b) 49% das ICS hospitalares ocorreram em UTI; (c) 24,3% dos pacientes apresentavam malignidade; (d) o CVC esteve como fator predisponente em 70,3% dos casos; (e) alta proporção de micro-organismos resistentes. A taxa de mortalidade foi de 40%[8].

O uso de dispositivos vasculares propiciou inúmeras vantagens aos cuidados invasivos de pacientes, no entanto, sua inserção e manutenção devem ser o maior foco de preocupação para toda a equipe, pois são responsáveis por complicações graves, com repercussões desastrosas. Os patógenos mais encontrados são os gram-positivos (gênero *Staphylococcus spp.*, *Enterococcus spp.*), gram-negativos (fermentadores e não fermentadores) e fungos (*Candida spp.*). Ressalte-se o aumento das infecções de corrente sanguínea (ICS) por gram-negativos em vários hospitais do mundo[7,8]. A preocupação, nas últimas décadas, é com o aumento da resistência bacteriana e fúngica, devido ao uso indiscriminado de antibacterianos. Esse evento resultou no uso de mais desses medicamentos e na alta dos custos relacionados (fármacos, assistência e internação).

Didaticamente, podemos dividir os dispositivos vasculares em periféricos e centrais, totalmente ou parcialmente implantados. A inserção de cateteres centrais deverá ser o foco de controle preventivo, pois a técnica adequada empregada pelo médico (punção de veia profunda) ou enfermeiro(a) (por veia periférica) deverá ser perfeita. O uso de barreira máxima para a punção, a busca pelo menor trauma no procedimento e o uso de curativos impregnados com antisséptico favorecem a redução da incidência de infecção. No entanto, situações de dificuldades relacionadas à punção venosa profunda, e, inclusive, a falta de destreza manual para realização do procedimento, deverão ser avaliadas, a fim de perceber possíveis "surtos" de ICS-CVC, especialmente em hospitais de ensino. Como prática em nossa instituição de ensino, os residentes médicos são especialmente avaliados quanto a sua performance de inserção de cateter e recebem o *feedback* de seus procedimentos. Acredito que o trabalho direcionado a populações especiais de profissionais seja mais eficaz e, sem dúvidas, reproduzido por seus pares.

A manutenção do CVC requer cuidados bem definidos, como antissepsia do conector, do cateter e da pele, curativo transparente estéril com clorexidina, principalmente. Essa atenção com a antissepsia dos conectores é mandatória para evitarmos a colonização da via intraluminal. O uso de cateteres impregnados com antissépticos ou antimicrobianos traz vantagens por diminuir a incidência de infecção, mas não substitui medidas básicas. Portanto, tanto a via extraluminal (colonização do cateter por meio da pele adjacente ao mesmo) quanto a intraluminal (colonização do lúmen do cateter por meio dos conectores abertos frequentemente e soluções contaminadas) podem ser protegidas com medidas básicas, de baixo custo e já estabelecidas. A introdução de novas tecnologias favorece, mas não substitui, rotinas e condutas padrões.

A necessidade de um cateter acarreta em riscos, apesar dos benefícios. Esse equilíbrio tênue precisa ser diariamente pensado e discutido, pois a condição de permanência ou retirada é totalmente dependente de tal percepção e cautela[9,20]. Toda essa discussão tem um fundamento: as ausências atual e futura de insumos terapêuticos eficazes para o tratamento das infecções.

INFECÇÃO DO SISTEMA URINÁRIO ASSOCIADO AO USO DE SONDA URETRAL

As infecções do trato urinário (ITU) ocupam os primeiros lugares entre as Iras, especialmente quando associadas ao uso de sonda uretral, em até 97% dos casos[3]. A ITU é falsamente conduzida como de baixa gravidade, no entanto, apresenta risco potencial de bacteremia e aumento do uso de antimicrobianos[11]. Um dos principais fatores que predispõem à ITU, no ambiente hospitalar, é a manipulação urinária. O uso de sondagem vesical proporciona a migração de bactérias para a bexiga, para o sistema renal e até corrente sanguínea, sendo, portanto, um dos focos de infecção de corrente sanguínea.

Medidas como a adequada fixação do cateter e a identificação da bolsa de coleta, além de uma técnica asséptica para inserção da sonda, são primordiais. É de extrema importância que os cateteres vesicais sejam, diariamente, verificados quanto à necessidade de sua indicação. O uso de alternativas, quando possível, deve ser estimulado.

Tabela 2: pilares na prevenção de ITU associada a cateterismo vesical

Avaliação da indicação e a necessidade do cateterismo.
Utilização da técnica asséptica para a inserção da sonda uretral.
Cuidados de manutenção do sistema urinário.
Remoção do sistema vesical de demora o mais precocemente possível.

É essencial a participação do paciente nas diretrizes preventivas de infecção e o profissional assistencial tem o dever de educá-lo. Frente a esse contexto, lembro-me de um momento hilário vivenciado na prática hospitalar: um paciente foi instruído a não deixar a bolsa coletora de urina no chão. Ao se deitar, colocou, com todo o carinho, a bolsa coletora sobre seu chinelo. Como podemos entender essa ação?

Cabe também ressaltar exemplos do uso inapropriado de sondagem vesical, que, infelizmente, são demonstrados com transparência em diversos tipos de serviços de assistência à saúde e devem ser discutidos e abolidos na maior parte das situações: (a) substituição do cuidado que o paciente com incontinência necessita; (b) obtenção de urina para exame em paciente continente; (c) uso prolongado no pós-operatório.

Na abordagem do tratamento das ITU, duas situações especiais devem ser expostas: (a) colonização urinária – presença de cultura positiva sem sinais clínicos de infecção urinária, portanto, não é necessário tratamento com antimicrobianos e (b) candidúria relacionada a sondagem vesical de demora, em que a conduta básica é a retirada da sonda, apenas, sem necessidade de tratamento antifúngico como regra[12].

É frequente a prevalência de bactérias multirresistentes em casos de uroculturas. Nota-se, contudo, que a farmacocinética dos antimicrobianos é facilitada por sua elevada concentração nesse sistema, inclusive pela excreção urinária. Tal vantagem deve ser considerada no tratamento, inclusive em casos de fenótipos resistentes. Cada caso deve ser analisado e baseado, também, na concentração inibitória mínima.

Dessa forma, devemos observar que cuidados, como a adequada coleta, o processamento da urina no laboratório adequado – para evitar-se o crescimento inadequado – e, até mesmo, o diagnóstico bem elaborado, favorecerão condutas acertadas e bem direcionadas. A retirada de cateteres uretrais sem necessidade deverá ser uma meta diária para segurança do paciente[12].

REFERÊNCIAS

1) Joint Commission. Sentinel event statistics. 31 dez 2006. Disponível em: <http://www.jointcommission.org/SentinelEvents/Statistics>.

2) Organização Mundial da Saúde. Segundo desafio global para a segurança do paciente: Cirurgias seguras salvam vidas (orientações para cirurgia segura da OMS). Nilo MS, Duran A, tradutoras. Rio de Janeiro: Organização Pan-Americana da Saúde; Ministério da Saúde; Agência Nacional de Vigilância Sanitária; 2009. 211 p.

3) Associação Mineira de Epidemiologia e Controle de Infecções. Epidemiologia, Prevenção e Controle de Infecções Relacionadas à Assistência à Saúde. Armond GA, organizador. Belo Horizonte: Coopmed; 2013. 602 p.

4) Mangram AJ, Horan TC, Pearson ML, Silver LC, Jarvis WR. Guideline for Prevention of Surgical Site Infection. Infect Control Hosp. Epidemiol. 1999;20(4):247-278.

5) Brasil. Agência Nacional de Vigilância Sanitária. Medidas de Prevenção de Infecção Relacionada à Assistência à Saúde. Série Segurança do Paciente e Qualidade em Serviços de Saúde. 2013. 87 p.

6) Centers for Disease Control and Prevention. Guidelines for preventing healthcare-associated pneumonia, 2003: recommendations of CDC and the Healthcare Infection Control Practices Advisory Committee (HICPAC). MMWR Morb. Mortal Weekly Rep. 2004;53:1-36.

7) Neves L, Marra AR, Camargo TZ, Santos MC, Zulin F, Silva PC, Moura NA, Victor ES, Pasternak J, Santos OF, Edmond MB, Martino MD. Correlation between mass and volume of collected blood with positivity of blood cultures. BMC Res Notes. 2015 Aug 28;8:383.

8) Marra AR, Camargo LF, Pignatari AC, Sukiennik T, Behar PR, Medeiros EA, Ribeiro J, Girão E, Correa L, Guerra C, Brites C, Pereira CA, Carneiro I, Reis M, Souza MA, Tranchesi R, Barata CU, Edmond MB; Brazilian SCOPE Study Group. Nosocomial bloodstream infections in Brazilian hospitals: analysis of 2,563 cases from a prospective nationwide surveillance study. J. Clin. Microbiol. 2011 May;49(5):1866-71.

9) Martínez-Morel HR, Sanchez-Payá J, García-Shimizu P, Mendoza-García JL, Tenza-Iglesias I, Rodríguez-Díaz JC, Merino-de-Lucas E, Nolasco A. Effectiveness of a program to reduce the burden of catheter-related bloodstream infections in a tertiary hospital. Epidemiol. Infect. 2016 Jan 13. p. 1-7.

10) Centers for Disease Control and Prevention. Guidelines for the prevention or intravascular catheter-related infections. MMWR. 2002:51(RR-10);1-29.

11) Marra AR, Sampaio Camargo TZ, Gonçalves P, Sogayar AM, Moura DF Jr, Guastelli LR, Alves Rosa CA, da Silva Victor E, Pavão Dos Santos OF, Edmond MB. Preventing catheter-associated urinary tract infection in the zero-tolerance era. Am. J. Infect. Control. 2011 Dec;39(10):817-22.

12) Tatham M, Macfarlane G, MacRae M, Tully V, Craig K. Development and Implementation of a Catheter Associated Urinary Tract Infection (CAUTI) 'Toolkit'. BMJ Qual Improv Rep. 2015 Sep 11;4(1).

13) McCarty TP, Pappas PG. Invasive Candidiasis. Infect Dis. Clin. North Am. 2015 Dec 28.

14) Gould CV, Umscheid CA, Agarwal RK, Kuntz G, Pegues DA, Healthcare Infection Control Practices Advisory Committee (HICPAC). Guideline for prevention of catheter-associated urinary tract infections 2009. Atlanta (GA): Centers for Disease Control and Prevention (CDC); 2009. 67 p.

15) Rutala WA, Weber DJ; Healthcare Infection Control Practices Advisory Committee. CDC Guideline for Disinfection and Sterilization in Healthcare Facilities. 2008. 158p.

16) Brasil. Ministério da Saúde. Assistência segura: uma reflexão teórica aplicada à prática. 1 ed. Brasília: Ministério da Saúde. 2013. 168 p.

17) Ziegler MJ1, Pellegrini DC, Safdar N. Attributable mortality of central line associated bloodstream infection: systematic review and meta-analysis. Infection. 2015 Feb;43(1):29-36.

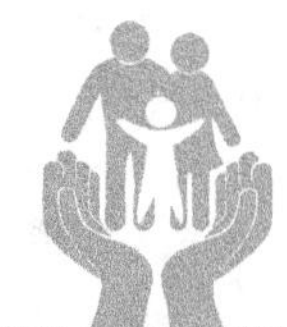

EVENTOS ADVERSOS RELACIONADOS AO USO DE EQUIPAMENTOS E MATERIAIS – TECNOVIGILÂNCIA

A tecnovigilância, atividade que compreende o conjunto de procedimentos que visa realizar a investigação de eventos adversos relacionados aos produtos para a saúde, em especial os equipamentos, materiais, artigos médico-hospitalares, implantes e produtos para diagnóstico de uso *in vitro**, visando determinar a causa e prevenir maiores danos ou reações adversas futuras para o público consumidor, tem se configurado, hoje, como uma importante ferramenta para gestão do risco ligado à assistência.

Segundo a Agência Nacional de Vigilância Sanitária (Anvisa), tecnovigilância "é o conjunto de ações visando à segurança sanitária de produtos para saúde pós-comercializados", podendo-se considerar que engloba, ainda, estudos, análises e investigações de casos que tenham sido notificados, avaliando a existência de riscos comuns e o uso de produto médico, bem como a possibilidade de ocorrência de agravos à saúde[1].

Os profissionais de saúde devem estar atentos, em sua rotina, para a ocorrência de eventos adversos com os produtos para saúde. Em sua *práxis*, os profissionais de saúde atuam no cotidiano com os clientes/pacientes, realizando procedimentos específicos para o pronto restabelecimento destes. Cada

---

* *In vitro é uma expressão latina que significa, literalmente, "no vidro", portanto, fora do corpo. São processos realizados em laboratório, sob condições controladas, em sistemas fechados, normalmente, em recipientes de vidro.*

conduta desenvolvida, em sua maioria, necessita de, pelo menos, um produto para saúde. Assim, o uso rotineiro desses elementos está inserido na prática assistencial diária.

Por esse motivo, os profissionais de saúde que utilizam tais produtos têm maior probabilidade de detectar qualquer tipo de evento adverso nos recursos empregados, o que implica a realização das notificações/comunicações dos eventos adversos observados, quaisquer que sejam. Exemplos: rotulagem inadequada do produto, falhas na instrução de uso, defeitos de fabricação, falta de treinamento dos usuários, falha do produto e eventos adversos que causem dano aos pacientes, entre outros.

As incorporações crescentes de novas tecnologias, visando a um melhor atendimento aos clientes nos vários serviços de saúde, acabam por exigir o uso acentuado desses produtos. No entanto, estes devem ter padrão de qualidade e segurança, tanto para os clientes como para os profissionais.

Visando acompanhar a segurança sanitária de produtos para saúde licenciados no período pós-comercialização, a Anvisa criou a metodologia de trabalho dessa vigilância, a já mencionada tecnovigilância, e, para operacionalizar essa ação, também foi idealizada a Unidade de Tecnovigilância (UTVIG).

As ações relacionadas a esse processo são desenvolvidas pelas equipes de saúde dos hospitais, sendo que um significativo percentual fica sob a responsabilidade do profissional de Enfermagem, mais especificamente os enfermeiros, devido a suas práticas ligadas ao atendimento do cliente.

Antunes *et al.*, na obra *Gestão da Tecnovigilância Biomédica*, registram: "O rápido avanço tecnológico vivido nos dias de hoje tem gerado novas técnicas e novos produtos com o objetivo de melhorar a qualidade de vida do ser humano"[3]. Na área da Saúde esse progresso tecnológico é intenso: a cada dia são incorporados ao mercado novos produtos que precisam ser avaliados no período de pós-comercialização, ou seja, mesmo após todo o processo de validação e verificação da qualidade e segurança do material é necessário o acompanhamento do desempenho dessas tecnologias em uso.

Para isso, os profissionais de saúde devem estar diariamente em processo de capacitação, para que possam acompanhar esse avanço tecnológico e serem capazes de avaliar os produtos e prestar atendimento adequado aos clientes, sem oferecer riscos a ele. Afinal, segundo os autores mencionados, "a segurança dos produtos para saúde baseia-se no princípio ético de que os clientes buscam os serviços de assistência à saúde para melhorar sua condição e não se espera que sofram agravos adicionais"[3]. Caso esse tipo de evento ocorra, pode acabar prejudicando o bem-estar do cliente e fazer com que o cuidado oferecido entre em descrédito, o profissional de saúde seja visto como deficiente de capacitação técnico-científica e ética e o serviço de saúde, como se não tivesse qualidade em seu atendimento.

Na prática, há grandes dificuldades em se obter informação de qualidade a respeito do desempenho de produtos para saúde em uso no Brasil, devido à ausência de tradição dos profissionais de saúde em notificar falhas ou ocorrências envolvendo tais recursos. Contudo, isso vem mudando progressiva e significativamente[2].

Pelos motivos supracitados, é de grande importância que os profissionais de saúde conheçam e comprometam-se com uma tecnovigilância de qualidade, acompanhando as novas tecnologias dos produtos para saúde e realizando capacitações, além de observar e notificar eventos adversos relacionados aos produtos para saúde.

Nesse âmbito, a enfermagem tem uma possibilidade de ação considerável, por estar mais próxima do cliente e necessitar de um número elevado de produtos para saúde em sua prática diária.

A análise do contexto institucional direcionado à prática assistencial se torna importante a partir do momento em que se têm produtos para saúde de qualidade, que podem reduzir consideravelmente o risco potencial aos clientes e também aos profissionais de saúde que o utilizam, haja vista que, com a diminuição dos eventos adversos decorrentes do uso de produtos para saúde, poderá existir uma melhora na qualidade da assistência prestada aos clientes.

TECNOVIGILÂNCIA E LEGISLAÇÃO APLICÁVEL

O controle sanitário do comércio de drogas, medicamentos, insumos farmacêuticos e produtos para a saúde, em todo o território nacional, rege-se pela lei nº 6.360, de 1976, e suas atualizações. As disposições dessa legislação abrangem todas as unidades do Brasil, no que concerne aos conceitos, definições e responsabilidade técnica, e de acordo com seu texto, só é permitido comercializar no Brasil produtos que obedeçam aos padrões de qualidade oficialmente reconhecidos[3].

A proposta de garantia de qualidade, notadamente com respeito a efeito e segurança, também foi reiterada como um direito de todo cidadão pela *Constituição de 1988* e pela lei nº 8.078, de 11 de setembro de 1990[4].

Outro ponto significativo foi a reafirmação da responsabilidade central da Vigilância Sanitária na lei nº 9.782, que criou a Anvisa, com o propósito de estabilizar o setor técnico, criando condições de desenvolvimento de programas de apoio científico para a descentralização de ações de inspeção e fiscalização aos estados e municípios do Brasil[6].

A tecnovigilância visa à segurança sanitária de produtos para saúde pós--comercialização (equipamentos, materiais, artigos médico-hospitalares, implantes e produtos para diagnóstico de uso *in vitro*). Em termos metodológicos, é o conjunto de ações necessárias para alcançar esses objetivos: estudos, análise e investigações do somatório de informações reunidas a respeito do desempenho de um produto durante a fase pós-comercialização[2].

Segundo Kuwabara *et al.*, a utilização de um equipamento biomédico pode apresentar certo número de riscos que podem comprometer a segurança dos clientes. A principal função da tecnovigilância consiste em estratégias para preveni-los ou minimizá-los, a fim de evitar que riscos equivalentes possam se concretizar em outros locais, pelas mesmas causas[6].

Na prática, tecnovigilância constitui uma das maneiras de controlar os produtos para saúde, haja vista que estes devem estar em conformidade com as exigências essenciais de saúde e segurança. Esse organismo de controle independe dos poderes públicos, sendo aplicado logo que um equipamento se torna ou pode tornar-se perigoso para a saúde. O procedimento inclui o aviso e o registro dos incidentes, ou riscos de incidentes, a avaliação e a análise das informações, com os objetivos de prevenção, e a realização de todos os estudos ou trabalhos relativos à segurança de utilização dos dispositivos e equipamentos biomédicos, além da implementação e do acompanhamento das ações corretivas decididas[3].

Em geral, as autoridades competentes operam depois da declaração de um incidente (ou de um risco) proveniente de uma pessoa ou autoridade sanitária. Contudo, também podem intervir por iniciativa própria logo que considerem que a segurança sanitária ou a saúde dos clientes ou dos operadores está ameaçada[3].

Em síntese, os objetivos da tecnovigilância são[1]:

1) Reduzir a probabilidade de ocorrência, severidade e recorrência dos incidentes;

2) Levantar as condições que levaram a sua ocorrência;

3) Dar subsídios às ações de investigação dos incidentes;

4) Estabelecer o grau de responsabilidade entre os usuários, as instituições e os fabricantes;

5) Divulgar informações referentes às ocorrências registradas, soluções encontradas e medidas de prevenção de possíveis recorrências;

6) Promover estudos epidemiológicos, a fim de esclarecer queixas recorrentes de dificuldade no uso de rotina com potencialidade de causar agravos sérios;

7) Fornecer informações estruturadas com o fim de educar, formar e atualizar os operadores e usuários de produtos;

8) Colaborar para o desenvolvimento de definições e parâmetros, a partir da investigação de problemas relatados e em função dos avanços científicos e tecnológicos.

As competências da tecnovigilância são[7]:

1) Monitorar, agregar e analisar as notificações de queixas técnicas e ocorrência de eventos adversos com suspeita de envolvimento de equipamentos, produtos de diagnósticos de uso *in vitro* e materiais de uso em saúde, em estabelecimentos sujeitos à vigilância sanitária;

2) Fomentar estudos epidemiológicos que envolvam equipamentos, produtos de diagnósticos de uso *in vitro* e materiais de uso em saúde;

3) Identificar e acompanhar a presença, no mercado, de equipamentos, produtos de diagnósticos de uso *in vitro* e materiais de uso em saúde tecnologicamente obsoletos que comprometam a segurança e a eficácia do atendimento;

4) Monitorar as informações, em tecnovigilância, o processo de registro de equipamentos, produtos de diagnósticos de uso *in vitro* e materiais de uso em saúde em aspectos de segurança e eficácia;

5) Dar suporte e manter a qualidade do sistema de informações da Gerência-Geral de Tecnologia de Produtos para a Saúde;

6) Dar suporte, organizar e capacitar as ações de tecnovigilância em estabelecimentos sujeitos à vigilância sanitária;

7) Participar da formação e atualização de recursos humanos em tecnovigilância;

8) Relacionar-se com os organismos internacionais no que tange à vigilância sanitária pós-comercialização de equipamentos, produtos diagnósticos de uso *in vitro* e materiais de uso em saúde;

9) Monitorar atividades internacionais de tecnovigilância;

10) Relacionar-se com rede de laboratórios para fins de tecnovigilância;

11) Organizar e capacitar ações de tecnovigilância no mercado nacional de equipamentos, produtos diagnósticos de uso *in vitro* e materiais de uso em saúde;

12) Avaliar a segurança de equipamentos, produtos de diagnósticos de uso *in vitro* e materiais de uso em saúde de forma pró-ativa;

13) Monitorar a propaganda e o comércio de equipamentos, produtos de diagnósticos de uso *in vitro* e materiais de uso em saúde em desacordo com a legislação sanitária vigente.

Em análise geral das competências e atribuições relacionadas à tecnovigilância, percebe-se que esta é uma ferramenta de gestão para implementação e acompanhamento das ações de controle de qualidade dos produtos. Tais ações têm acontecido em número crescente, por meio de todos os que atuam no sistema de saúde e de seus usuários[3].

A PRÉ-COMERCIALIZAÇÃO DE PRODUTOS PARA SAÚDE

A fase de registro, com base na identidade, qualidade, segurança, preservação e estabilidade do produto, constitui-se em uma série de testes, que, depois de analisados e aprovados, geram autorização para que o produto seja comercializado por um período de cinco anos, tempo em que o artigo estará sujeito ao teste de uso e desempenho em larga escala[3].

Nessa etapa, três conceitos são fundamentais para a segurança dos produtos para saúde: conformidade, eficácia e efetividade. Exige-se a **conformidade** para o cumprimento de normas técnicas que se aplicam ao produto para a correta execução das funções prometidas; a **eficácia**, que é o efeito resultante do uso do produto em condições controladas (estudos clínicos, fase I, II e III); e a **efetividade**, que é o efeito obtido quando se está utilizando o produto durante os serviços de rotina (condições padronizadas ou fase IV). Esse processo organizado e sequencial é o responsável por criar e fomentar critérios e requisitos para que a segurança dos produtos para a saúde seja percebida no mercado[3].

Para tanto, faz-se necessária a realização de estudos que comprovem a real segurança dos produtos, e, nesse contexto, para avaliar a conformidade são exigidos testes laboratoriais que avaliem as funções esperadas de acordo com a especificidade de cada produto, levando em consideração suas características, tipos de materiais utilizados na fabricação e seu comportamento diante de variadas situações. Essas ações podem favorecer uma avaliação prévia da adaptação as condições fisiológicas de uso[3].

Nos estudos clínicos de fase I e II, utiliza-se um grupo de clientes que apresentem as condições fisiológicas ou patológicas que o produto em teste se propõe a diagnosticar, sanar, remediar ou aliviar, que são submetidos a variados testes, objetivando verificar o tamanho do(s) efeito(s) e seu nível de segurança. Os demais estudos dependem do resultado dos testes de fase I e II[3].

Os estudos de fase III são destinados a provar/comprovar a eficácia e a segurança dos produtos, previamente testados nas fases I e II, quando já estão prontos para serem comercializados. Na fase III, envolve-se um número maior de clientes – e o total deve ser suficientemente significativo a ponto de provar que a dimensão do efeito condiz com o que o fabricante declara que o produto pode fazer ou desempenhar.

Em sua grande maioria, tais estudos são realizados para fins de autorização do comércio do produto, que inclui critérios de qualidade e segurança em seu uso. Esses trabalhos são submetidos às autoridades sanitárias para verificação das provas de eficácia e de conformidade dos respectivos produtos analisados. Se essas autoridades entendem que as provas apresentadas já são suficientes, deferem a autorização. No contrato de comercialização no país – as certidões de registro para livre comercialização – ficam determinadas quais as regras legais a serem obedecidas, além dos resultados dos testes que provaram a segurança e os estudos que permitiram apoiar a prova para o deferimento[3]. As condições de uso e manutenção preventiva e corretiva, adequadamente documentadas no momento do registro, servem para determinar todos os cuidados que se deve ter em seu uso, para que o desempenho do produto se realize sem problemas[3].

Entretanto, se as autoridades sanitárias entenderem que as provas apresentadas (resultados dos testes) ainda não são suficientes para garantir a segurança do produto, poderão indeferir o pedido de autorização ou requerer mais estudos clínicos, que verifiquem outros aspectos de eficácia e conformidade ainda não examinados, ou pedir amostras maiores para esclarecer dúvidas de certo(s) efeito(s) ou risco(s) que não tenham sido estatisticamente significativos nos testes iniciais.

Durante os estudos de fase III, é difícil avaliar as variabilidades das condições específicas de várias populações, a durabilidade dos produtos e a ocorrência de eventos adversos raros. Para suprir essas deficiências, estudos de fase IV são feitos com o produto "registrado", condicional ou incondicionalmente. Nesse caso, já se avalia o efeito estudado em condições de uso, restrito ou não, na rotina do serviço ao qual se destina. Esse efeito é denominado efetividade[3].

A PÓS-COMERCIALIZAÇÃO DE PRODUTOS PARA SAÚDE

Pode-se entender a pós-comercialização como o processo que considera a análise das informações identificadas sobre um determinado produto, considerando que este já esteja registrado e disponível para comercialização no país, atendendo aos requisitos sanitários necessários e pré-estabelecidos.

Após a liberação e disponibilização para uso de determinado produto, alguns eventos não previstos podem ocorrer, como problemas ligados à rotulagem, descrição de operação e uso, capacitação e habilitação para operação, durabilidade, biocompatibilidade e toxicidade dos materiais, entre outras questões. Alguns destes poderão ser acompanhados de maneira mais assertiva, de acordo com sua disponibilização no mercado, oportunizando, assim, aos órgãos reguladores a adoção de medidas para preservar a saúde pública[1].

Na pós-comercialização, é de responsabilidade do estabelecimento que adquiriu a tecnologia[8]:

1) Verificar se o produto está em perfeitas condições de funcionamento e de acordo com as especificações técnicas estabelecidas no edital de compra e se possui os manuais de instrução de uso e serviço, manutenção preventiva e correções eventuais convenientes, em Português;

2) Planejar com o fabricante, em documento oficial, e efetivar o calendário de treinamento adequado do(s) operador(es)/usuário(s), para garantir as perfeitas condições de funcionamento e manutenção do produto antes de aceitá-lo oficialmente;

3) Garantir a realização e documentar o treinamento periódico da manutenção do "saber fazer" a todos que o operem ou usem, eventual ou rotineiramente, bem como na entrada em serviço de novos funcionários. O uso de formação de multiplicadores dentro do próprio estabelecimento têm-se mostrado efetivo e mais econômico, mas podem ser feitos contratos terceirizados ou compartilhados para esse fim;

4) Realizar e documentar a manutenção preventiva que o fabricante prescreveu no Manual de Serviços, seja por engenheiros clínicos próprios, por técnicos sob supervisão de engenheiros clínicos ou por profissionais de reconhecido saber, delegados por contrato específico.

OS EVENTOS ADVERSOS

A definição e o entendimento do que é um evento adverso, ou mesmo um incidente, podem ser considerados sob a diretriz da Organização Mundial de Saúde, que entende o incidente como evento ou circunstância evitável, decorrente do cuidado, não associado(a) à doença de base. Considera-se, no entanto, nesse processo, o dano que esse incidente possa ou não ter causado, avaliando o risco relacionado e, caso seja identificado o dano, em que magnitude for, este será considerado como um evento adverso[8].

Além da definição conceitual, é necessário que o estabelecimento assistencial de saúde defina um fluxo interno e um externo de notificação de queixas técnicas, incidentes e eventos adversos. As organizações dos fluxos internos permitem à instituição conhecer e atuar sobre o perfil de ocorrências desses eventos e, assim, estabelecer tanto as medidas preventivas como as corretivas, fortalecendo a criação de um ambiente que propicie a implantação de ações direcionadas para consolidar a cultura de segurança no ambiente assistencial[8].

Já a notificação externa à instituição deve ser dirigida à Anvisa, seguindo, previamente, o fluxo estabelecido, de acordo com as características, natureza da notificação e gravidade do dano identificado[1,9].

A natureza dos eventos adversos, envolvendo qualquer equipamento, artigo e *kit* diagnóstico, pode variar em três níveis de gravidade: (1) produção de agravo direto à saúde de um cliente ou trabalhador; (2) apresentação de dificuldades ou incômodos em seu uso rotineiro, e (3) apresentação de fatores de interações ambientais (como em casos de temperaturas extremas ou interferência eletromagnética) ou com outros equipamentos, artigos e *kits* diagnósticos ou idiossincrasia de um cliente ou grupo de clientes[10].

CLASSIFICAÇÃO DOS EVENTOS ADVERSOS E QUEIXAS TÉCNICAS

É importante e decisivo nos processos de verificação/investigação de eventos adversos e queixas técnicas que o profissional tenha domínio dos conceitos levados em conta para as decisões quanto aos encaminhamentos a serem adotados. No Brasil, após a publicação da RDC n° 36/2013, o conceito de evento adverso passou a ser considerado como um incidente que resulte em dano a saúde e o de incidente, como um evento ou circunstância que poderia ter resultado, ou resultou, em dano desnecessário à saúde[9]. A queixa técnica, por sua vez, é entendida como desvio de qualidade do produto para saúde, sendo compreendida como qualquer afastamento dos parâmetros de qualidade exigidos para a comercialização e/ou aprovação no processo de registro do produto e, também, as alterações na função durante as atividades rotineiras de uso do produto.

Não é raro, nos estabelecimentos assistenciais de saúde, que profissionais notifiquem como eventos adversos questões relacionadas a não conformidades de processos de trabalho ou, mesmo, a queixas técnicas, o que pode, em última instância, comprometer a avaliação global do perfil de ocorrências de eventos adversos institucionais.

Com o objetivo de discutir e melhorar o entendimento dessas ocorrências, segue o detalhamento de motivos de ocorrências e situações que podem ser vivenciadas por profissionais no desempenho de suas atividades. De acordo com Luppi (2010)[11], e como se observa no quadro 1, podemos considerar alguns tipos de causas ou razões pelas quais existe a chance de ocorrência de eventos adversos ou queixas técnicas relacionadas a materiais médicos:

Quadro 1: motivos e consequências de falhas em tecnovigilância

Motivos gerais	Como as falhas se apresentam
Perda/desperdício	Soluções terapêuticas, dietas enterais, fluidos orgânicos, conteúdos de materiais médicos, fibras, partículas.
Impropriedades do material	Curto, longo, flexível, rígido, fino, frágil, espesso, pequeno, grande, fora de lugar, sem regulagem, graduação incorreta, diâmetros incompatíveis/desproporção de tamanho, de diâmetros, espessuras variadas (fios cirúrgicos), tamanhos variados, mandril/fio guia (enrosca, enrola, entorta, não solta), extremidades tortas, coloração inadequada dificultando a visualização.
Inoperância do material	Não funciona; difícil manuseio: não gira; não fecha/oclui/veda; não adapta/conecta; não adere; não progride/introduz; não perfura; não radiopaca; não controla gotejamento/volume; não encaixa/não adapta (desconecta); não aspira; não gradua; não insufla ou desinsufla o balão/*cuff*; não absorve; não abre o picote/serrilhado; desconecta componentes; sai da posição; solução/sangue não flui; não desconecta; superaquecimento.
Embalagem	Imprópria para abertura, colabada ao material, material disposto de forma inadequada, lacre aberto, favorece perda de material, favorece contaminação do material (não veda adequadamente), lotes variados, componentes tortos/quebrados/desconectados/rompidos/inacabados, não veda adequadamente o produto.

Identificação	Letras minúsculas e ilegíveis, falta de dados (datas de fabricação, esterilização e validade, nº lote, nº registro no Ministério da Saúde, uso, recomendações, precauções), de informações (sobre a empresa, instruções de uso do produto), informações desencontradas sobre os dados do produto (datas de fabricação, esterilização e validade, nº lote, nº registro Ministério da Saúde, uso, recomendações, precauções).
Repetição	Do procedimento: punção, sutura, cateterização, sondagem vesical, sondagem gástrica, sondagem enteral.
Outros	"Campo adere ao pano"; "agulha reesterilizada"; "refluxo na punção arterial"; "estouro"; "presença de picotes no meio do envelope GC"; "coluna de mercúrio não retorna ao ponto inicial"; "material oxidado"; "excesso de talco"; "cinto do avental localizado na altura do joelho"; "contaminação (cultura: pseudomonas e levedura)"; "irregularidade na cor"; "perde a tinta na escrita de identificação"; "coloração laranja na extensão não permite controle adequado do gotejamento das soluções"; "ranhuras no material"; não homogeneíza com o anticoagulante"; "o grampeador não disparou o grampo no momento do procedimento cirúrgico"; "durante punção epidural, a agulha prendeu-se ao cateter, necessitando repetição do procedimento (nova punção)"; "quando molhada, exala odor fétido"; "flebite em três pacientes"; "sugestão para melhoria do produto e sua funcionalidade"; "quando usada para aspirar medicamento de frasco-ampola, a agulha 40 x 12 desprende partícula de borracha da tampa protetora para dentro do medicamento"; "seringa 60ml incompatível com programação das bomba de infusão".

As ocorrências relacionadas a materiais médicos possuem ampla descrição na literatura, uma vez que seus efeitos têm sido identificados, analisados e notificados às autoridades sanitárias de uma forma progressivamente mais organizada ao longo dos anos. Essas ações permitem, inclusive, às agências reguladoras uma possibilidade maior de exigências de critérios de qualidade e segurança, em se tratando de produtos para a saúde.

A análise dos processos que englobam o reconhecimento e a de como as falhas em equipamentos podem se manifestar são excelentes medidas de gestão e segurança a serem incorporadas pela instituição. Essas falhas combinadas com outras, ou ocorridas de maneira isolada, podem se manifestar de várias formas, tendo como causas: defeitos mecânicos, questões relacionadas a manutenção ou questões ambientais[11].

Os eventos e/ou ocorrências relacionados aos equipamentos médicos podem, de maneira prática, ser agrupados em dois grupos para análise geral do tema: erros/falhas ligados às ações praticadas por usuários e falhas, propriamente ditas, identificadas nos equipamentos médicos utilizados nos estabelecimentos assistenciais de saúde.

A elaboração e implementação de medidas relacionadas à gestão eficiente do parque tecnológico institucional, como criação de cronogramas de manutenção preventiva, estabelecimentos de fluxos para manutenção corretiva e/ou sob demanda e inspeções de rotina, tem sido medidas consideradas eficientes no contexto da área da Saúde, gerenciando, assim, o risco de ocorrências de eventos adversos e queixas técnicas relacionadas.

O que se tem verificado, na prática assistencial, é que falhas de equipamentos resultam ou podem resultar em um número significativo de eventos com impacto clínico. Portanto, devem ser, institucionalmente, alvo de ações efetivas para a qualidade e segurança[13].

Em estudo realizado em um dos hospitais da Rede Sentinela, em 2013, avaliando a prevalência de incidentes sem danos e eventos adversos em uma clínica cirúrgica, evidenciou-se que das 750 internações avaliadas no período do estudo, pelo menos 615 foram expostas à ocorrência de um incidente. Desses dados gerais, os incidentes ligados a equipamentos médicos totalizaram 0,02% das ocorrências e os eventos adversos, 1,38% da amostra global. A causa, em ambos os casos, esteve em um processo de manutenção inadequado[14].

Para um entendimento prático desse tema, apresentamos detalhamentos de situações que podem ocorrer no ambiente assistencial em decorrência das práticas realizadas pelos diversos profissionais de saúde.

A TECNOVIGILÂNCIA E OCORRÊNCIAS RELACIONADAS

Em se tratando de materiais médicos, os fios cirúrgicos, por exemplo, têm sido uma categoria que precisa de acompanhamento por ser potencialmente danosa. Algumas situações gerais, como "quebra com facilidade", "agulha pouco cortante", "desfia facilmente" e "má fixação do nó", podem ser relatadas pelos profissionais. Cabe à instituição avaliar se há somente queixa técnica associada ao produto ou se houve dano direto ao paciente.

Em se tratando de fios para sutura cirúrgica, existem relatos junto à Anvisa, colhidos pelo Sistema Notivisa, sobre a ruptura dos produtos durante o procedimento cirúrgico, o que pode resultar em deslocamento da musculatura em cirurgia para estrabismo, levando, por exemplo, à necessidade de outro procedimento cirúrgico.

Outra ocorrência também identificada é referente à permanência ou não de nós do fio cirúrgico, que podem, simplesmente, se desfazer, ocasionando o risco de deiscências de sutura, de infecção associada ou, mesmo, complicações que exijam nova cirurgia, dependendo da estrutura interno-externa acometida. Nessa linha de raciocínio, cabe refletir, no caso de cirurgias cardiovasculares ou gastrointestinais, sobre a possibilidade de realizar procedimentos cirúrgicos para refazer anastomoses ou abordar outras estruturas. Ademais, a simples diferença de diâmetro e correspondência entre a estrutura dos fios pode levar a ruptura e laceração de importantes vasos sanguíneos, expondo o paciente a um risco adicional relacionado a terapêuticas e propedêuticas previstas.

Deve-se ter igual atenção aos dispositivos ou cateteres venosos implantados cirurgicamente ou de inserção periférica, principalmente em populações específicas, como neonatos. Algumas condutas já são amplamente discutidas no ambiente assistencial, como a implantação de *bundles* e a escolha do local de inserção, em vista da gestão do risco infeccioso, entre outras. No entanto, desvios de condutas relacionados diretamente à assistência, como oclusão ou ruptura do cateter ou, ainda, lesão de câmara cardíaca durante o processo de inserção, também devem ser monitorados.

Embora, para alguns profissionais, a oclusão do cateter pareça um acontecimento rotineiro, deve-se considerar que o paciente, ao perder a possibilidade de uso daquele dispositivo central, será, desnecessariamente, exposto a um risco adicional para nova inserção, tendo, inclusive, a integridade da pele comprometida.

Dessa forma, ruptura do cateter intravascular ou a lesão de câmaras cardíacas devem ser analisadas e, caso ocorram, verificadas de maneira criteriosa, para que as ocorrências não sejam vinculadas apenas à qualidade do material. Aliás, a técnica de inserção, os cuidados antes, durante e após o procedimento, a validação dos protocolos institucionais e qualidade do produto adquirido pela instituição fazem parte do grupo de ações a serem analisadas, inclusive a própria anatomia vascular do paciente.

A má conexão de cateteres também é relatada como queixa técnica, no entanto, o profissional de saúde deve estar atento para analisar o contexto da ocorrência. Suponhamos que um paciente esteja recebendo drogas vasoativas por meio de um cateter central com problemas de conexão e, em vez de receber a dose programada, é identificado com hipotensão severa não responsiva a volume, entrando em choque hipovolêmico sucedido por uma parada cardiorrespiratória, que evolui, em definitivo, para um óbito. Ao verificar no leito do paciente, percebe-se que há uma grande marca de drenagem de líquido perto do acesso vascular e um gotejamento progressivo no local de conexão do cateter, pelo qual o indivíduo recebia a infusão das drogas vasoativas. Trata-se um problema relacionado ao material propriamente dito ou de um erro de manutenção do dispositivo pelo profissional de saúde, bem como de negligência na observação de um paciente crítico?

Diversas nuances permeariam esse processo de investigação e, com certeza, outros dados referentes à ocorrência seriam levantados para que, em última análise, fossem identificados os fatores agravantes e atenuantes, bem como as causas associadas, para conclusão e análise do desfecho dessa ocorrência.

Existem relatos de eventos adversos também relacionados à administração de nutrição parenteral. Algumas situações, como o uso de acessos periféricos para administração de soluções hiperconcentradas, levando a flebite local, ou mesmo, em casos mais graves, o extravasamento dessas soluções associado ao comprometimento dos tecidos subjacentes, também se configuram como risco de ocorrência associado.

A administração de soluções intravenosas deve ser acompanhada de maneira diligente pelos profissionais de saúde, uma vez que existe um dispositivo ou equipamento mecânico sendo utilizado para a admisntração. Ademais, a manutenção de um parque tecnológico seguro para uso dos pacientes e operação dos profissionais faz parte das obrigações dos estabelecimentos assistencias de saúde. As questões relacionadas ao cumprimento dos cronogramas de manutenção preventiva, calibração e registros destes configuram-se como ações básicas na gestão eficiente de equipamentos médicos.

Eventos adversos ligados à administração de soluções intravenosas podem ter relação com problemas referentes à calibração e à manutenção do dispositivo mecânico de infusão. Portanto, ao se programar a infusão de determinado medicamento, o profissional deve certificar-se de que o equipamento, além de mostrar no visor luminoso que está funcionado, está com a parte mecânica externa visualmente em funcionamento concomitante.

Podem existir situações em que uma instabilidade clinica do paciente possa estar ligada ao uso de algum dispositivo médico utilizado, como a não infusão de drogas por problemas em bombas de infusão ou equipamentos que tenham apresentado ruptura ao serem conectados em dispositivos mecânicos de infusão, entre outras. Para materiais relacionados à assistência ventilatória existem questões possíveis de ocorrência, como o mal funcionamento de reanimador manual, quando falhas (como vazamento de ar durante o processo de insuflação) podem comprometer a oxigenação do paciente. Essas falhas podem ter associação tanto com a qualidade do material em si, como com seu processo de montagem ou, ainda, com sua manipulação pelo profissional de saúde.

O cuidado com as válvulas que compõem esse material deve ser igualmente observado pelos profissionais que acompanham seu ciclo de uso na instituição, considerando que existe um conjunto de membranas que, em algum momento, podem apresentar deficiência funcional, tornando-se um risco adicional à oxigenação do paciente.

Mais um evento adverso que deve ser considerado para análise pormenorizada, considerando a extensão do dano, são as queimaduras associadas ao uso de produtos e ou equipamentos na área da Saúde. Essas lesões podem ser decorrentes tanto da manipulação e técnica dos usuários, da ausência de protocolos institucionais para uso, de manutenção preventivo-corretiva e calibração deficitária ou, mesmo, de falhas técnicas, devendo as causas e os fatores contribuintes ser exaustivamente identificados e contingenciados[15-18]. Os profissionais que atuam na área da Saúde necessitam criar barreiras para evitar a ocorrência desse evento, que pode estar associado ao uso de desfibriladores cardíacos de maneira inadvertida, bem como, em centros cirúrgicos, à utilização de bisturis elétricos sem as devidas observâncias.

Em análise global realizada por um estudo descritivo que avaliou os eventos adversos notificados à Anvisa por meio do Notivisa entre os anos de 2006 a 2011, verificou-se um aumento progressivo nas ocorrências relacionadas à tecnovigilância. No caso de artigos médicos e equipamentos, respectivamente, nesse período, as notificações totalizaram 29.800 e 1.827 eventos adversos. Seu aumento progressivo foi atribuído à estratégia nacional criada com a implantação da Rede Sentinela, que capacita e estimula as notificações de queixas técnicas e eventos adversos em todo o país[19].

PROJETO SENTINELA

O Projeto Sentinela tem o propósito de ampliar e sistematizar a vigilância sobre produtos de saúde e, assim, promover melhores serviços e condições de trabalho. A Rede Sentinela está implantada nos principais hospitais do país, atuando em três grandes áreas: tecnovigilância, farmacovigilância e hemovigilância.

Os hospitais-sentinela devem acompanhar o desempenho e a eficácia de medicamentos, equipamentos, artigos de uso médico, sangue e seus derivados. Possíveis efeitos adversos detectados, prejudiciais à saúde dos pacientes e/ou dos profissionais, serão notificados a Anvisa.

FUNÇÃO DO ENFERMEIRO (A) ASSISTENCIAL NA TECNOVIGILÂNCIA

Para todo e qualquer profissional, é de vital importância saber qual é seu papel dentro de um determinado contexto e no que sua presença é útil para melhorar um serviço de saúde. Por esse motivo, é interessante saber qual visão os enfermeiros e enfermeiras têm sobre sua própria atuação em tecnovigilância.

Nenhuma literatura encontrada sobre o tema afirma que a realização da tecnovigilância é de responsabilidade do enfermeiro(a) ou de qualquer outro profissional. No entanto, sabe-se que a equipe de enfermagem é a que mais atua em sua prática com produtos para saúde, logo, a que apresenta maior probabilidade de observar problemas com os produtos para saúde, além de se preocupar com as questões técnicas de trabalho nas clínicas e/ou enfermarias, questões essas aparentemente pouco importantes, mas que trazem, em si, grande relevância, tanto para o cliente quanto para o profissional.

A tecnovigilância não é responsabilidade de uma divisão ou grupo de pessoas, mas um compromisso social de todas as entidades com o direito básico do cidadão à saúde e com a defesa dos consumidores[3]. Isso nos diz que é dever de todos, profissionais ou instituições, a vigilância constante dos produtos para saúde, para garantir que o Código de Defesa do Consumidor seja cumprido, entendendo que o paciente também é um consumidor dos serviços prestados no ambiente assistencial.

O papel do(a) enfermeiro(a) assistencial na tecnovigilância nada mais é do que realizar um controle dos produtos para saúde que são utilizados nas clínicas e/ou enfermarias em que atuam, notificando as falhas aos órgãos competentes de acordo com o fluxo de cada autarquia e/ou serviço.

Conforme a Anvisa, os profissionais que atuam diretamente com os produtos para saúde devem estar atentos a certas práticas diárias ao utilizá-los, como: observar se o produto apresenta registro na Anvisa, conhecer e entender o produto a ser utilizado, não utilizar produto em caso de mau funcionamento, inspecionar e testar antes de utilizar e não usar o produto fora da data de validade, entre outras.

Ao realizar essas observações diariamente, o profissional estará desenvolvendo uma atividade simples e colaborando com a tecnovigilância, evitando que um evento adverso venha a ocorrer e, também, fazendo com que a queixa técnica notificada contribua para melhoria da qualidade de equipamentos e materiais. O enfermeiro(a) sempre utiliza a técnica da observação em sua *práxis*, portanto, deve estar ciente de que se houver qualquer problema com um produto para saúde, deve notificá-lo para que as medidas corretas sejam adotadas.

CONSIDERAÇÕES FINAIS

O uso de material médico hospitalar (MMH) nos serviços de saúde deve ser acompanhado de ações que garantam a segurança e a qualidade dos produtos, visando reduzir a probabilidade de ocorrência de incidentes, agravos e sequelas aos pacientes, profissionais da saúde e a produção de danos ao meio ambiente.

As ações de tecnovigilância devem ser implementadas para garantir a segurança e a qualidade desses produtos, juntamente com a criação de programas de manutenção preventiva dos instrumentos, renovação do parque tecnológico e capacitação, treinamento e educação permanente dos servidores desse hospital, no sentido de reduzir as falhas técnicas, humanas e de processos ainda verificadas nas ações rotineiras desse serviço.

Fica evidente que a tecnovigilância influencia direta e positivamente no padrão de qualidade do hospital, bem como no da assistência prestada, devendo os responsáveis pelos diversos processos internos e externos da instituição avaliar as medidas pró-ativas a serem adotadas, promovendo, assim, a edificação de uma cultura de segurança eficiente, efetiva e eficaz.

REFERÊNCIAS

1) Brasil; Ministério da Saúde. Cartilha de Notificações em Tecnovigilância. Brasil: Anvisa; 2003 [acessado em: 30 jan 2015]. 30 p. Disponível em: <http://www.anvisa.gov.br/tecnovigilancia/cartilha.pdf>.

2) Brasil; Ministério da Saúde. Assistência Segura: Uma Reflexão Teórica Aplicada à Prática. Série Segurança do Paciente e Qualidade em Serviços de Saúde. 2013. 172 p.

3) Antunes E, Vale M, Patrick M, Grabois V. Gestão da Tecnovigilância Biomédica: Tecnovigilância. Paris: ACODESS; 2002. p. 27-41.

4) Brasil. Constituição da República Federativa do Brasil. Brasília, DF: Senado; 1998.

5) Brasil. Lei n. 8078, de 11 de setembro de 1990. Dispõe sobre a proteção do consumidor e dá outras providências. Acessado em: 15 jan 2015. Disponível em: <http://www.planalto.gov.br/ccivil_03/leis/l8078.htm>.

6) Kuwabara CCT, Évora YDM, Oliveira MMB. Gerenciamento de risco em tecnovigilância: construção e validação de instrumento de avaliação de produto médico-hospitalar. Rev. Latino-Am. Enfermagem. 2010;18(5):1-9.

7) Brasil; Ministério da Saúde. Competências da área de Tecnovigilância. 2003 [acessado em: 13 dez 2014]. Disponível em: <http://www.anvisa.gov.br/tecnovigilancia/competencias.htm>.

8) World Health Organization; World Alliance for Patient Safety. Taxonomy. The conceptual framework for the international classification for patient safety: final technical report. Acessado em: 25 mar 2015. Disponível em: <http://www.who.int/patientsafety/taxonomy/icps_full_report.pdf>.

9) Brasil; Ministério da Saúde. Resolução - RDC nº 36, de 25 de julho de 2013. Institui ações para a segurança do paciente em serviços de saúde e dá outras providências. Acessado em: 20 dez 2014. Disponível em:< http://bvsms.saude.gov.br/bvs/saudelegis/anvisa/2013/rdc0036_25_07_2013.html>.

10) Brasil; Ministério da Saúde. Rede sentinela: histórico. Acessado em: 15 jan 2015. Disponível em: <http://www.anvisa.gov.br/servicosaude/hsentinela/historico.htm>.

11) Luppi CHB. Gerenciamento do risco sanitário hospitalar na área de tecnovigilância: análise retrospectiva e prospectiva de notificações de queixas técnicas, incidentes e eventos adversos relacionados ao uso de equipamentos, materiais médico-hospitalares e kits diagnósticos no Hospital das Clínicas de Botucatu - Unesp [tese de doutorado]. 2010. 244 f.

12) Bruley ME. Testimony of Mark Bruley, Panel 3: Particular System Issues. Written statement. National Summit on Medical Errors and Patient Safety Research. Set 2000 [acessado em: mar 2014]. Disponível em: <http://archive.ahrq.gov/quic/summit/wbruley1.htm>.

13) Shekelle PG, Wachter RM, Pronovost PJ, Schoelles K, McDonald KM, Dy SM et al. Making healthcare safer II: an updated critical analysis of the evidence comparative effectiveness review. Publication n. 211. Califórnia: AHRQ; mar 2013 [acessado em 30 mar 2015]. 945 p. Disponível em: <http://www.ahrq.gov/research/findings/evidence-based-reports/services/quality/ptsafetyII-full.pdf>.

14) Paranaguá TT, Bezerra AL, Silva AE, Azevedo FM. Prevalência de incidentes sem dano e eventos adversos em uma clínica cirúrgica. Acta Paulista de Enfermagem. 2013;26(3):256-262.

15) Bisinotto FM, Abud TV, Neto AN, Sousa MCQ. Queimadura Provocada por Bisturi Elétrico Associado ao Oxímetro de Pulso. Relato de Caso. Revista Brasileira Anestesiologia. 1996;46(2):133-135.

16) Beccaria ML, Pereira RAM, Contrim LM, Lobo SMA, Trajano DHL. Eventos adversos na assistência de enfermagem em unidade de terapia intensiva. Revista Brasileira de Terapia Intensiva. 2009;21(3):276-82.

17) Harada MJCS. Ocorrências adversas de enfermagem em uma unidade de cuidados intensivos pediátrica [tese]. São Paulo: Universidade Federal de São Paulo; 2002.

18) Bezerra ALQ, Silva AEBC, Branquinho NCSS, Paranaguá TTB. Análise de Queixas Técnicas e Eventos Adversos Notificados em um Hospital Sentinela. Revista de Enfermagem da Uerj. 2009;17(4):467-72.

19) Oliveira JR, Xavier RMF, Júnior AFS. Eventos adversos notificados ao Sistema Nacional de Notificações para a Vigilância Sanitária (NOTIVISA): Brasil, estudo descritivo no período 2006 a 2011. Epidemiol. Serv. Saúde. Brasília, DF. Out-dez 2013 [acessado em: 16 mar 2015];22(4):671-678. Disponível em: <http://scielo.iec.pa.gov.br/pdf/ess/v22n4/v22n4a13.pdf>.

CAPÍTULO 15

Por Marcelo Carneiro, Eliane Carlosso Krummenauer e Alex dos Santos Schwengber

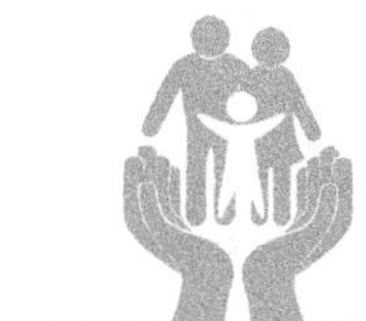

EVENTOS ADVERSOS RELACIONADOS A SANGUE E HEMODERIVADOS – HEMOVIGILÂNCIA

INTRODUÇÃO

Desde as primeiras transfusões realizadas no Brasil, a prática da hemoterapia está em constante evolução no país. Durante a década de 1940, houve a criação do primeiro serviço de hemoterapia brasileiro e das especializações em hemoterapia, representando um grande avanço na prática vigente. Na década de 1960, bases para a estruturação do processo da assistência foram desenvolvidas, por meio de atividades de intercâmbio e programas de cooperação com outros países. Com a preocupação e a necessidade do Governo em manter os estoques de sangue abastecidos por causa dos conflitos civis da época, foi criada a Comissão Nacional de Hemoterapia e publicada a portaria CNH 4/69, que regulamentava e determinava a realização dos testes de tipagem, objetivando diminuir os riscos de reações agudas referentes à incompatibilidade[1]. A década de 1980 se mostrou um período de grandes avanços legais e regulamentares na área, com a promoção de medidas preventivas aos procedimentos, especialmente em atenção ao vírus HIV.

A hemoterapia pode melhorar condições clínicas graves e representar a única alternativa em muitas situações, sendo essencial contrabalançar seus riscos e benefícios. Claramente envolve riscos à saúde, mesmo quando todas as normas de indicação e administração são seguidas. Os incidentes relacionados são potenciais durante todo o processo de infusão dos hemocomponentes. No entanto, os benefícios são reconhecidos desde as primeiras transfusões, realizadas no século XIX, principalmente após a descoberta e a classificação dos tipos sanguíneos, e potencializados com os avanços tecnológicos (evoluções nos processos de coleta, processamento, estocagem e infusão correta do sangue, diminuindo as reações transfusionais – RT)[1-3]. A segurança do produto da doação deve ser assegurada, desde a captação dos doadores até o processo de infusão no paciente. Nesse aspecto, a hemovigilância se estabelece como um sistema de avaliação e alerta sobre os efeitos indesejáveis da administração de hemoderivados, oferecendo segurança ao receptor. É relevante que a disponibilização de hemocomponentes seguros depende da colaboração de doadores voluntários, de instituições bem organizadas, do controle de qualidade dos testes laboratoriais, do uso racional do conteúdo transfusional e da vigilância dos eventos adversos. A heterogeneidade dos sistemas de saúde brasileiros é uma realidade que afeta o bom desempenho de tal terapia.

ASPECTOS RELACIONADOS À DOAÇÃO DE SANGUE

O ciclo do sangue descreve o fluxo do processo de transfusão desde a captação dos doadores até a transfusão. Os profissionais envolvidos nesse ciclo devem ser treinados e capacitados para realizar o processo com os doadores até a transfusão do componente sanguíneo. Segundo a resolução da diretoria colegiada (RDC) nº 34, de 11 de julho de 2014, da Agência Nacional de Vigilância Sanitária, o potencial doador deve ter idade entre 16 e 69 anos, peso acima de 50kg e identificar-se por meio de documento com foto[4]. Depois, o indivíduo passa por um processo de triagem hematológica e clínica realizado por um profissional instrumentalizado para identificar os candidatos desejáveis. Quando classificado, passa pelo processo de coleta do sangue em bolsa estéril, além de coleta de amostras para testes sorológicos e imuno-hematológicos. A bolsa e os tubos de amostras devem ser identificados concomitantemente, para que erros sejam evitados. Após a doação, o serviço deve oferecer hidratação e alimentação para o doador, que, só então, será dispensado e encerrará seu ciclo, a fim de evitar eventos relacionados a perda de volume[2,4].

A partir da coleta, a bolsa de sangue será processada em centrífugas refrigeradas para a separação dos hemocomponentes (concentrados de hemácias, plaquetas, granulócitos, plasma e o crioprecipitado)[2,4]. Esses elementos são identificados e armazenados em temperatura adequada, até a conclusão dos testes laboratoriais. Os testes transfusionais visam formalizar a compatibilidade entre o doador e o paciente receptor. Todos os dados deverão ser conferidos, além de verificados os sinais vitais do paciente, para que se possa orientar os cuidados pré e pós-transfusionais, auxiliando no diagnóstico e nas condutas, em caso de reação adversa. O paciente deve ser observado durante toda a transfusão, cujo tempo não deve exceder quatro horas[2,4]. Já existem evidências de que mais de três transfusões proporcionaram piora no desfecho clínico, especialmente em indivíduos sob ventilação mecânica, aumento do tempo de internação em unidade de terapia intensiva e maior mortalidade em 60 dias[6].

A segurança transfusional evoluiu consideravelmente em relação às doenças contagiosas. Todavia, eventos metabólicos, imunológicos e hidroeletrolíticos devem ser atentamente verificados. A segurança do paciente melhora à medida que o conhecimento quanto às reações é discutido, notificado e compartilhado entre as equipes. É responsabilidade dos profissionais da saúde estarem treinados e atentos para prevenir, identificar e tratar as eventuais situações relacionadas, bem como notificar no Sistema Nacional de Hemovigilância, pelo Notivisa (saiba mais em: <http://portal.anvisa.gov.br/wps/content/Anvisa+Portal/Anvisa/Pos+-+Comercializacao+-+Pos+-+Uso/Hemovigilancia/Assunto+de+Interesse/Sistema+Nacional+de+Notificacoes+para+a+Vigilancia+Sanitaria+-+Notivisa>)[5]. Os riscos ocupacionais e ambientais identificados na produção dos hemocomponentes também devem ser prioridades e dimensionadso com várias equipes envolvidas em todo o processo, diretamente ou não.

REAÇÕES TRANFUSIONAIS

A RT é, portanto, toda e qualquer intercorrência que aconteça como consequência da transfusão sanguínea, durante ou após sua administração. É caracterizada como uma reação imediata ou aguda, quanto ocorre nas primeiras 24 horas, ou tardia, após 24 horas[1]. Uma adequada conduta clínica é dependente de uma rigorosa avaliação clínica imediata ao evento, favorecendo uma precoce intervenção. A sistematização do processo investigatório é demasiadamente difícil, pois há uma ampla gama de situações clínicas que podem mimetizar e que devem ser incluídas no diagnóstico diferencial. A atenção para as queixas durante a transfusão é a atividade da equipe de cuidado que deverá, conforme protocolos institucionais, bloquear a infusão caso haja suspeita de evento, a fim de evitar as complicações mais graves.

Reações imediatas	Reações tardias
Reação hemolítica aguda	Síndrome de hiper-hemólise
Reação febril não hemolítica	Púrpura pós-transfusional
Reação alérgica ou anafilática	Reação sorológica
Sobrecarga volêmica	Hemólise tardia
Contaminação bacteriana	Doença enxerto vs. hospedeiro
Lesão pulmonar aguda	Sobrecarga de ferro
Reações hipotensivas	
Hemólise	
Dor aguda	
Distúrbios metabólicos	

A reação febril não hemolítica é a mais incidente entre as notificações. O concentrado de hemácias é o mais envolvido, principalmente por ser o mais dispensado pelo banco de sangue. A reação alérgica é a segunda em frequência, manifestada por prurido e urticária, relacionada à transfusão de plaquetas[8]. Em crianças, os eventos são relacionados, basicamente, ao tipo de hemocomponente e à faixa etária[9]. Alguns sinais e sintomas são mais frequentes, como febre com ou sem calafrios, calafrios com ou sem febre, dor no local da infusão, desconforto torácico ou abdominal, alterações agudas na pressão arterial (hipertensão ou hipotensão), alterações respiratórias (dispneia, taquipneia, hipóxia), alterações cutâneas (prurido, urticária, edema localizado ou generalizado) e náuseas com ou sem vômito.

Todos os profissionais envolvidos na prescrição e administração de hemocomponentes devem estar capacitados a reconhecer e tratar as reações. Qualquer sintoma durante a administração deve ser considerado como RT, até que se prove o contrário. A gravidade do quadro clínico pode mascarar o reconhecimento desses eventos, dificultando a notificação.

SISTEMA DE HEMOVIGILÂNCIA NO BRASIL

A implantação do Sistema Nacional de Hemovigilância (SNH), aconteceu oficialmente em 2001, em uma rede sentinela, e vem aprimorando as ações. Após a evidente subnotificação, foi implantado um sistema de notificação que objetiva identificar, avaliar e fornecer informações relevantes para prevenir a incidência e a recorrência de reações, subsidiando os processos de planejamento, avaliação, manutenção e aprimoramento da rede. O SNH realiza avaliação pós-transfusão, na perspectiva de minimizar os riscos do processo, otimizando os resultados e garantindo a segurança transfusional. Portanto, é indispensável ampla cooperação entre os serviços e o sistema de vigilância. Essas informações permitem que os governos se apropriem da monitoração desses eventos e desenvolvam ações em conjunto com as vigilâncias sanitárias e as unidades de atendimento[1].

Toda instituição de assistência à saúde que realiza transfusão de sangue e componentes sanguíneos deve ter ou fazer parte de um Comitê Transfusional[4]. A necessidade da formação desse comitê, cuja função é monitorar a prática hemoterápica na instituição, favorece a efetivação do sistema de notificação. Esse órgão deve ser multidisciplinar, com o objetivo de congregar várias especialidades. Pode contar com a participação ativa de enfermeiros, administradores e profissionais de especialidades médicas, clínicas ou cirúrgicas, que mais requisitam transfusões sanguíneas, incluindo os departamentos de cirurgia, anestesia, clínica médica, neonatologia, hematologia de adultos e pediátrica, unidades de terapia intensiva e cirurgia cardiovascular, além do serviço de unidade transfusional. Essa comissão deve ser atuante, no sentido de implementar medidas para prevenir, corrigir, monitorar e elaborar protocolos de atendimento da rotina hemoterápica e dos eventos transfusionais adversos da instituição. Cabe a ela, também, implementar novas estratégias de conscientização quanto à importância da adequada indicação e notificação dos eventos, pois o conhecimento dos riscos inerentes às transfusões poderá contribuir para uma prática transfusional segura e eficaz.

Figura 2: fluxograma

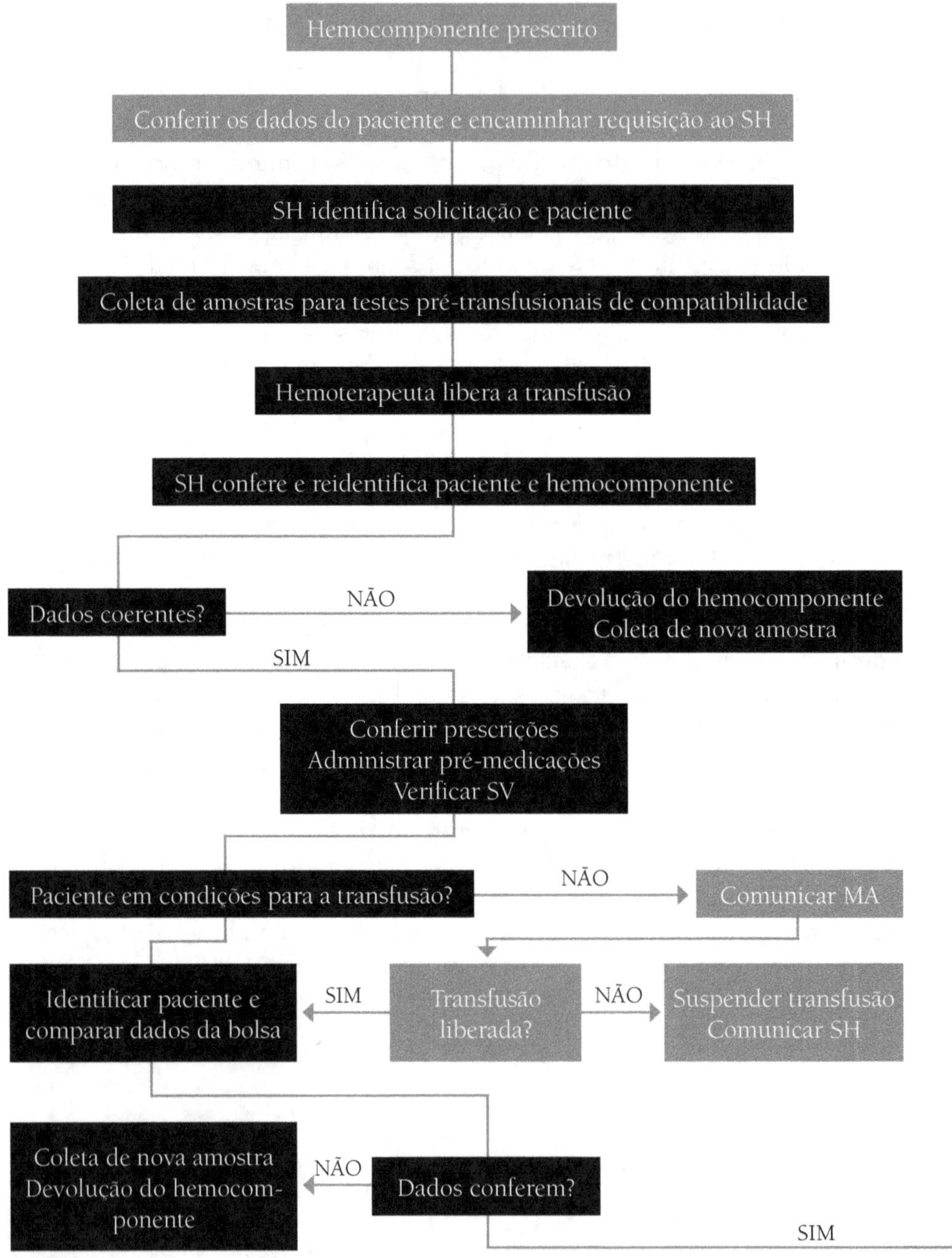
Hemocomponente prescrito
Conferir os dados do paciente e encaminhar requisição ao SH
SH identifica solicitação e paciente
Coleta de amostras para testes pré-transfusionais de compatibilidade
Hemoterapeuta libera a transfusão
SH confere e reidentifica paciente e hemocomponente
Dados coerentes?
NÃO
Devolução do hemocomponente
Coleta de nova amostra
SIM
Conferir prescrições
Administrar pré-medicações
Verificar SV
Paciente em condições para a transfusão?
NÃO
Comunicar MA
Identificar paciente e comparar dados da bolsa
SIM
Transfusão liberada?
NÃO
Suspender transfusão
Comunicar SH
Coleta de nova amostra
Devolução do hemocom-
ponente
NÃO
Dados conferem?
SIM

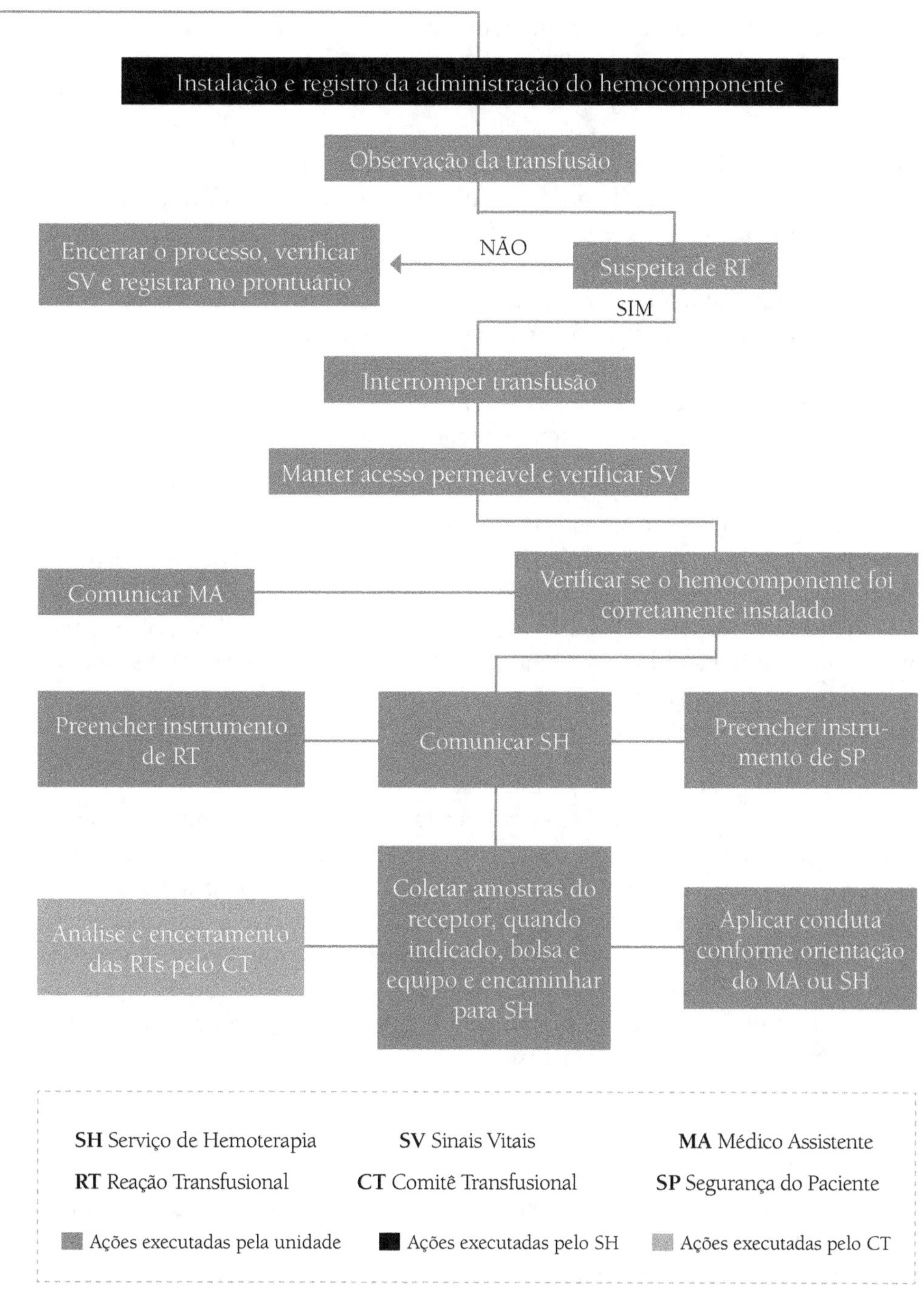

Instalação e registro da administração do hemocomponente
Observação da transfusão
Suspeita de RT
NÃO
Encerrar o processo, verificar SV e registrar no prontuário
SIM
Interromper transfusão
Manter acesso permeável e verificar SV
Comunicar MA
Verificar se o hemocomponente foi corretamente instalado
Preencher instrumento de RT
Comunicar SH
Preencher instrumento de SP
Análise e encerramento das RTs pelo CT
Coletar amostras do receptor, quando indicado, bolsa e equipo e encaminhar para SH
Aplicar conduta conforme orientação do MA ou SH
SH Serviço de Hemoterapia
SV Sinais Vitais
MA Médico Assistente
RT Reação Transfusional
CT Comitê Transfusional
SP Segurança do Paciente
Ações executadas pela unidade
Ações executadas pelo SH
Ações executadas pelo CT

A partir da solicitação dos hemocomponentes, os dados do paciente necessitam de conferência, para, então, ser encaminhada a requisição ao serviço de hemoterapia. Identificado o pedido, a equipe de enfermagem do serviço de hemoterapia (SH) realiza a coleta de amostras para testes pré-transfusionais de compatibilidade; havendo resultado positivo, a transfusão é liberada pelo hemoterapeuta. Para a confiabilidade do processo, são reidentificados paciente e hemocomponente. A não coerência dos dados implica na devolução do hemocomponente, bem como no pedido de nova coleta de amostra. Se as informações estiverem adequadas, precisa-se conferir a prescrição relacionada, administrar medicações e verificar os sinais vitais do paciente. Se, por alguma razão, o indivíduo não estiver em condições para transfusão, o médico assistente deve ser comunicado. Conforme sua orientação, o SH prossegue ou não o processo. Se autorizado, o SH identifica, uma vez mais, o paciente e confere com os dados da bolsa. Caso contrário, a equipe suspende a transfusão.

Não havendo compatibilidade dos dados, faz-se coleta de nova amostra para verificação. Se compatível, realiza-se a instalação e o registro da administração do hemocomponente, para posterior observação da transfusão. Se o paciente não apresentar suspeita de RT, ao término do processo, verificam-se os sinais vitais, que são registrados no prontuário. Na suspeita de reação transfusional, interrompe-se a transfusão, mantendo o acesso permeável. Os sinais vitais do paciente são novamente aferidos.

A qualquer suspeita de RT é iniciada uma investigação das possíveis causas. Entre as condutas, certifica-se a correta instalação do hemocomponente, comunicando ao médico e/ou hemoterapeuta os sintomas que o paciente está apresentando, para que, então, sejam planejadas as intervenções adequadas e preenchidos os documentos de notificação. Dadas tais circunstâncias, é feita nova coleta do receptor, quando indicada; a bolsa é encaminhada ao laboratório para análise de hemocultura. Por fim, deve-se aplicar as condutas, conforme orientação do médico e/ou hemoterapeuta, e proceder à análise e ao encerramento das RTs pelo comitê transfusional.

CONTROLE DE QUALIDADE

Os serviços de hemoterapia devem realizar o controle de qualidade sistemático de todos os tipos de componentes sanguíneos que produzem. Além disso, é normativa realizar testes de alta sensibilidade para infecções transmissíveis pelo sangue, a fim de minimizar os riscos de transmissão de doenças e em prol da qualidade do sangue doado[4]. Em um estudo institucional (dados não publicados), no qual foram comparadas duas unidades do interior do estado do Rio Grande do Sul, constatou-se baixas incidências de doenças infecciosas e uma semelhança dos resultados (tabelas 1 e 2). Os seguintes dados relacionam-se ao número de doações totais e ao total de descartes por sorologia no ano de 2014.

Tabela 1

Unidade A	VDRL	CHAGAS	HBsAg	Anti-HBc	HCV	HIV 1	HIV 2	HTLV
Incidência (%)	0,11	0,09	0,11	1,74	0,20	0,18	0,12	0,10
Retenção	35	7	10	145	29	17	8	12

Total de coletas 2014 = 9.080

Tabela 2

Unidade B	VDRL	CHAGAS	HBsAg	Anti-HBc	HCV	HIV 1	HIV 2	HTLV
Incidência (%)	0,15	0,02	0,16	1,25	0,13	DIV/0	0,06	0,10
Retenção	8	1	9	65	7	5	4	5

Total de coletas 2014 = 5.379

EVENTOS ADVERSOS

A maioria das transfusões acontece sem complicações. Porém, quando um evento adverso ocorre, é importante que a equipe assistencial esteja preparada para reconhecer e atender imediatamente a essa reação. Devido aos vários tipos de reações e sintomas, que podem ser inespecíficos, as transfusões devem ser acompanhadas e paralisadas assim que uma reação seja suspeita, a fim de elucidar as causas. Em sua maioria, os pacientes são crônicos e/ou portadores de patologias graves, o que dificulta a identificação dos fatores causais e a relação com a transfusão e/ou outros fatores concomitantes que podem ter causado a reação.

No Hospital Santa Cruz, em Santa Cruz do Sul (RS), a reação febril não hemolítica apresentou incidência de três para 1.000 transfusões. Em cinco anos de acompanhamento, foi diagnosticado apenas um caso de sepse relacionado a transfusão, com crescimento de *Staphylococcus aureus* na cultura do hemocomponente. O caso mais grave acompanhado foi o de um paciente com apresentou Trali (*Transfusion Related Acute Lung Injury*), isto é, lesão aguda pulmonar relacionada à transfusão ou edema pulmonar agudo não cardiogênico, internado na unidade de terapia intensiva, que apresentou insuficiência respiratória aguda em seis horas após a transfusão de hemocomponente, fato confirmado pela clínica (hipóxia) e achado radiológico tipo infiltrado intersticial (dados não publicados).

A subnotificação, principalmente em casos leves, é uma realidade e deve-se realizar campanhas e ações institucionais de acordo com o planejamento estratégico do comitê transfusional para melhorar o diagnóstico. Essas atitudes possuem o intuito de monitorar as infusões/reações (*checklist* de hemovigilância) de cada unidade transfusional infundida, para facilitar a análise bimestral do comitê (figura 3). Esse órgão, de acordo com seu regimento, avalia e padroniza as ações, reforçando a necessidade da atuação multidisciplinar na educação e na formação dos profissionais, auxiliando-os a construírem seus conhecimentos e a desenvolverem habilidades técnicas para o exercício profissional.

Nesse contexto, cujo objetivo é prevenir e reduzir a incidência de eventos adversos, é necessário, continuamente, monitorar e adequar os processos de trabalho. Vale ressaltar a necessidade de educação permanente alinhada ao envolvimento de gestores, educadores, profissionais e acadêmicos, considerando todo o processo: indicação/contraindicação, valores hematológicos, respostas fisiológicas, coleta para pré-testes transfusionais, conferências antes da instalação do hemocomponente, tempo e condições da administração, acompanhamento da transfusão e identificação do evento adverso, se ele ocorrer. Esses indicadores norteiam as capacitações permanentes dos profissionais e a divulgação das informações sobre o assunto para pacientes e familiares, bem como contribuem para a adoção de práticas seguras no cuidado em saúde.

REFERÊNCIAS

1) Brasil. *Hemovigilância: manual técnico para investigação das reações transfusionais imediatas e tardias não infecciosas*. Brasília, DF: Agência Nacional de Vigilância Sanitária; 2007. 124 p.

2) Brasil. *Boletim de Hemovigilância n°5 2012*. Brasília, DF: Agência Nacional de Vigilância Sanitária; 2012. 26 p.

3) Brasil. Agência Nacional de Vigilância Sanitária. Resolução RDC n°57, de 16 de dezembro de 2010. Determina o Regulamento Sanitário para Serviços que desenvolvem atividades relacionadas ao ciclo produtivo do sangue humano e componentes e procedimentos transfusionais. Diário Oficial da União. Brasília, DF. 17 dez 2010.

4) Brasil. Agencia Nacional de Vigilância Sanitária. Resolução n° 34, de 11 de julho de 2014. Dispõe sobre boas práticas no ciclo do sangue.

5) Brasil. Ministério da Saúde. Portaria n° 1.660, de 22 de julho de 2009. Institui o Sistema de Notificação e Investigação em Vigilância Sanitária – Vigipós, no âmbito do Sistema Nacional de Vigilância Sanitária, como parte integrante do Sistema Único de Saúde – SUS.

6) Paula IC et al. Transfusional profile in different types of intensive care units. *Brazilian Journal of Anesthesiology*. Maio-jun 2014;64(3):183-189.

7) Martini R et al. Contaminação bacteriana em concentrados plaquetários: identificação, perfil de sensibilidade aos antimicrobianos e sepse associada à transfusão. *Rev. Soc. Bras. Med. Trop.* 2010;43(6):682-685.

8) Sousa Neto AL, Barbosa MH. Incidentes transfusionais imediatos: revisão integrativa da literatura. *Acta Paul. Enferm.* 2012;25(1):146-150.

9) Pedrosa AK, Pinto FJ, Lins LD, Deus GM. Blood transfusion reactions in children: associated factors. *J Pediatr. Rio de Janeiro*. 2013;89:400-6.

10) Brasil. Ministério da Saúde. Portaria n° 2.712, de 12 de novembro de 2013. Redefine o regulamento técnico de procedimentos hemoterápicos. Diário Oficial da União. Brasília, DF. 13 nov 2013;(221):106.

11) Brasil. Ministério da Saúde. Portaria n° 1.353, de 13 de junho de 2011. Aprova o Regulamento Técnico de Procedimentos Hemoterápicos. Legislações – GM. 14 jun 2011.

12) Brasil. Ministério da Saúde. *Relatório de Hemovigilância: Dados consolidados 2007-2011*. Brasília, DF: Anvisa; 2012. 44 p.

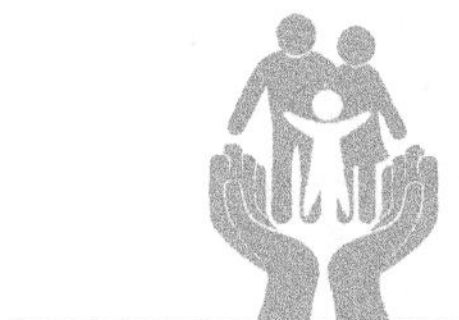

NOTIFICAÇÃO DE EVENTOS ADVERSOS

São consideráveis as mudanças de opiniões observadas, nos últimos anos, em equipes assistenciais e gestores, objetivando melhorias na segurança do paciente. Atualmente, há muitas discussões dentro das organizações sobre estratégias e iniciativas necessárias e direcionadas para diminuição de risco e dano assistencial.

A preocupação com a qualidade do atendimento tem se tornado evidente em vários serviços de saúde, como forma de garantir a satisfação do cliente e a eficiência do cuidado.

É importante lembrar que a prestação de assistência está diretamente relacionada à atuação de várias equipes, e que alinhado a esse cuidado interdisciplinar há o avanço tecnológico, representado por novos equipamentos, exames e procedimentos invasivos, entre outros fatores. O paciente permanece envolto em articulações de conhecimentos e ações de vários serviços e profissionais[1]. A fragmentação e a interdependência do cuidado colocam as instituições de saúde como um ambiente de alto risco para eventos adversos e incidentes[1].

A Organização Mundial de Saúde (OMS) classifica um incidente como um evento que poderia ter resultado, ou não resultou, em danos desnecessários ao doente, e considera que os incidentes podem ser precedidos de atos inseguros, intencionais ou não[3]. Os eventos adversos são tidos como complicações indesejadas decorrentes do cuidado prestado aos pacientes, resultando em dano, e que não estão atribuídos à evolução natural da doença de base[2].

As primeiras inquietações, gerando ações preventivas e conscientização sobre o cuidado com foco em segurança assistencial, tiveram início em meados dos anos 1990. Estudos indicaram que eventos adversos estavam presentes em 0,4%-16% das internações[3]. Em 1999, houve a divulgação do relatório do Institute of Medicine (IOM), *To Err is Human*, com o apontamento de 44 mil a 98 mil vidas perdidas, por ano, em hospitais americanos, tendo como causa principal associada à morte a ocorrência de eventos adversos assistenciais[4].

Após a publicação, tornaram-se expressivas as discussões sobre a segurança do paciente, sendo iniciados trabalhos de apoio e estratégias nacionais e internacionais direcionadas para a prevenção e investigação das falhas na assistência[5]:

• Em maio de 2002, a 55ª Assembleia Mundial da Saúde adotou a resolução WHA 55.18, "Qualidade da atenção: segurança do paciente", que solicitava urgência aos Estados-membros em dispor maior atenção ao problema da segurança do paciente;

• Em 2004, a 57ª Assembleia Mundial da Saúde apoiou a criação da Aliança Mundial para a Segurança do Paciente para liderar, no âmbito internacional, os programas de segurança do paciente;

• Durante a 27ª Conferência Sanitária Pan-Americana (CSP), em 5 de outubro de 2007, foi emitida a Resolução CSP27.R.10, "Política e Estratégia Regional para a Garantia da Qualidade da Atenção Sanitária", incluindo o tema segurança do paciente;

• Várias ações voltadas para a segurança do paciente foram mantidas e iniciadas, desde então, como continuidade aos acordos estabelecidos.

ESTABELECENDO A NOTIFICAÇÃO DOS EVENTOS ADVERSOS ASSISTENCIAIS

A compreensão, a aceitação e a resposta à ocorrência dos eventos adversos são um grande desafio para as instituições de saúde, pois demandam estratégias para estimular as notificações, agregar aliados para minimizar as ocorrências e manter permanentes as ações preventivas.

Vários fatores conduzem à ocorrência dos eventos adversos assistenciais, incluindo[6]:

• Restrições financeiras das instituições para iniciar ou dar continuidade às ações preventivas;

• Fragilidade nas prioridades estabelecidas e na disseminação dos conceitos; falta de sensibilização pela gestão;

• Carga alta de trabalho dos funcionários, *turnover* e absenteísmo com taxas desfavoráveis;

- Deficiências em estratégias de comunicação entre as diversas equipes; ausência de líderes pró-ativos;

- Falta de motivação pessoal, muitas vezes influenciada pelo baixo conhecimento ou experiência;

- Ausência ou pouca disponibilidade de protocolos;

- Pouco ou nenhum repasse dos resultados à equipe.

Diante os obstáculos, torna-se necessária a não aceitação dos danos ao paciente como parte do cuidado e o estabelecimento de uma dinâmica e um esforço maior para a implementação de estratégias e intervenções voltadas à minimização dos riscos. Deve-se criar um ambiente estimulador, motivador, ofertando o conhecimento sobre os riscos e realidade dos setores. É de suma importância definir uma liderança atuante que auxilie de forma permanente na capacitação dos funcionários quanto aos principais conceitos de segurança do paciente e medidas preventivas para danos assistenciais.

ESTRATÉGIAS PARA NOTIFICAÇÃO DE EVENTOS ADVERSOS

A eficiência da notificação dos eventos adversos assistenciais envolve algumas ações importantes. Ressalta-se a necessidade da compreensão dos profissionais em relação àqueles eventos considerados evitáveis e à notificação imediata, bem como o repasse sistemático aos gestores das ocorrências observadas.

Diante disso, é preciso criar um sistema de notificação com as seguintes características[7]:

Direcionado e não punitivo

Deve-se realizar diagnóstico situacional de cada setor e um levantamento dos dados com base em uma busca retroativa, objetivando descobrir os riscos prioritários a serem monitorados inicialmente.

É importante fazer a diferenciação entre falhas ativas, que apresentam efeito adverso imediato, relacionadas às execuções de atividades assistenciais diretas com o paciente, e erros latentes, que são intrínsecos às organizações estruturais, ligados à estrutura ambiental e aos setores de apoio, por exemplo[4].

Busca-se estabelecer uma mudança cultural e um estímulo à notificação, com o objetivo de encontrar falhas no processo. Deve-se criar exposições dos principais eventos evidenciados, incluindo, também, a demonstração das possíveis ações para minimizar a ocorrência, exemplificando situações do contexto atual vivenciado pela instituição. Indica-se a estruturação de um ambiente com recompensas positivas para as melhorias alcançadas e que, em contrapartida, envolva a equipe para a elaboração das ações preventivas e/ou corretivas diante das deficiências encontradas.

Confidencial

É importante criar formulários específicos e direcionados, que facilitem a descrição dos eventos e que não permitam a exposição dos colaboradores envolvidos, estabelecendo um ambiente estimulador de notificação. O objetivo é aprimorar a percepção das falhas.

Independente

Cada setor tem suas particularidades, incluindo deficiências e pontos positivos. Os princípios institucionais para a notificação dos eventos serão padronizados, mas será necessário verificar o tratamento e aplicação deles nas diversas áreas de atuação, seja na assistência direta ou indireta (apoio) ao paciente.

Com repasse constante dos resultados obtidos

É de suma importância envolver toda equipe na participação dos resultados, expor os dados encontrados em períodos previamente estabelecidos, promover discussões direcionadas para as ocorrências observadas, instigar a equipe a levantar causas prováveis e potenciais que favoreceram a ocorrência dos eventos e detalhar quais foram as consequências imediatas e finais e propor ações corretivas e/ou preventivas em conjunto com os participantes dos processos envolvidos.

Com acompanhamento e resposta

Deve-se criar metodologias de acompanhamento das ações propostas, constituindo um ambiente de vigilância, de observação direta e educação permanente, além de avaliar se os objetivos estabelecidos foram alcançados, verificando a eficácia das ações e as dificuldades encontradas para implementação.

O caminho é a construção, sempre que necessário, de novos direcionamentos e estratégias, com atuação conjunta de toda a equipe.

As instituições de saúde buscam a excelência no atendimento, tendo com foco principal a qualidade da assistência. Para a promoção da segurança do paciente, é necessário que os profissionais da saúde adotem medidas que previnam os erros e, consequentemente, a ocorrência de danos ao paciente. Dessa forma, é muito relevante o envolvimento da gestão nas execuções das estratégias acordadas para a notificação dos eventos e a disponibilização de incentivo financeiro para realização das ações estabelecidas, bem como o estabelecimento de um controle para avaliação das atuações de todos os setores envolvidos.

REFERÊNCIAS

1) Paiva MCMS, Paiva SAR, Berth HW. Eventos adversos: análise de um instrumento de notificação utilizado no gerenciamento de enfermagem. Rev. Esc. Enferm. USP. 2010;44(2):287-94.

2) Galotti RMD. Eventos adversos – o que são?. Rev. Assoc. Med. Bras. 2004;50(2):109-26.

3) O'Connor E, Coates HM, Yardley IE, Wu AW. Disclosure of patient safety incidents: a comprehensive review. International Journal for Quality in Health Care. 2010;22(5):371379.

4) Brasil. Segurança do Paciente e Qualidade em Serviços de Saúde: Investigação de Eventos Adversos em Serviços de Saúde. Brasília, DF: Ministério da Saúde; 2013.

5) Brasil. Documento de referência para o Programa Nacional de Segurança do Paciente. Brasília, DF: Ministério da Saúde; 2014.

6) Vincent C. Understanding and Responding to Adverse Events. N. Engl. J. Med. 2003;348:11.

7) Leape LL. Reporting of adverse events. N. Engl. J. Med. 2002;347:20.

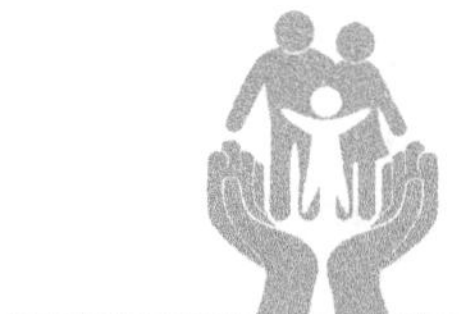

NOTIFICAÇÃO DE EVENTOS ADVERSOS

É fato que a maioria dos eventos adversos é previsível, e entendemos que aquisição de conhecimentos provenientes de sua análise amplia as possibilidades de prevenção. É a procura da causa-raiz. As informações resultantes das análises de eventos adversos (EA) fomentam a capacidade de solução de problemas e ampliam a busca pela qualidade e eficácia nos processos de trabalho. Este é o principal foco da investigação de eventos adversos.

Por que é necessário analisar os EA associados aos nossos processos de atenção à saúde?

Porque eles podem causar sofrimento e possíveis danos irreversíveis aos nossos clientes. Além disso, geram custo elevado para as instituições de saúde e para a sociedade. Análises de EA são uma importante ferramenta para o desenvolvimento e a depuração do sistema de gerenciamento de riscos.

Medidas de prevenção e controle de risco bem ajustadas, planejadas e monitoradas, em conjunto com implementação de supervisão ativa dos colaboradores, nos levam ao sucesso em garantir que as atividades no trabalho sejam plenamente seguras para nossos clientes.

O valor e a sabedoria no processo de investigação de EA é saber identificar os meios pelos quais os pacientes estão expostos a riscos que podem afetar sua segurança e saúde. Paralelamente, é de extrema importância compreender o que ocorreu, como a assistência ou processos afins foram realizados e os motivos e procedimentos que levaram ao erro. A identificação e o reconhecimento de deficiências no controle de riscos nas atividades assistenciais, de forma a possibilitar ações de melhorias, bem como a possibilidade de interlocuções e troca de dados sobre os riscos entre o investigador e colaboradores, são ações cruciais para o desfecho e sucesso do processo investigatório.

A análise de um evento adverso deve ser sistêmica e pode levar a diversos benefícios:

• Prevenir e minimizar a ocorrência de outros eventos adversos, da mesma natureza ou não;

• Adestrar e ampliar habilidades na solução de novos EA.

A investigação de um EA deve abarcar todos os dados e informações disponíveis no cenário do evento, bem como os relatos dos envolvidos e demais colaboradores. Eventos adversos ocorridos de maneira semelhante devem ser resgatados para análise da causa-raiz, em busca de possíveis fatores comuns. Junto a esse contexto, a revisão de literatura se faz necessária, sendo que diversas variáveis de eventos semelhantes ao ocorrido e descritos cientificamente poderão ser úteis nas ferramentas investigatórias.

Por sua vez, a elaboração das ferramentas a serem utilizadas na coleta de dados está vinculada ao conhecimento de, ao menos, uma parte do problema, das hipóteses preliminares, do tipo de informação que se deseja obter e do indivíduo ou população afetados.

A análise de um EA não se torna valiosa quando finalizada de precocemente, ou seja, os fatores causais são identificados na proximidade da ocorrência do evento, não contribuindo para evitar que outros acidentes ou incidentes ocorram. Ela deve ser mais profunda, em busca de outros possíveis fatores que possam ter desencadeado a ocorrência do evento, sendo que o resultado dessa análise pode servir de forma a prevenir a ocorrência de eventos com consequências desastrosas.

É importante sempre ressaltar aos colaboradores que um processo investigatório visa prevenir a ocorrência de novos eventos da mesma natureza e não procurar e punir culpados. A essência do processo investigatório é conhecer e sinalizar as razões que possibilitaram os erros e não discernir as falhas do colaborador.

Uma investigação de sucesso necessita de uma metodologia gerenciada por objetivos, desde a coleta de informações até conclusões bem justificadas e com sustentação. As ferramentas a serem utilizadas para colher os dados são fundamentais para o êxito do processo investigativo. A coleta deve ser bem estruturada, possibilitando uma busca ativa de evidências que contribuíram para que o evento acontecesse. Entrevistas, observações *in loco*, detalhes sobre as condições dos processos de trabalho, colaboradores instruídos e capazes de exercerem suas atividades com segurança e instruções de trabalho bem estabelecidas e implementadas com eficiência são exemplos da logística para o inquérito investigatório, que devem ser registradas para análise e busca da causa-raiz do evento. Para tanto, o investigador deve contemplar os aspectos administrativos, investigativos e logísticos.

Em relação aos aspectos administrativos, devem ser previamente definidos os papéis dos profissionais que realizaram a investigação, principalmente do líder do time. Sistematizar uma reunião inicial com os atores envolvidos no EA é um dos passos iniciais na discussão do escopo da investigação, sendo importante compartilhar as responsabilidades. A participação de outros profissionais envolvidos é uma opção bastante positiva.

Nos aspectos investigativos, o time formado deve realizar atividades ligadas ao problema, como rastrear informações pertinentes à ocorrência do evento, revisar a literatura relacionada ao tipo do erro, coletar dados sobre o local onde será feita a investigação, como a infraestrutura do setor, e verificar historicamente se o evento é reincidente ou se há referência de casos anteriores no referido local. Para o aspecto logístico, os investigadores devem preparar os materiais necessários para a investigação em campo. Formulários, *checklist*, imagens fotográficas e afins podem ser instrumentos de grande valia para a investigação.

A execução e o êxito das atividades investigatórias dependem da disponibilidade das informações que auxiliam a produção de dados, ou seja, a eficácia da intervenção. Ademais, é importante que a investigação seja iniciada o mais breve possível, tão logo se tenha conhecimento do evento, possibilitando relatos mais precisos.

Também é de fundamental importância a compreensão dos colaboradores quanto à magnitude das informações relacionadas ao EA, especialmente daqueles que presenciaram o que ocorreu ou que possam contribuir com informações sobre as circunstâncias que levaram ao evento.

Um dos processos investigativos dos quais participei e cito como exemplo foi um EA farmacológico, literalmente uma "falha em cadeia". Uma colaboradora farmacêutica da instituição hospitalar comunicou ao setor de almoxarifado a falta do medicamento amicacina 100mg. Diante do uso constante e da necessidade urgente do medicamento para a unidade de terapia intensiva neonatal (UTIN), o profissional do almoxarifado solicitou empréstimo do fármaco a determinado hospital, hábito comum dos farmacêuticos nessa situação. Prontamente atendido, o medicamento foi recebido em quantidade suficiente para atender três dias, porém, não ocorreu registro obrigatório da entrada do medicamento pelo profissional no sistema de estoque do setor, sendo imediatamente entregue à farmácia. Primeiro erro: como protocolo, qualquer material ou medicamento dispensado pelo almoxarifado deve ser registrado no *software* gerencial da instituição para controle e justificativas, o que não foi feito naquele momento. Segundo erro: sem registro de conferência e preenchimento de formulário de entrega, o farmacêutico de plantão procedeu à dispensação ao setor de UTIN sem a conferência da dose do medicamento. Entretanto, a dose era de 500mg, não de 100mg, conforme a prescrição médica. Terceiro erro: os profissionais de enfermagem mantiveram o erro de não conferir a prescrição e a dose registrada na ampola da amicacina. Quarto erro: foi administrado o conteúdo de 30 ampolas de 500mg em sete neonatos. Quinto erro: em dois dias, em plantões diurnos e noturnos consecutivos, nenhum profissional percebeu que a droga estava com apresentação de miligramas maior. A identificação do erro foi verificada no sistema informatizado da farmácia por outro farmacêutico, que sinalizou para a unidade de internação e o Núcleo de Segurança do Paciente (NSP). O evento necessitou de uma intervenção imediata do NSP, sendo feitas reuniões com todos os setores e profissionais envolvidos. Foram revistos todos os processos e responsabilidades. Uma ação bem interessante e de impacto foi a realização de oficinas com demonstração realística das etapas do evento ocorrido, em que foi possível discutir as falhas e os tratamentos para evitar a ocorrência de um novo evento da mesma natureza.

A utilização de entrevistas como processo de análise dos EA deve ser bem conduzida e contextualizada em relação às expressões ditas pelos entrevistados. É frequente o interlocutor utilizar expressões como "foi um descuido", "acho que não prestei muita atenção", "confiei no meu colaborador", "não percebi esse erro", "é o cansaço", "estou sobrecarregado, está faltando profissionais", "estamos com superlotação de pacientes e poucos profissionais", sendo necessário compreender seu sentido.

Durante o processo investigativo, é necessário formatar perguntas como base do processo de coleta de informações. Cabe ressaltar que os dados coletados devem ser precisos, para fundamentar os acontecimentos da melhor forma possível.

• Quando o evento aconteceu? Retratar fatos que precederam o evento e que se deram imediatamente após sua ocorrência.

• Onde o evento aconteceu? A fotografia do local pode servir como um dado importante na análise do evento.

• Ocorreram danos ao(s) paciente(s)? Quem sofreu e qual foi o tipo de dano?

• Quais colaboradores estavam envolvidos no evento?

• Quais pacientes estavam envolvidos no evento?

• Havia algo incomum ou diferente nas condições de trabalho? Retratar o que, na ocasião do evento, estava diferente; o que alterou a atividade que, habitualmente, era regular.

• Havia procedimentos para as atividades serem executadas com segurança?

• Os colaboradores envolvidos são capacitados em relação à atividade executada? Recebem treinamentos periódicos? Existem processos de reciclagem?

• Os procedimentos eram adequados, atualizados e regularmente seguidos de acordo com os protocolos institucionais? Se não, por quais razões?

• Os colaboradores identificam perigos em suas atividades, quanto à segurança do paciente, anteriormente não considerados? Se sim, quais seriam?

• Os colaboradores identificaram, em algum momento, que o risco era conhecido e medidas de prevenção não foram estabelecidas para minimizar a ocorrência do EA?

O entrevistador deve atentar para a organização do local onde se deu o EA e a execução das atividades assistenciais, pois pode estar inadequada, na visão neutra do observador. É importante que o investigador observe *in loco* a execução da atividade que desencadeou o evento adverso. A falha de planejamento do colaborador pode levar à realização de sua atividade com rapidez e sem gerenciamento do risco. O ritmo excessivo de trabalho, a adoção inadequada de medidas de segurança, o dimensionamento insuficiente do *staff* assistencial e a falta de descanso ou pausas na realização das atividades devem ser verificados. Cabe salientar que essas questões podem reduzir a capacidade de atenção e raciocínio dos colaboradores.

Algumas diretrizes são fundamentais para o sucesso no processo investigatório de um EA.

• Reconstituir o EA com os colaboradores, analisando cada ponto crítico;

• Utilizar exemplos de situações que aproximam do contexto em questão;

• Deixar que os colaboradores envolvidos no EA descrevam a história sob seu ponto de vista. É importante que não ocorra interrupção durante o relato;

• Na dúvida sobre o relato dos colaboradores, conte novamente a história para se certificar do entendimento;

• Evitar expressões como "deveriam ter feito aquilo", "poderiam ter feito isso", "não poderiam ter feito dessa forma, está errado".

A etapa de análise frente aos dados coletados deve ser objetiva e imparcial. Um olhar sistemático, amplo e objetivo deve ser adotado na identificação de todos os possíveis fatores relacionados ao EA.

Quando erros ou falhas humanas são identificados como fatores sujeitos ao evento, essa conclusão deve ser trabalhada cuidadosamente. É necessário obter, dos entrevistados, as informações precisas e convidá-los a explicar, sem caráter punitivo, o motivo de terem agido de tal maneira.

Pode-se dividir as falhas humanas em três gêneros. É por meio deles que as ações são estabelecidas para prevenir falhas subsequentes.

Figura 1: tipos de falhas humanas

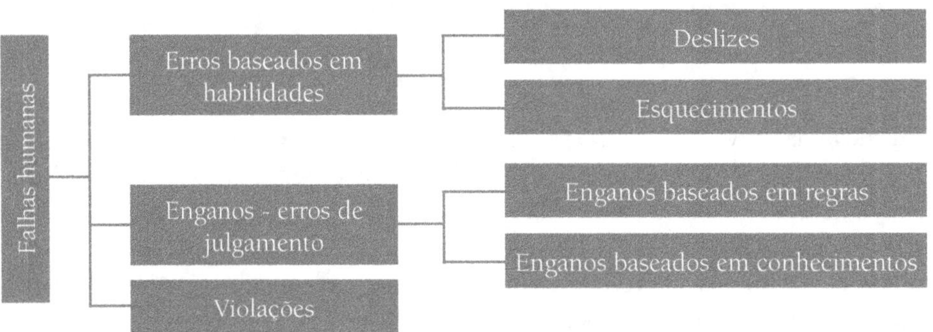

Fonte: Health and Safety Executive. Investigating accidents and incidents: a workbook for employers, unions, safety representatives and safety professionals. London: Her Majesty's Stationery Office, 2004.

Caso as falhas humanas sejam identificadas como associadas ao incidente, é necessário considerar fatores que podem estar interferindo no comportamento humano.

1. Fatores relacionados ao trabalho	• Procedimentos inadequados • Falta de atenção na execução das atividades • Atenção insuficiente ou excessiva: podem conduzir ao aumento de erros • Procedimentos desatualizados • Tempo escasso para realização das atividades assistenciais com qualidade e segurança
2. Fatores humanos	• Falta de destreza e habilidade • Carência de conhecimento, competência, habilidade e experiência na execução das tarefas • Fadiga • Estresse
3. Fatores organizacionais	• Jornadas de trabalho prolongadas; horas extras; falta de descanso e de pausas no horário de trabalho • Pressão de trabalho pelas autarquias • Recursos insuficientes • Supervisão sem qualificação
4. Fatores estruturais e de equipamentos	• Equipamentos obsoletos • Estrutura física inapropriada, não atendendo legislações pertinentes

Seguindo as etapas do processo investigatório, chegamos à fase da análise do evento adverso, sendo que medidas de intervenção e controle devem ser discutidas e recomendadas a fim de eliminar o perigo e diminuir o risco, pois o mesmo evento poderá acontecer em outra circunstância. Medidas de prevenção do EA devem ser elaboradas e implementadas em curto prazo para que o evento não seja esquecido. Deve-se revisar e atualizar as instruções de trabalho, bem como executá-las na íntegra, pois isso é um dos fatores primordiais na segurança do paciente, ou seja, a eficiência e a dedicação às instruções de trabalho no cenário assistencial. Exercícios de simulações realísticas são ferramentas modernas e com ótima adesão dos colaboradores, podendo ser implementados nos processos de capacitação e revisão dos protocolos assistenciais.

Outra ferramenta interessante para utilização nos processos de capacitação e sensibilização dos colaboradores é fazer uso de perguntas que possam direcionar ao processo do pensar diante do evento já ocorrido, ou seja, aprofundar o que já aconteceu. Recomenda-se, porém, fazer uma análise crítica sistêmica sobre o olhar dos colaboradores.

Exemplos de perguntas que podem ser utilizadas no processo de capacitação:

• Em algum momento anterior à ocorrência do EA, você estava focando a atenção em outro procedimento?

• Se você tivesse que descrever o EA ocorrido naquele momento, como você teria dito?

• Você se lembra de experiência similar?

• Esse EA, em seu entendimento, pode ser considerado normal? Explique sua resposta.

• Você chegou a discutir ou mentalizar opções para realizar a tarefa ou você já sabia o que fazer?

• O resultado saiu como esperado?

• Você analisa esse EA como um momento de deslize (executa o passo corretamente e, de repente, desvia do curso correto) ou se trata de um lapso (falha de memória).

• Durante a tarefa, você percebeu problemas e precisou reavaliar a situação?

• Se você fosse responsável em investigar um EA, à procura de sua causa-raiz, como seria seu processo investigatório?

Algumas recomendações se fazem pertinentes e sempre devem ser reforçadas ao investigador: este deve evitar o destaque na possibilidade de demissão, bem como solicitar que os envolvidos fiquem mais atentos e cuidadosos. Focar apenas nos que cometeram o erro pressupõe dizer que o sistema é bom e que as pessoas que são ruins, e isso deve ser evitado.

Finalizando, é essencial que seja dado o retorno aos setores e colaboradores envolvidos no passo a passo do processo investigatório, especialmente o desfecho do EA, e que todo esse contexto seja demonstrado e discutido nos processos de capacitação dos colaboradores.

REFERÊNCIAS

1) Brasil. Ministério da Saúde. *Guia de Vigilância Epidemiológica. Investigação Epidemiológica de Casos e Epidemias.* Brasília, DF: Ministério da Saúde. 2005. 816 p.

2) NCCPHP. *Focus on Field Epidemiology – Vol. 1-3.* The North Carolina Institute for Public Health. Acessado em: 12 jan 2012. Disponível em: <http://nccphp.sph.unc.edu/focus/index_esp.htm>.

3) Arrasco JC, Gómez JL. *Guía de investigación de brotes de infecciones respiratorias agudas e Influenza.* Lima, Peru: Ministerio de Salud; 2007.

4) Agência Nacional de Vigilância Sanitária. *Gerência de Vigilância e Monitoramento em Serviços de Saúde. Gerência Geral de Tecnologia em Serviços de Saúde. Investigação de Eventos Adversos em Serviços de Saúde. Série Segurança do Paciente e Qualidade em Serviços de Saúde.* 2013. 70 p.

5) Fragata J, Rodrigues V, Souza P. *Segurança dos Doentes: uma abordagem prática.* Lisboa, Portugal: Editora Lidel; 2011. 312 p.

6) World Alliance For Patient Safety. *Research for patient safety: better knowledge for safer care.* Geneve, Switzerland: World Health Organization; 2008. 20 p.

7) Health and Safety Executive. *Investigating accidents and incidents: a workbook for employers, unions, safety representatives and safety professionals.* London: Her Majesty's Stationery Office; 2004. 78 p.

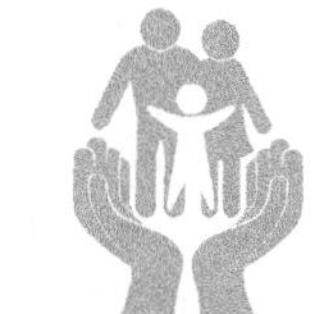

FORMAÇÃO DO PROFISSIONAL DA SAÚDE PARA O CUIDADO SEGURO

INTRODUÇÃO

A abordagem sobre a segurança do paciente requer que sejam tratadas de forma aprofundada as questões relacionadas aos danos provocados no paciente e a sua prevenção, durante os cuidados de saúde prestados nos diferentes níveis da assistência. Uma vez que tais cuidados estão envolvidos em uma ligação complexa e dinâmica entre processos de trabalho, habilidades, drogas, aparatos tecnológicos e interações humanas, os riscos de danos ao paciente advindos desses cuidados são factíveis. Nesse contexto, a pergunta que se deve fazer é: **como planejar a assistência à saúde levando em consideração os possíveis riscos inerentes, com o objetivo reduzi-los a um mínimo aceitável?**

A Assembleia Mundial de Saúde, por meio da resolução WHA55.18, chamou atenção dos Estados-membros para o fato de que a incidência de eventos adversos representava um grande desafio para a qualidade do cuidado oferecido ao paciente, além de serem causas evitáveis de sofrimento humano[1,2]. Com ênfase nesse tema, em 2004, a Organização Mundial da Saúde (OMS) lançou a Aliança Mundial para Segurança do Paciente, em resposta ao sucesso na adesão às propostas dessa resolução por parte dos países que colocaram o cuidado seguro ao paciente na pauta política de seus governos. O objetivo foi ampliar, para todos os países, as estratégias de melhoria na qualidade dos cuidados em saúde e o gerenciamento de riscos[3].

Os riscos ligados à assistência prestada pelos profissionais em instituições de saúde não são um problema novo. Estudos feitos nos anos 1970 já demonstravam que 36% das admissões em clínica geral e 13% das admissões em unidade de terapia intensiva eram acompanhadas de alguns eventos adversos que prejudicavam os pacientes, e muitos eram relacionados a medicamentos. Entretanto, foi o *Harvard Medical Practice Study (HMPS)*, de 1991, que revelou para os gestores e os profissionais de saúde a extensão do problema. Nesse estudo, foram analisados 30 mil prontuários randomicamente selecionados de 51 hospitais de Nova Iorque e os resultados mostraram que uma proporção de 3,7% das admissões nos hospitais sofreu algum tipo de evento adverso e, ainda, que 58% deles poderiam ter sido prevenidos. Outros trabalhos seguintes encontraram proporções semelhantes, como no caso de Utah, no Colorado, onde 2,9% das admissões sofreram eventos adversos, sendo possível preveni-los em 53% dos casos. O Institute of Medicine (IOM), em sua publicação de 1999, reportou que erros médicos causaram de 44 mil a 98 mil danos ou mortes, anualmente, em hospitais dos Estados Unidos, ou seja, mais do que câncer de mama, acidente de carro e aids[4,5].

Embora ainda existam poucos estudos de prevalência de eventos adversos, acredita-se que os resultados sobre a ocorrência desses eventos registrada em países desenvolvidos seja proporcionalmente menor do que a encontrada nos países em desenvolvimento e/ou com baixo poder econômico. Não é difícil entender que a situação no segundo grupo é, provavelmente, pior, em se tratando de gerenciamento dos riscos na assistência à saúde[6]. Países com economia em transição e/ou com poucos recursos financeiros terão dificuldades em adquirir equipamentos e medicações confiáveis; apresentarão deficiências na gestão de resíduos e no controle das infecções relacionadas à assistência à saúde e os profissionais da área não terão as habilidades necessárias para a assistência, devido à formação pobre e baixa motivação[1]. Complementarmente, é importante considerar o quantitativo e qualitativo dos trabalhadores da Saúde, que tendem a ser insuficientes. Esse conjunto de situações acarreta um ambiente favorável para que os danos aos pacientes ocorram em maior proporção nos países em desenvolvimento que nos industrializados.

Vários países têm publicado estudos destacando que um número significativo de pacientes sofre danos em decorrência dos cuidados de saúde, resultando em lesão permanente, maior tempo de permanência nas instituições de saúde ou, até mesmo, em morte. Tem-se identificado, ao longo da última década, que os eventos adversos não ocorrem porque as pessoas intencionalmente provocam dano aos pacientes, mas devido à complexidade dos sistemas de cuidados de saúde atuais, especialmente nos países desenvolvidos, onde o sucesso do tratamento e os resultados para cada paciente dependem de uma série de fatores e não apenas da competência individual de um profissional de saúde. Quando diferentes profissionais de saúde (médicos, enfermeiros, farmacêuticos e outros) estão envolvidos, é muito difícil garantir um atendimento seguro, a menos que o sistema de atendimento tenha sido projetado para facilitar a informação em tempo adequado, completa e que possa ser compreendida por toda a equipe de saúde[7].

É notório que a abordagem dos eventos adversos ocorridos nas instituições de saúde tornou-se urgente e necessária por parte dos governantes, gestores e profissionais de saúde, ou seja, por parte de todos os envolvidos direta ou indiretamente na assistência ao paciente. Também reflete a necessidade de uma mudança de postura do processo assistencial, que deve considerar o empoderamento dos pacientes, bem como de seus familiares, que passam a ser incluídos como colaboradores na promoção de sua própria segurança, conforme previsto em um dos eixos do *Programa Nacional de Segurança do Paciente*[8] e também pela própria OMS.

Paciente pela Segurança do Paciente é um programa da OMS que defende a melhoria na segurança se os pacientes forem colocados no centro do cuidado e incluídos como parceiros. A visão desse programa é a de "um mundo em que os pacientes devem ser tratados como parceiros nos esforços para prevenir todo mal evitável em saúde"[8,9]. Essa iniciativa é uma ação fundamental no âmbito desse programa, idealizado para assegurar que as perspectivas de pacientes e familiares moldem o importante trabalho do programa e do movimento global da segurança do paciente. Os pacientes e cuidadores veem coisas que os profissionais de saúde, frequentemente ocupados, muitas vezes não veem, e o *Paciente pela Segurança do Paciente* acredita que a segurança pode ser melhorada se os pacientes estiverem incluídos como parceiros plenos em iniciativas de reforma e de aprendizagem, que podem ser usadas para informar melhorias sistêmicas na qualidade e segurança[10].

A maior parte dos pacientes não conhece seus direitos e aqueles que os conhecem frequentemente não são compreendidos ou levados em conta pelos profissionais da saúde; boa parte dos profissionais reage mal, quando indagados pelos pacientes sobre qual tipo de medicamento está sendo administrado ou quando solicitam uma segunda opinião sobre seu diagnóstico[10].

Estudos realizados nos últimos anos para aprofundar os conhecimentos sobre segurança do paciente são difíceis de interpretar e um dos motivos é a falta de padronização na metodologia utilizada em cada um, o que, na realidade, se deve à falta de consenso a respeito da terminologia a ser usada pelos autores.

Com o objetivo de padronizar os termos em segurança do paciente e extrair as interpretações dos resultados obtidos nos estudos, e, dessa forma, contribuir para o avanço científico na área e possibilitar a comparação entre os achados, a OMS sugeriu, em 2009, a Classificação Internacional de Segurança do Paciente (CISP)[11].

De acordo com a CISP, um **incidente** relacionado à segurança do paciente é um acontecimento ou circunstância que causou ou poderia ter causado dano desnecessário a um paciente. Se não produz dano ao paciente é classificado como **incidente sem dano** e quando provoca, é chamado **evento adverso**. Compreende-se por "danos" as enfermidades, lesões, sofrimento, incapacidade e morte, podendo ser físicos, sociais e psicológicos[11,12].

A origem dos incidentes está em **atos intencionais** e **não intencionais**. O **erro**, por definição, é um ato "não intencional", enquanto a **infração** é um ato "intencional". Um erro pode ser definido como: "a não realização de uma ação prevista tal como se pretendia ou a aplicação de um plano incorreto, podendo manifestar-se pelo ato de fazer o procedimento errado (ação) ou pela falha em executar a ação correta (omissão), tanto na fase de planejamento quanto na de execução". Uma infração é um desvio deliberado das normas, regras ou procedimentos operacionais[11].

Com essas e outras classificações, a OMS espera contribuir como um agente facilitador para todo conhecimento produzido pelos estudos, podendo extrair deles estratégias de melhorias para o cuidado mais seguro.

A DINÂMICA QUE ENVOLVE O CUIDADO SEGURO

No dinamismo que envolve os riscos ligados ao cuidado, é necessário compreender que a segurança do paciente é o resultado do equilíbrio que deve ocorrer entre a interação das condições latentes do sistema organizacional e as pessoas envolvidas nele (profissionais de saúde e demais equipes de trabalho).

Por **condições latentes** do sistema entende-se a quantidade e a qualidade dos recursos disponíveis, a cultura da segurança e a gestão das instituições de saúde[12], que são afetadas, geralmente, por decisões equivocadas dos indivíduos que participam da organização, em suas diferentes esferas de atuação – do gestor, ao profissional que elabora os protocolos etc. Podem ser vistas de duas formas: provocar erro no local de trabalho (por exemplo, pressão de tempo, falta de pessoal, equipamentos inadequados, fadiga e inexperiência), ou criar fraquezas duradouras na defesa do sistema (alarmes e indicadores não confiáveis, procedimentos impraticáveis, deficiências de projeto e construção etc.). Como o nome sugere, podem ficar "adormecidas" por anos dentro de um sistema, e ao se combinarem com falhas ou gatilhos ativos locais, encontram meio propício para que o acidente ocorra[13].

Se profissionais e gestores entenderem como se dão as interações dos diversos elos do sistema de assistência à saúde e, além disso, identificarem e corrigirem as condições latentes antes que o evento adverso possa ocorrer, é possível tornar a assistência mais segura para o paciente. Nesse processo pró-ativo de gerenciamento dos riscos, deve-se, ainda, levar em consideração a própria vulnerabilidade do indivíduo atendido (figura 1)[12].

Figura 1: Marco Conceitual da Segurança do Paciente. Adaptado de Remón CA *et al.* Métodos de Investigación en Seguridad de los pacientes. Opas. 2011[8]

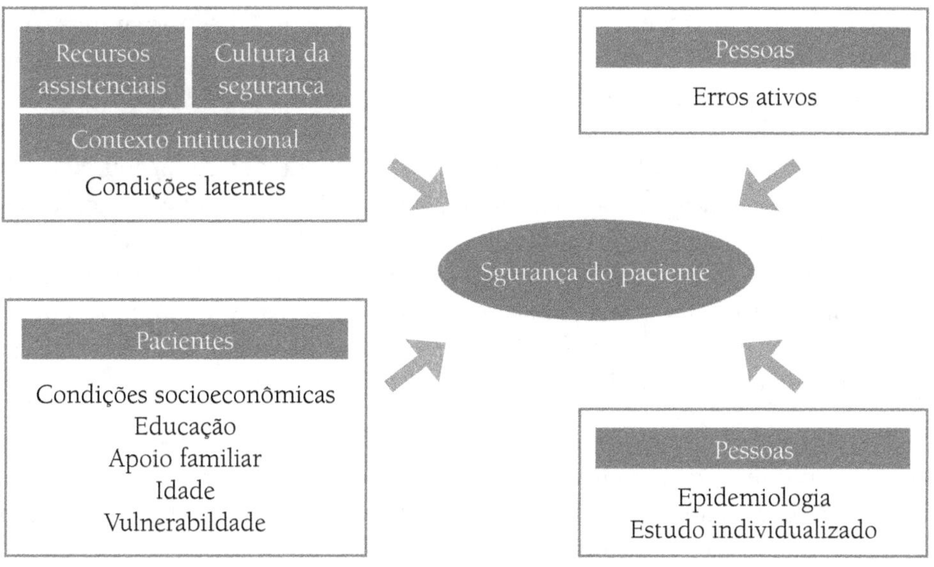

Um dos principais fatores contribuintes para o cuidado inseguro está no conjunto de falhas do sistema organizacional, que podem ser chamadas de **acidentes organizacionais**. Tais acidentes se originam nas diversas partes que compõem todo o sistema e são provenientes ou das condições latentes ou do precário envolvimento dos gestores[6]. Sendo assim, redesenhar sistemas falhos é crucial se a ideia é reduzir, ao mínimo aceitável, os riscos de danos ao paciente, uma vez que a maioria das falhas que ocorrem está no sistema e não nas pessoas que atuam nele[5].

Outros fatores também parecem estar associados ao cuidado inseguro nas instituições de saúde, como fadiga e estresse dos profissionais, treinamento inadequado na gestão de recursos humanos, erros de diagnóstico, aquisição de drogas falsificadas ou de baixo padrão, danos provocados por dispositivos invasivos, falhas no processo de administração de injeções e danos por úlcera de pressão, entre outros[6].

A FORMAÇÃO PROFISSIONAL EM FOCO

É inegável que os avanços tecnológicos e científicos das últimas décadas, na área da Saúde, contribuíram notavelmente para o aumento na expectativa de vida dos pacientes, bem como para a melhoria da qualidade assistencial. Novos métodos diagnósticos, técnicas cirúrgicas, equipamentos e dispositivos, além de novos tratamentos com drogas de última geração, se tornaram extremamente relevantes para o cuidado do paciente, possibilitando sua pronta recuperação e prolongamento da vida. Contudo, todo esse aparato e modernidade destinados à assistência ao paciente, intrinsicamente, exigiram que profissionais de saúde se adaptassem a essa complexidade que se tornou o ato de cuidar. Essa adaptação precisa ser traduzida em maior habilidade por parte dos profissionais de saúde na execução das suas tarefas diárias. No entanto, pode-se dizer que o mesmo avanço tecnológico que tornou a assistência à saúde altamente complexa, porém, capaz de salvar mais vidas do que no passado, é o mesmo que pode acarretar sérios danos ao paciente, caso a assistência seja prestada sem o foco na cultura da segurança[14].

A cultura de segurança impulsiona os profissionais a serem responsáveis por seus atos por meio de uma liderança proativa, na qual se potencializa o entendimento e se explicitam os benefícios, assegurando a imparcialidade no tratamento dos eventos adversos, sem tomar medidas de punição frente a sua ocorrência[15].

Entretanto, o processo de realizar movimentos significativos para uma cultura de segurança do paciente requer mudanças na educação dos profissionais de saúde. Embora o perfil de segurança dos pacientes esteja se alterando, é necessária uma mudança fundamental no currículo das profissões da saúde: o reconhecimento claro da importância de uma abordagem de sistemas para a criação de uma cultura de segurança do paciente e a inclusão de aspectos de teoria de fatores humanos desde o início dos programas dos cursos de graduação em saúde. Se essas questões forem contempladas no âmbito de programas educacionais, os alunos estarão mais conscientes de suas próprias limitações, especialmente a consciência de que errar é humano, promovendo, assim, um nível de cautela de erro que pode ser levado para, posteriormente, aprimorar a prática dos profissionais e os sistemas nos quais eles trabalham[16].

A formação profissional em saúde, em especial na área médica, tem como alicerce o diagnóstico e o tratamento das doenças e o acompanhamento pós-tratamento, com pouca ênfase na área preventiva e praticamente nenhum destaque ao que se refere à segurança do paciente[14]. Os currículos na área da Saúde geralmente não estão voltados a incluir discussões sobre a melhoria da qualidade do cuidado e o gerenciamento de riscos que lhe são inerentes. Alunos são formados sem a visão da complexidade que envolve o sistema organizacional de saúde e sem a ideia de trabalho em equipe interdisciplinar, em que cada um tem uma parte da responsabilidade sobre o "todo" e cada um profissional dependerá do outro, sistematicamente, para que o paciente recupere a saúde o mais rápido possível. Sendo assim, a formação em saúde tem como característica reforçar, no aluno, que sua participação no cuidar está restrita isoladamente a sua área de domínio – a clínica.

Outro aspecto da formação muitíssimo característico da escola médica é o fato de o aluno ser treinado com a premissa de que "médicos competentes não erram". Essa maneira equivocada de treinamento ao longo da graduação reflete, futuramente, uma prática médica pouco comprometida com a melhoria do cuidado, uma tendência equivocada de negação da incerteza e uma cultura médica que sugere a noção do "conhecimento absoluto"[17,18]. Sob essa formação, quando o profissional ou o estudante comete um erro com o paciente, não sabe lidar com a situação e se vê, muitas vezes, cercado por sentimentos negativos, como vergonha, culpa e medo, sem passar, em várias ocasiões, por uma avaliação detalhada de seu ato, com todas as suas consequências. Mais do que transmitir somente os conhecimentos na área de segurança do paciente, os currículos devem contemplar práticas que lidem com as habilidades e atitudes dos estudantes diante do erro[18].

Assim, os estudantes da área da Saúde, como futuros prestadores e líderes na prestação de cuidados, devem preparar-se para a prática de cuidados seguros. Dessa forma, a primeira barreira a ser vencida em sua formação é incluir nos currículos da noção de que o ser humano é passível de cometer falhas e que estas se originam de várias formas: da falta de habilidades ou de conhecimentos específicos, do desconhecimento dos protocolos padronizados de cuidados, da fadiga, do estresse, da sobrecarga de trabalho etc. Reconhecer que o ser humano não é infalível é a primeira condição para que os profissionais avancem na direção do cuidado mais seguro.

A área da Saúde deveria avançar em estudos referentes à condição humana no desempenho das atividades profissionais, a exemplo da aviação. Quando a aviação passou a analisar com profundidade as condições humanas no momento dos acidentes aéreos, foi possível compreender que a grande maioria dos acidentes estava relacionada a falhas da tripulação e não em toda a tecnologia usada dentro das aeronaves, como era o pensamento inicial. Com esse aprendizado, a aviação, em todo o mundo, começou a incluir, exaustivamente, em seus cursos internos, treinamentos, simulações de voos e incidentes, para tripulação e equipes, além de temas relacionados ao desempenho humano nessas situações[19,20]. Dessa forma, ao longo dos anos, a aviação avançou muito na questão da segurança do tráfego aéreo.

Durante a graduação, os alunos da área da Saúde devem ter a experiência e o aprendizado de que eles são passíveis de cometer erros ao longo da vida profissional. Esse é um requisito indispensável dentro dos currículos, se o objetivo é formar profissionais comprometidos com todas as questões relacionadas à segurança do paciente e mitigação dos erros. Proporcionar aos alunos a reflexão de que mudar as condições dos seres humanos não é possível, mas mudar as condições onde esses seres humanos atuam sim[13], é a chave para o bom ensino-aprendizado na produção de um cuidado mais seguro.

Além do que foi abordado até o momento, é preciso repensar, ainda, que o processo do ensino em segurança do paciente vai exigir currículos mais flexíveis, que envolvam os temas dessa área, ou a inserção desses temas nos programas das disciplinas já existentes, para o caso de currículos fechados e sem horário disponível para incluir a segurança independentemente. No caso de currículos em reformulação, sugere-se criar uma disciplina específica. O importante, e que se faz urgente, é colocar o tema na discussão entre professores e alunos. Criar condições para debates, simulações de erros, estudo de casos reais de eventos adversos e discussões sobre as falhas no sistema organizacional que induzem com facilidade ao erro profissional, não é tarefa simples, mas é possível. A OMS tem orientado as práticas do ensino-aprendizado na área de segurança do paciente por meio de documentos oficiais com o objetivo de preencher uma lacuna existente na formação dos profissionais de saúde. Esses documentos são ferramentas valiosas para educadores e gestores fomentarem a prática do cuidado seguro dentro das instituições de ensino[7,14].

No que se refere à inclusão do tema "segurança do paciente" nos cursos de graduação da área da Saúde, a OMS desenvolveu um guia curricular multiprofissional para auxiliar as escolas de Odontologia, Medicina, Enfermagem e Farmácia a ensinar o assunto[7], no qual são contemplados 11 tópicos: O que é segurança do paciente; Por que aplicar fatores humanos é importante para a segurança do paciente; Compreensão dos sistemas e o efeito da complexidade no cuidado ao paciente; Como ser um membro efetivo na equipe; Aprendendo com os erros para prevenir o dano; Compreensão e gerenciamento do risco clínico; Utilização de métodos de melhoria da qualidade para aprimorar o cuidado; Envolvimento dos pacientes; Controle e prevenção de infecções; Segurança do paciente e procedimentos invasivos; Melhoria na segurança medicamentosa. O guia da OMS pode servir de base para o desenvolvimento da formação de educadores no Brasil.

Dentre as iniciativas brasileiras, o Ministério da Saúde, na portaria 529, de 1º de abril de 2013, que instituiu o *Programa Nacional de Segurança do Paciente (PNSP)*, propõe parceria com o Ministério da Educação para incluir o tema nos currículos das instituições de ensino. Seu artigo 5º, inciso VII, diz: "articulação, com o Ministério da Educação e com o Conselho Nacional de Educação, para inclusão do tema segurança do paciente nos currículos dos cursos de formação em saúde de nível técnico, superior e de pós-graduação"[21]. Embora a iniciativa seja valiosa, contemplando não apenas o nível de graduação, ainda é preciso que o próprio Ministério avance muito para que as instituições de ensino assumam esse tema dentro da formação de seus alunos e da capacitação do seu corpo docente.

O Programa Nacional de Segurança do Paciente possui quatro eixos: o estímulo a uma prática assistencial segura; o envolvimento do cidadão em sua segurança; a inclusão do tema no ensino; e o incremento de pesquisa sobre o tema. A inclusão da segurança do paciente no ensino, conforme proposto pela portaria, destacou, ainda, a necessidade de incluir o tema na educação permanente dos profissionais da Saúde.

Tem acontecido a organização dos enfermeiros em entidades que visam melhorar a segurança do paciente, entre as quais a Rede Brasileira de Enfermagem e Segurança do Paciente (Rebraensp), criada em maio de 2008, vinculada à Rede Internacional de Enfermagem e Segurança do Paciente (Riensp) como uma iniciativa da Organização Pan-Americana da Saúde (Opas). Os objetivos da Rebraensp são disseminar e sedimentar a cultura de segurança do paciente nas organizações de saúde, escolas, universidades, organizações governamentais, usuários e seus familiares. A Rebraensp está distribuída em 13 polos no país, sendo constituída por mais de 500 profissionais da Enfermagem e estudantes da graduação e da pós-graduação na área, que, de forma voluntária, participam de todas as ações propostas pela rede, impulsionando aprimoramentos nas práticas e no ensino e pesquisa sobre a temática da segurança do paciente.

Em 2009, surgiu outra iniciativa, o Proqualis, com o foco na produção e disseminação de informações e tecnologias em qualidade e segurança do paciente. Está vinculado ao Instituto de Comunicação e Informação Científica e Tecnologia em Saúde da Fundação Oswaldo Cruz (ICICT-Fiocruz) e conta com o financiamento do Ministério da Saúde, pela Secretaria de Atenção à Saúde. Objetiva ser uma fonte permanente de consulta e atualização para os profissionais da área, por meio da divulgação de conteúdos técnico-científicos, selecionados a partir da relevância, qualidade e atualidade.

A realização de um cuidado seguro é influenciada pela qualidade da educação que os estudantes da área da Saúde recebem. Para tanto, são necessárias pesquisas para orientar a mudança curricular, centrando-se especificamente nos métodos de ensino e nas colaborações interdisciplinares. Dentre essas mudanças, pode-se sugerir o desenvolvimento de um currículo de aprendizagem baseado em problemas, de modo a incentivar a discussão, a colaboração, a melhoria da qualidade do ensino e o valor de aprender com os erros em uma variedade de domínios relacionados com a prática clínica[22]. Além disso, experiências simuladas podem proporcionar aos alunos uma visão mais realista da prática e permitir-lhes visualizar como serão capazes de praticar em situações complexas[23]. A medida em que as disciplinas das Ciências da Saúde continuarem a investigar métodos para treinar a próxima geração de estudantes para a prática e para verificar o cumprimento das competências de segurança do paciente, antes da entrada no mercado de trabalho, esses esforços, muito possivelmente, levarão a práticas mais seguras.

Para a criação de sistemas de cuidado mais seguros também é necessário proporcionar formação específica em segurança do paciente no currículo das diferentes profissões relacionadas à área da Saúde[24]. Há cinco fatores críticos de sucesso no desenvolvimento de uma cultura de segurança[25]: (1) a liderança explícita; (2) o envolvimento precoce dos estudantes da área da Saúde; (3) participação dos residentes para educar os estudantes sobre a segurança do paciente; (4) o uso de tecnologia de informação em saúde; e (5) promoção do trabalho em equipe entre os profissionais de saúde.

Novas abordagens educacionais que estimulem os alunos a desenvolverem suas habilidades em temas como redução de erros, mensuração dos processos de trabalho e monitoramento de dados do paciente devem ser implementadas pelos educadores da área da Saúde. Dessa forma, os estudantes ficarão mais aptos a, futuramente, desempenharem suas atividades de maneira mais segura para o paciente, contribuindo, assim, para a melhoria da qualidade da assistência[26]. Além disso, é recomendando que todos os profissionais de saúde tenham, em sua educação, uma base para prestar o cuidado com foco no paciente como membros de uma equipe interdisciplinar, enfatizando a prática baseada em evidências, nas abordagens de melhoria da qualidade e na informática[26,27]. Também se destaca a importância de os educadores revisarem as competências dos currículos dos profissionais de saúde[23,28]. Estes, por sua vez, utilizando evidências científicas, devem ser capazes de descrever os componentes do cuidado focado no paciente, identificar os desvios desse cuidado em suas diferentes práticas e determinar quais ações devem ser iniciadas, se necessárias, para corrigi-los[29]. Educadores das áreas de Medicina, Enfermagem e de outras profissões correlatas são desafiados a desenvolver experiências de aprendizagem que forneçam a base para a identidade profissional e permitam que os graduados prestem o cuidado com foco no paciente como membros de uma equipe interdisciplinar[24].

Necessidades distintas, como as sociais, tecnológicas e científicas, têm exercido influência nos currículos dos diferentes cursos da área da Saúde, de modo que possam atender à demanda da sociedade. Apesar das diferenças existentes nos currículos, em decorrência das variadas atribuições profissionais, a segurança do paciente deve ser um tema fundamental e transversal no currículo de todas as profissões da saúde, a fim de que os profissionais possam exercer sua prática de modo cada vez mais seguro e com qualidade crescente.

REFERÊNCIAS

1) World Health Organization (WHO). Fifty-fifth World Health Assembly. A55/13. Quality of care: patient safety [Internet]. Geneva: WHO; 2002 [acessado em: 6 fev 2015]. Disponível em: <http://apps.who.int/gb/archive/pdf_files/WHA55/ea5513.pdf>.

2) World Health Organization (WHO). Fifty-fifth World Health Assembly WHA55.18. Quality of care: patient safety [Internet]. Geneva: WHO; 2002 [acessado em: 6 fev 2015]. Disponível em: <http://www.who.int/patientsafety/about/wha_resolution/en/>.

3) World Health Organization (WHO). World Alliance for Patient Safety [Internet]. Geneva: WHO; 2004 [acessado em: 6 fev 2015]. Disponível em: <http://www.who.int/patientsafety/en/brochure_final.pdf>.

4) Sandars J. The scope of the problem. In: Sandars J, Cook G, editors. ABC of patient safety. Oxford (UK): Blackwell Publishing Ltd; 2007. p.1-3.

5) Kohn LT, Corrigan JM, Donaldson MS, editors. To err is human: building a safer health system. Washington, DC: Institute of Medicine; National Academy Press; 2000.

6) Jha A K, Prasopa-Plaizier N, Larizgoitia I, Bates D W. Patient safety research: an overview of the global evidence. Qual. Saf. Health Care. 2010 Feb;19(1):42-7.

7) Patient Safety Curriculum Guide: Multi-professional Edition. Geneva: World Health Organization; 2011.

8) Ministério da Saúde; Fundação Oswaldo Cruz; Agência Nacional de Vigilância Sanitária. Documento de referência para o Programa Nacional de Segurança do Paciente. Brasília (DF): Ministério da Saúde; 2014.

9) World Health Organization. Patients for Patient Safety: The London Declaration [Internet]. 2006. Disponível em: <www.who.int/patientsafety/information_centre/Final_London_Declaration_Feb06.pdf>.

10) World Health Organization. Patients for patient safety: statement of case [Internet]. 2007. Disponível em: <http://www.who.int/patientsafety/patients_for_patient/statement/en/>.

11) World Health Organization. Marco conceptual de la clasificación internacional para la seguridad del paciente. Versión 1.1. Informe técnico definitivo [Internet]. Geneva: WHO; 2009 [acessado em: 3 fev 2015]. Disponível em: <http://www.who.int/patientsafety/implementation/icps/icps_full_report_es.pdf>.

12) Remón CA, Andrés JMA, García JG. Métodos de investigación em segurida de los pacientes. In: Cometto MC, Gómez PF, Dal Sasso GTM, Grajales RAZ, Cassiani SHB, Morales CF. Enfermería y Seguridad de los pacientes. Organización Panamericana de la Salud (Opas). 2011. p. 349-63.

13) James R. Human error: models and management. BMJ. 2000 Mar 18;320(7237):768-770.

14) World Health Organization. Patient Safety Curriculum Guide for Medical Schools. Geneva. 2009.

15) Sammer CE, Lykens K, Singh KP, Mains D, Lackan NA. What is Patient Safety Culture? A review of the literature. Journal Nursing Scholarship. 2010;42(2):156-165.

16) Michigan FJ. Establishing a culture for patient safety - the role of education. Nurse Educ. Today. 2007 Feb;27(2):95-102.

17) Leung GK, Patil NG. Patient safety in the undergraduate curriculum: medical students' perception. Hong Kong Med. J. 2010 Apr;16(2):101-5.

18) Patey R, Flin R, Cuthbertson BH, MacDonald L, Mearns K, Cleland J, Williams D. Patient safety: helping medical students understand error in healthcare. Qual. Saf. Health Care. 2007 Aug;16(4):256-9.

19) Helmreich RL. On error management: lessons from aviation. BMJ. 2000;320:781-785.

20) Helmreich RL, Davies JL. Culture, threat, and error: lessons from aviation. Canadian Journal of Anesthesia. 2004;51(6):R1-R4.

21) Brasil. Ministério da Saúde. Portaria GM/MS nº 529, de 01 de abril de 2013. Institui o Programa Nacional de Segurança do Paciente no Brasil.

22) Kiersma ME, Plake KS, Darbishire PL. Patient safety instruction in US health professions education. Am. J. Pharm. Educ. 2011;75(8):162.

23) Taylor PA. *Strategies for enhancing student learning by managing ambiguities in clinical settings. Nurs. Educ.* 2000;25(4):173-174.

24) Institute of Medicine. *Crossing the Quality Chasm: A New Health System for the 21st Century. Washington, DC: National Academy of Sciences Press; 2001.*

25) Kirch DG, Boysen PG. *Changing the culture in medical education to teach patient safety. Health Affairs.* 2010;29(9):1600-1604.

26) Greiner AC, Knebel E, editors. *Health Professions Education: A Bridge to Quality. Washington, DC: National Academies Press; 2003.*

27) Thompson SA, Tilden VP. *Embracing quality and safety education for the 21st century: building interprofessional education. J. Nurs. Educ.* 2009;48(12):698-701.

28) VanGeest JB, Cummins DS. *An educational needs assessment for improving patient safety: results of a national study of physicians and nurses. National Patient Safety Foundation White Paper Report [Internet]. 2003. Disponível em:* <http://c.ymcdn.com/sites/www.npsf.org/resource/collection/ABAB3CA8-4E0A-41C5-A480-6DE8B793536C/Educational_Needs_Assessment.pdf>.

29) Batalden P. *Developing health professionals capable of continually improving health care quality, safety and value: the health professional educator's work [Internet]. Disponível em:* <http://www.ihi.org/offerings/ihiopenschool/resources/Pages/ImprovementStories/DevelopingHealthProfessionalsCapableOfContinuallyImprovingHealthCare.aspx>.

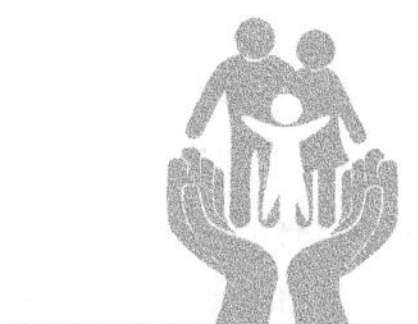

EDUCAÇÃO DE PACIENTES E FAMILIARES

INTRODUÇÃO

Nos últimos anos, o serviço de saúde está evoluindo de um modelo de cuidado centrado no médico, em que este toma todas as decisões do tratamento e o paciente tem pouca voz sobre seus cuidados, para um modelo de cuidado em que o centro é o paciente, sendo este um participante ativo em seu próprio cuidado. O Institute of Medicine (IOM), em 2001, definiu, no relatório *Crossing the Quality Chasm: A New Health System for the 21st Century*, que o cuidado centrado no paciente é "um cuidado respeitoso e adequado às preferências, necessidades e valores individuais dos pacientes, e que assegura que os valores do paciente orientem todas as decisões clínicas" e, ainda, o incluiu como uma das seis metas para assegurar e melhorar a qualidade dos serviços de saúde[1].

A Organização Mundial da Saúde (OMS), em seu *Programa de Segurança do Paciente (WHO Patient Safety)*, oferece uma série de campanhas e programas interfaceados, que englobam aspectos técnicos e sistêmicos para melhorar a segurança dos pacientes ao redor do mundo. Dentre eles, o *Pacientes para a Segurança do Paciente* é um programa que reúne pacientes, fornecedores, decisores políticos e os indivíduos afetados pelo dano na melhoria da segurança do paciente dos serviços de saúde por meio da defesa da causa, colaboração e parceria. O programa acredita que a segurança pode ser melhorada quando os pacientes são colocados no centro do cuidado e incluídos com parceiros plenos nesse processo[2].

No Brasil, a resolução da diretoria colegiada (RDC) nº 63, de 2011, dispõe sobre os requisitos de boas práticas de funcionamento para os serviços de saúde. Das estratégias e ações que o serviço de saúde deve estabelecer para a segurança do paciente, destacam-se as orientações para estimular a participação do paciente na assistência prestada[3].

Garantir a segurança do paciente é um desafio mundial, e todos os envolvidos no sistema de saúde têm um papel fundamental. A educação e o engajamento de pacientes e familiares são aspectos fundamentais para promover a qualidade dos serviços e a segurança do paciente[4].

O ENGAJAMENTO DO PACIENTE

Os pacientes que estão mais envolvidos em seus cuidados de saúde – na proteção de sua saúde, na escolha de tratamentos adequados e no gerenciamento de doenças crônicas – podem experimentar melhores resultados em sua saúde e contribuir para baixar custos[5,6]. A literacia em saúde, a tomada de decisão compartilhada e o autogerenciamento de doenças crônicas estão entre as estratégias para melhorar o engajamento do paciente[6].

LITERACIA EM SAÚDE

Como definido pelo IOM, a "literacia em saúde" ou a "alfabetização em saúde" é "o grau em que os indivíduos podem obter, processar e compreender informações básicas em saúde e serviços necessários para tomar decisões de saúde adequadas"[7].

A baixa literacia em saúde está associada às desigualdades nesse âmbito, e pessoas nessa condição tendem a possuir uma saúde fragilizada e a apresentar um risco maior de hospitalização, são menos propensos a aderir aos tratamentos prescritos e fazem menos uso de serviços preventivos[6]. Estudos mais recentes têm demonstrado que a literarcia é associada a eventos adversos, independentemente do nível de escolaridade[8].

Esse aspecto é fundamental para o engajamento do paciente. Se as pessoas não podem obter, processar e compreender a informação básica de saúde, não serão capazes de cuidar bem de si mesmas ou tomar boas decisões. O fornecimento de informações de saúde e educação é visto como crucial para obter melhorias na literacia nessas áreas[6]. A avaliação rotineira desse aspecto pode ajudar na identificação de um número maior de pacientes com risco para eventos adversos. Muitas associações sugerem que o nível de literacia em saúde seja documentado no prontuário do paciente[8].

As necessidades de informação entre os indivíduos são muito diversas e variam de acordo com a idade, classe, gênero, crenças, preferências e estratégias de enfrentamento, sua cultura geral, primeira língua, competências e habilidades[6]. Falhas de comunicação são a causa mais comum de erros, tendo sido identificados como a causa primária em 68% dos 3 mil eventos sentinelas – morte ou dano permanente – relatados pela Joint Commission. Muitas dessas falhas de comunicação ocorrem entre os profissionais de saúde durante o processo de atendimento, mas também se dão entre o profissional de saúde e o paciente, quando se leva em conta as informações necessárias para garantir a compreensão deste último[9].

Embora os instrumentos para educação do paciente sejam, normalmente, fornecidos pelos profissionais e serviços de saúde, pouco é feito para garantir eles captem os elementos principais da informação de saúde que recebem. A comunicação efetiva entre o profissional de saúde e paciente, e dos profissionais entre si, tem o potencial de reduzir os erros ligados à comunicação e eventos adversos. Técnicas para esclarecer a comunicação verbal e escrita e verificar a compreensão podem diminuir os eventos adversos resultantes de mal-entendidos e, consequentemente, os erros[9].

Pacientes com baixa literacia em saúde podem ter grande dificuldade em compreender informações sobre o tema, participar em decisões de tratamento e seguir com os planos terapêuticos. Algumas estratégias podem auxiliar o paciente nesse processo[10]:

- Perguntar empregando uma questão de triagem sobre a literacia em saúde do paciente. Por exemplo: "Você precisa de ajuda para entender as informações de cuidados de saúde?".

- Perguntar ao paciente como ele prefere receber as informações (por meio de leitura, recursos auditivos, visuais etc.).

- Falar em linguagem simples em vez de usar a terminologia técnica ou jargão médico. Incluir exemplos e histórias sempre que possível.

- Utilizar modelos visuais, diagramas ou imagens para ilustrar um procedimento ou condição.

• Ajudar o paciente a obter informações básicas de saúde por meio de um método como o AskMe3, uma estratégia para perguntar e responder a três perguntas sobre o cuidado do paciente: 1) "Qual é o meu problema?", 2) "O que eu preciso fazer?" e 3) "Por que considero importante fazer?".

• Utilizar o método "ensinar de volta" para avaliar a compreensão, pedindo ao paciente para explicar, com suas próprias palavras, a informação que recebeu ou solicitando a ele que demonstre uma habilidade que foi ensinada.

• Abster-se de, simplesmente, perguntar ao paciente: "Você entende?". Independentemente de sua capacidade de compreender a informação, muitas pessoas que não entendem ainda podem responder "Sim".

• Incentivar o paciente a escrever notas sobre materiais para pacientes durante discussões.

As intervenções na literacia em saúde têm três objetivos principais: fornecer informação e educação, incentivar a utilização adequada e efetiva dos recursos de saúde e combater as desigualdades na área[6].

TOMADA DE DECISÃO COMPARTILHADA

A tomada de decisão compartilhada é definida como um processo em que os pacientes estão envolvidos ativamente com o médico no esclarecimento das opções de tratamento aceitáveis e na escolha do curso preferido para os cuidados clínicos. Envolve a integração de valores, objetivos e preocupações com as melhores evidências disponíveis sobre os benefícios, riscos e incertezas do tratamento de um paciente, a fim de alcançar as decisões adequadas de cuidados de saúde[6].

Existem várias modalidades, por meio das quais a tomada de decisão compartilhada pode ocorrer. Vários meios de comunicação são utilizados como apoios de decisão, como folhetos, livros, vídeos, sites e outras mídias interativas, que dão aos pacientes informações sobre os riscos e benefícios das várias opções de tratamento e os ajudam a fazerem a escolha que mais reflete seus valores pessoais[5].

Em uma revisão sistemática que avaliou 86 estudos, demonstrou-se que os pacientes que usaram apoios de decisão, comparados aos indivíduos que receberam o tratamento usual, tinham aumentado o conhecimento, sua percepção de risco havia ficado mais precisa e apresentaram queda do conflito interno sobre as decisões e uma probabilidade maior de receber cuidados alinhados com seus valores. Além disso, menos pacientes estavam indecisos ou passivos no processo de tomada de decisão[11].

AUTOGERENCIAMENTO DE DOENÇAS CRÔNICAS

O autocuidado é o meio mais prevalente de cuidado de saúde. Traduz-se em ações que as pessoas utilizam para reconhecer, tratar e gerir seus próprios problemas de saúde. Muito do autocuidado consiste na gestão do dia a dia em longo prazo e de patologias crônicas, gerenciando sua vida diariamente e lidando com o efeito de sua doença da melhor maneira possível. Ao procurar um aconselhamento profissional, elas precisam de ajuda apropriada e apoio para melhorar suas competências de autogerenciamento. Muitas vezes, a maneira como médicos e pacientes interagem tende a promover a passividade e dependência, em vez de autossuficiência[6].

Educação em autogerenciamento pode ser mais efetiva quando é integrada em sistemas de saúde de cuidados primários e secundários e quando o que se aprende é reforçado por profissionais. Os esforços devem ser focados em oferecer oportunidades para os pacientes a desenvolver habilidades práticas e confiança para autogerir sua saúde. A aprendizagem participativa é, geralmente, melhor do que ensino didático tradicional[6].

EDUCAÇÃO DO PACIENTE

A Organização Mundial da Saúde define a educação do paciente como qualquer estratégia de aquisição de experiências voltadas para ajudar os indivíduos a melhorar sua saúde, aumentando seu conhecimento ou influenciando suas atitudes[12].

A Joint Commission fornece padrões para educação do paciente e da família para os serviços de saúde em busca de acreditação, além de encorajar a participação ativa dos pacientes em seu próprio tratamento, como uma estratégia para a segurança do paciente[14].

Em minha área de atuação – prevenção e controle das infecções relacionadas à assistência à saúde –, os pacientes têm um papel importante para receber um cuidado seguro e "livre" de infecção. Hoje, ser um paciente informado, saber o básico de como prevenir uma infecção e ser defensor da segurança pode evitar muitas das mortes que ocorrem, a cada ano, pelos hospitais do mundo afora.

Nosso maior desafio como controladores de infecção é a adesão à higiene das mãos entre os profissionais de saúde. Os pacientes e os visitantes que estão conscientes e educados sobre esse aspecto são capazes de assumir um papel ativo na própria segurança. Como parte de um programa de higiene das mãos de um serviço de saúde, os produtos para esse fim devem estar acessíveis aos pacientes e visitantes, e os passos devem estar em local apropriado para criar um ambiente em que o paciente se sinta confortável em perguntar ou lembrar aos profissionais de saúde que realizem o procedimento, caso não ocorra. Em minhas auditorias, nas quais avalio a percepção dos pacientes sobre a higiene de mãos entre os diversos profissionais de saúde, a grande maioria deles tem conhecimento de que a higiene de mãos é fundamental para prevenir as infecções e afirma que consegue perceber quando um profissional de saúde não age conforme essa exigência. No entanto, muito pacientes sentem vergonha de lembrar ou perguntar ao profissional de saúde sobre a higiene de mãos, temendo uma reação negativa do(s) profissional(is) envolvido(s). Sempre busco lembrar às equipes de saúde que é um direito do paciente receber um cuidado seguro e que é um dever do profissional higienizar as mãos, e que este não pode sentir-se constrangido se for questionado pelo paciente.

Conforme a OMS, por meio da campanha global *Save Lives: Clean Yours Hands*, os pacientes e seus familiares podem participar: 1) pedindo informações sobre todas as iniciativas que envolvam pacientes no serviço de saúde e 2) pedir aos profissionais de saúde que estão prestes a tocá-los para higienizar as mãos, e agradecê-los quando eles o fizerem.

É importante, para nós profissionais de saúde, ajudarmos, diariamente, os pacientes a compreender seu papel no próprio cuidado. Folders, cartazes e vídeos podem ser usados para lembrá-los de que a higiene frequente das mãos ajuda a reduzir a propagação das infecções. Esses veículos de sensibilização também podem ser usados para recordar que a higiene das mãos deve ser feita ao entrar e sair dos quartos dos pacientes, antes e depois de tocar neles ou no ambiente que os cerca, antes e depois de comer e depois de usar o banheiro. Trabalhando em conjunto, pacientes, visitantes e profissionais de saúde podem ajudar na criação de uma consciência pública, um ambiente mais saudável e um hospital mais seguro.

A seguir, algumas orientações para iniciar o processo de educação dos pacientes nos mais diferentes temas dentro de um serviço de saúde.

Cultura, linguagem e alfabetização[10]

- O que sabemos sobre os nossos pacientes?
  - *Background* cultural;
  - Crenças e práticas espirituais;
  - Línguas faladas na comunidade;
  - Nível de alfabetização na comunidade.

Comunicação[10]

- Linguagem simples para todos os tipos de comunicações (oral e escrita) para pacientes e familiares.
  - Outras línguas e culturas;
  - Necessidades especiais.

- Traduções: quais documentos e línguas precisam ser considerados para atender às necessidades da comunidade atendida.

- Qualificações de intérprete e tradutor.

Avaliação das necessidades para aprendizagem[10]

- Quem precisa ser ensinado?

- O que precisa ser ensinado?

- Como o paciente precisa ser ensinado (estilo de aprendizagem e necessidades de comunicação)?

- Disponibilidade para aprender.

- A literacia em saúde – conforto com leitura e preenchimento de formulários.

- Os fatores que podem impedir a aprendizagem.

O primeiro passo é avaliar o conhecimento atual do paciente sobre sua condição. Depois de avaliar suas necessidades, a disponibilidade para aprender, preferências, suporte e possíveis barreiras à aprendizagem, recomenda-se[13]:

- Fazer um plano educacional com o paciente e o familiar de apoio. O foco é sobre o que o paciente precisa saber, e não sobre o que é bom saber.

- Acordar com o paciente objetivos de aprendizagem realistas. Alguns pacientes necessitam de tempo para se adaptar às novas informações, dominar novas habilidades ou fazer mudanças no estilo de vida em curto ou longo prazos.

- Selecionar os recursos que cabem ao paciente. Suas preferências podem orientar a escolha de materiais e métodos de ensino.

- Organizar as informações para fácil compreensão.

Ferramentas de ensino[13]

- Folhetos ou outros materiais impressos

- *Podcasts*

- Vídeos do YouTube

- Vídeos ou DVDs

- Apresentações em PowerPoint

- Pôsteres ou gráficos

- Modelos ou adereços

- Aulas em grupo

- Educadores treinados

Indicadores para avaliação[10]

- Média de permanência hospitalar

- Readmissão hospitalar

- Custo-efetividade

- Satisfação do paciente e familiar

- Satisfação da equipe assistencial

As iniciativas ao redor do mundo[10]

- A campanha *Speak Up*, da **Joint Commission**, disponibiliza folhetos para download, produzidos em nível baixo de literacia em saúde para pacientes e famílias. Disponível em: <http://www.jointcommission.org/speakup.aspx>.

- O **Institute for Family-Centered Care** oferece uma infinidade de publicações, ferramentas de autoavaliação, bibliografia comentada e outros recursos para avançar na prática de cuidados com foco no paciente e família. Confira em: <http://www.familycenteredcare.org>.

- A iniciativa **Partnering with Patients and Families to Design a Patient- and Family--centered Health Care System** fornece orientações na prática de cuidados com foco no paciente e família, especificamente para a criação de parcerias com pacientes e famílias na melhoria da qualidade e redesenho do serviço de saúde. Veja em: <http://www.family-centeredcare.org/pdf/Partneringwith>.

- A organização **Planetree** promove um modelo de atendimento que suporta o paciente e a família como participantes ativos no cuidado e na tomada de decisão e ressalta a educação do paciente e da família. Conheça em: <http://www.planetree.org>.

• O **Centro Kenneth B. Schwartz** busca fortalecer a relação entre pacientes e cuidadores por meio de educação, formação e apoio, advocacia e política de desenvolvimento e pesquisa. Saiba mais em: <http://www.theschwartzcenter.org>.

• **The Agency for Healthcare Research and Quality (AHRQ)** fornece as últimas informações baseadas em evidências para a melhoria da saúde de seus consumidores e pacientes. Disponível em: <http://www.ahrq.gov/consumer>.

• O jornal on-line com foco na segurança do paciente do **National Patient Safety Foundation** inclui artigos sobre paciente e envolvimento da família nos esforços de segurança. Leia em: <http://www.npsf.org/paf/npsfp/fo>.

• O *website* **The Consumers Advancing Patient Safety** tem artigos, livros, vídeos, *kits* de ferramentas. Confira em: <http://www.patientsafety.org>.

REFERÊNCIAS

1) Committee on Quality of Health Care in America; Institute of Medicine. Crossing the quality chasm: a new health system for the 21st century [Internet]. Washington, DC: The National Academies Press; 2001 [acessado em: 3 nov 2014]. Disponível em: <http://books.nap.edu/openbook .php?record_id=10027&page=R1>.

2) World Health Organization. Patients for Patient Safety [Internet]. Acessado em: 3 nov 2014. Disponível em: <http://www.who.int/patient safety/patients for_patient/en/>.

3) Agência Nacional de Vigilância Sanitária. Resolução da Diretoria Colegiada – RDC n° 63, de 25 de novembro de 2011 [Internet]. Acessado em: 2 dez 2014. Disponível em: <http://portal.anvisa.gov.br/wps/wcm/comnect/3fcb208049af5f1e96aeb66dcbd9c63c/RDC+36+de+25_11_2011+Vers%C3%A3o+Publicada.pdf?MOD=AJPERES>.

4) Agência Nacional de Vigilância Sanitária. Assistência Segura: Uma Reflexão Teórica Aplicada à Prática. Série Segurança do Paciente e Qualidade em Serviços de Saúde [Internet]. 2013 [acessado em: 2 dez 2014]. Disponível em: <http://portal.anvisa.gov.br/wps/wcm/connect/aef73f804025bfd1a2edf2dc5a12ff52/Modulo_1_Assitencia_Segura.pdf?MOD=AJPERES>.

5) James J. Health Policy Brief: Patient Engagement. Health Affairs [Internet]. 14 fev 2013 [acessado em: 7 jan 2015]. Disponível em: <http://healthaffairs.org/healthpolicybriefs/brief_pdfs/healthpolicybrief_86.pdf>.

6) Coulter A, Parsons S, Askham J. Policy Brief: Where are the patients in decision-making about their own care? [Internet]. 2008 [acessado em: 7 jan 2015]. Disponível em: <http://www.who.int/management/general/decisionmaking/WhereArePatientsinDecisionMaking.pdf>.

7) Institute of Medicine. A Prescription to End Confusion. Washington, DC: National Academies Press; 2004.

8) Peterson PN, Shetterly SM, Clarke CL, Bekelman DB, Chan PS, Allen LA, Matlock DD, Magid DJ, Masoudi FA. Health literacy and outcomes among patients with heart failure. JAMA. 27 abr 2011;305(16):1695-701.

9) Sonja B, Winship D, Wynia M. Health literacy and patient safety: Help patients understand. American Medical Association Foundation [Internet]. 2007 [acessado em: 14 jan 2015]. Disponível em: <http://www.ama-assn.org/ama1/pub/upload/mm/367/healthlitclinicians.pdf>.

10) The Joint Commission: Advancing Effective Communication, Cultural Competence, and Patient- and Family-Centered Care: A Roadmap for Hospitals [Internet]. Oakbrook Terrace, IL: The Joint Commission; 2010 [acessado em: 14 jan 2015]. Disponível em: <http://www.jointcommission.org/assets/1/6/ aroadmapforhospitalsfinalversion727.pdf>.

11) Stacey D, Bennett CL, Barry MJ, et al. Decision aids for people facing health treatment or screening decisions. Cochrane Database Syst. Rev. 2011;10:CD001431.

12) World Health Organization. Health Topics. Health Education [Internet]. Acessado em: 15 jan 2015. Disponível em: <http://www.who.int/topics/health_education/en/>.

13) Falvo DR. Effective Patient Education: A Guide to Increased Adherence. 4 ed. Sudbury, MA: Jones and Bartlett; 2011.

14) Joint Commission International. Padrões de Acreditação da Joint Commission International para Hospitais. 5 ed. 2014.

AUTORES

ADRIANA CRISTINA DE OLIVEIRA

Graduada em Enfermagem pela Universidade Federal de Juiz de Fora (UFJF), em 1992; mestre pela Universidade Federal de Minas Gerais (UFMG), em 1999; doutora em Enfermagem pela Universidade de São Paulo (USP), em 2003; pós-doutora pela New York University, nos Estados Unidos, em 2008. É professora do curso de graduação em Enfermagem e do programa de pós-graduação da Escola de Enfermagem da UFMG. Participa do corpo editorial das revistas *Ciência, Cuidado e Saúde* e *Revista Mineira de Enfermagem*. Consultora *ad-hoc* da Infection Control and Hospital Epidemiology e das publicações *American Journal of Infection Control, Revista da Escola de Enfermagem, da USP, Revista Latino-americana de Enfermagem, Revista Acta Paulista de Enfermagem e da Revista Epidemiologia em Serviço*, da Secretaria de Vigilância em Saúde do Ministério da Saúde do Brasil, dentre outras.

ALEX DOS SANTOS SCHWENGBER

Bacharel em Enfermagem, formado em 2010 pela Universidade de Santa Cruz do Sul. Enfermeiro responsável técnico do Banco de Sangue Hemovida de Santa Cruz do Sul desde 2011.

CAMILA SARMENTO GAMA

Graduada em Enfermagem pela UFMG em 2011, mestre (2013) e doutoranda na área pela mesma instituição. É enfermeira na Prefeitura Municipal de Belo Horizonte desde 2013. Membro do Núcleo de Estudos e Pesquisas em Infecção Relacionada ao Cuidar em Saúde (NEPIRCS/CNPq).

ELIANE CARLOSSO KRUMMENAUER

Possui graduação em Enfermagem pela Universidade Federal de Santa Maria (UFSM), do Rio Grande do Sul, e especialização *lato sensu* em Projetos Assistenciais em Enfermagem pela mesma instituição. É vice coordenadora da Comissão de Controle de Infecção e Epidemiologia Hospitalar do Hospital Santa Cruz, em Santa Cruz do Sul (RS). Atua nas áreas de controle de infecção e epidemiologia hospitalar.

ERIKA DE OLIVEIRA SANTOS VIEIRA

Enfermeira graduada pela Faculdade da Saúde e Ecologia Humana (Faseh); pós-graduada em Trauma e Terapia Intensiva, e também em Oncologia, pela UFMG; MBA executivo em Saúde pela Fundação Getúlio Vargas (FGV); pós-graduada em Acreditação em Serviços de Saúde pela Faculdade de Ciências Médicas; especializanda em Qualidade e Segurança do Paciente pela Fundação Oswaldo Cruz (Fiocruz). Enfermeira da Prefeitura Municipal de Belo Horizonte e membro da diretoria assistencial da Rede FHEMIG como coordenadora dos Núcleos do Risco e Gestão Ambiental. Docente da Faculdade Pitágoras para os cursos de especialização e MBA na área de Enfermagem.

FLÁVIA JULYANA PINA TRENCH

É mestre em Ciências com área de concentração em Doenças Infecciosas e Parasitárias pela USP; médica especialista em Infectologia e Clínica Médica pela Universidade Estadual de Londrina (UEL). Médica do Sistema Integrado de Atendimento ao Trauma em Emergência (Siate) de Foz do Iguaçu; infectologista do SCIH do Hospital Ministro Costa Cavalcanti e perita médica da JFPR. Também ministra aulas de Medicina na Universidade Federal da Integração Latino-Americana.

FRANCIELLI APARECIDA CORDEIRO NEVES

Médica pela Faculdade de Medicina da UFMG; pediatra pelo Hospital das Clínicas da UFMG; especialista em Infectologia Pediátrica pelo Hospital das Clínicas da UFMG; mestre em Infectologia e Medicina Tropical pela UFMG. Coordenadora do Serviço de Controle de Infecção Hospitalar da Fundação Hospitalar São Francisco de Assis. Médica do Serviço de Controle de infecção Hospitalar do Hospital das Clínicas da UFMG.

GUILHERME AUGUSTO ARMOND

Especialista em Epidemiologia e Controle de Infecções. Presidente da Associação Mineira de Epidemiologia e Controle de Infecções – Ameci (< HYPERLINK "http://www.ameci.org.br"www.ameci.org.br>) e do Núcleo de Segurança do Paciente do Hospital Sofia Feldman, de Belo Horizonte (MG). Vice-presidente da Associação Brasileira dos Profissionais em Controle de Infecções e Epidemiologia Hospitalar. Possui graduação em Enfermagem e Obstetrícia pela Universidade Federal de Minas Gerais – UFMG (1994) Enfermeiro da Unidade de Controle de Infecção Hospitalar, Epidemiologia e Biossegurança do Hospital das Clínicas da UFMG (1994). Tem experiência nas áreas de Controle de Infecção Hospitalar e Segurança do Paciente. Membro da Câmara Setorial de Serviços de Saúde da Agência Nacional de Vigilância Sanitária (Anvisa).

JANINE DE PINHO BICALHO

Enfermeira especialista em Controle de Infecção Hospitalar pela Faculdade Pitágoras de Belo Horizonte. Responsável pelo SCIH do Complexo Hospitalar São Francisco.

KATIA GONÇALVES COSTA

Graduada em Enfermagem Pela Universidade Federal do Rio de Janeiro (UFRJ); mestre em Epidemiologia de Doenças Transmissíveis pelo ENSP-Fiocruz. Participou de um curso de capacitação profissional *lato sensu* em Prevenção e Controle da esquistossomose no âmbito do Sistema Único de Saúde (SUS) promovido pelo IOC-Fiocruz.

MARCELO CARNEIRO

Prestou residência médica em Infectologia na Universidade Estadual de Londrina (UEL); é especialista em Infecção Hospitalar e mestre em Microbiologia pela mesma instituição e doutor em Ciência Médicas pela Universidade Federal do Rio Grande do Sul (UFRGS); é professor de Microbiologia e Infectologia do Curso de Medicina da Universidade de Santa Cruz do Sul (RS); coordenador da Comissão de Controle de Infecção e Epidemiologia Hospitalar e preceptor do Programa de Residência Médica/Clínica Médica do Hospital Santa Cruz, em Santa Cruz do Sul (RS).

MARCELO SILVA DE OLIVEIRA

Médico especialista em Clínica Médica e Infectologia; pós-graduado em Vigilância Epidemiológica e Controle de Infecções e em Gestão em Saúde; mestre em Infectologia e Medicina Tropical pela UFMG. Professor da Faculdade de Saúde e Ecologia Humana de Vespasiano (MG). Preceptor da Residência de Infectologia do Hospital de Eduardo de Menezes, em Belo Horizonte (MG). Coordenador da Comissão Municipal de Controle de Infecções de Contagem (MG).

RAQUEL BAUER CECHINEL

Enfermeira do Controle de Infecção Hospitalar da Santa Casa de Misericórdia de Porto Alegre. Mestranda em Epidemiologia pela Universidade Federal do Rio Grande do Sul (UFRGS), com MBA executivo em Saúde pela Fundação Getulio Vargas (FGV).

RENATO CAMARGOS COUTO

É médico e doutor em Medicina pela UFMG, além de especialista em Clínica Médica e em Medicina Intensiva pela Associação de Medicina Intensiva Brasileira (Amib). O autor também é professor associado da Faculdade de Medicina da UFMG e do curso de pós-graduação em Ciências da Saúde, Infectologia e Medicina Tropical.

SILVANA DE BARROS RICARDO

Médica infectologista; pós-graduada em Gestão Empresarial pela Fundação Dom Cabral; mestre em Microbiologia pelo Instituto de Ciências Biológicas da UFMG. Coordenadora da Clínica de Infectologia e do Serviço de Epidemiologia e Controle de Infecção Hospitalar da Rede Mater Dei de Saúde, em Belo Horizonte (MG).

TANIA MOREIRA GRILLO PEDROSA

É médica, mestre em Medicina na área de Sistemas Gerenciais Certificáveis para Hospitais (ONA e ISO 9001) e doutora em Medicina, especializada em Gestão de Riscos Assistenciais, além de especialista em Clínica Médica e em Medicina do Trabalho, também pela UFMG. Atualmente, é diretora do Instituto de Acreditação e Gestão em Saúde (IAGSaúde) e coordenadora e professora da pós-graduação da Faculdade de Ciências Médicas de Minas Gerais.